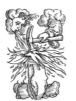

Den ehemaligen, gegenwärtigen und zukünftigen
Patientinnen und Patienten der Psychiatrie Baselland gewidmet

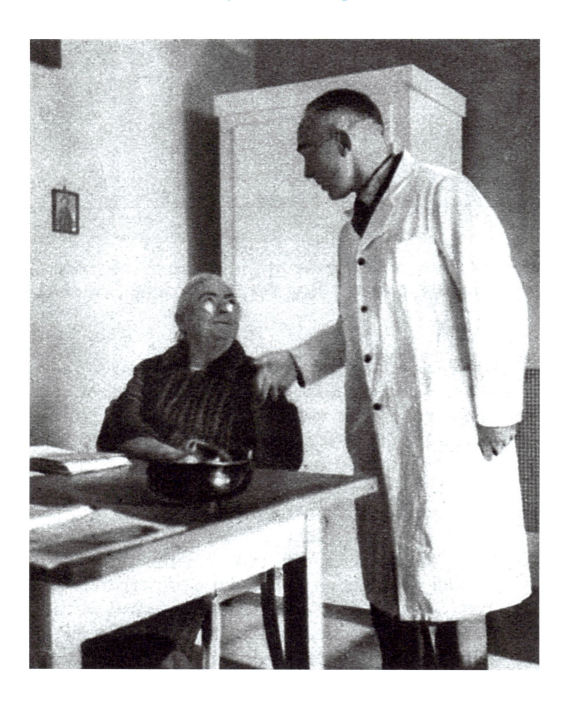

Lukas Ott

MAN GEHT HINEIN, UM WIEDER HERAUSZUKOMMEN!

Geschichte der Psychiatrie des Kantons Basel-Landschaft

Schwabe Verlag

INHALT

Vorwort des Herausgebers — 6

Einleitung: Baselland und die Reformpsychiatrie — 8

Leben und Arbeiten im Siechenhaus — 14
- Fürsorge und Versorgung seit dem Spätmittelalter — 16
- Störende und unheilbare «Subjekte» — 17
- Das neue Siechenhaus von 1769 — 19
- Ständige Raumnot — 21
- Als «Monstren» an die Kette gelegt — 24
- Arbeiten im Siechenhaus — 25
- Leben im Siechenhaus — 26
- Ungesicherte Diagnosen, vielfältige Schicksale — 28

Der «grosse Palast»: das neue Kantonsspital von 1854 — 30
- Verbesserungen für die «Wahnsinnigen» — 32
- Das Untere Spital an die Wand gefahren — 33
- Der Basler Markgräflerhof als Vorbild — 34
- Ein Neubau soll es richten — 37
- Einflüsse aus der süddeutschen Illenau — 37
- Das neue Kantonsspital – eine «Anstalt auf dem Lande» — 39
- Personelle Missstände und Zwang gegenüber den Patienten — 41
- Beschränkter Wirkungskreis der Diakonissen — 42
- Beten und Arbeiten — 45

Die Irrenabteilung als Teil des Kantonsspitals zwischen 1854 und 1934 – Verwahrungsanstalt für «Unheilbare» — 48
- Verwahrung statt Heilung — 49
- Gescheiterte Anstaltsreform — 50
- Ruhe und Ordnung — 52
- Disziplin und Arbeit — 54
- Negative Auswirkungen auf Insassen — 56
- Chronische Überfüllung — 56
- Bauliche Massnahmen gegen den Notstand — 58
- Aufbau einer psychiatrischen Versorgung — 61
- Projektierung einer «vollständigen Anstalt» — 62

Die kantonale Heil- und Pflegeanstalt Hasenbühl von 1934 — 64
- Anstaltsalltag im «Hasenbühl» im Jahr 1936 — 65
- Stationäre und ambulante, chronische und heilbare Patienten — 66
- Sondersteuern für den Neubau — 67
- Die Baukosten – ein Fall für die Geschäftsprüfungskommission — 69
- Von der Psychiatrischen Poliklinik Basel ins «Hasenbühl» — 71
- Mehr Personal – weniger Zwangsmassnahmen — 72
- Verbesserung der theoretischen und praktischen Ausbildung — 74
- «Organische Zusammenlegung» unter einem grossen Pavillondach — 76
- Trennung der Patientenkategorien — 79
- Werkstätten und spezielle Personalwohnungen — 79
- Die externe Familienpflege — 80

Die Behandlungsmethoden in der Heil- und Pflegeanstalt Hasenbühl: von den Schockkuren und Hirnoperationen zur «chemischen Revolution» — 84
- Malaria- und Schlafkuren — 86
- Die Periode der Schockkuren – Insulin- und Cardiazolkuren — 87
- Die Elektroschockkur — 88
- Operationen am Gehirn — 89
- Die «chemische Revolution» – die ersten Psychopharmaka — 92
- Medikamentenprüfungen an der Psychiatrischen Klinik Hasenbühl — 97

Mit der Arbeitstherapie gegen die Wachsaalpsychiatrie	102
Die Psychotherapie – der Arzt als «Künstler»	105
Aufdeckende und zudeckende Psychotherapie	106
Zwangssterilisationen zwischen Eugenik und Sozialmedizin	107

Der Neubau der Psychiatrischen Klinik von 1974 und die «Psychiatrie des Verstehens» — 114

Im Morgenrock am Morgenstreich	116
Klinik statt Gefängnis	116
Offenere soziale Einstellung gegenüber psychisch Kranken	117
Heilung und Wiedereingliederung in das Lebens- und Arbeitsmilieu	119
Offene Übergangsstation und Privatabteilung	120
Differenzierung der Beschäftigungstherapie	122
Die «Psychiatrie des Verstehens»	125
Psychotherapie und Psychopharmakotherapie	126

Psychiatrie ohne Mauern: das neue Psychiatriekonzept von 1980 — 130

«Jede Gesellschaft hat die Psychiatrie, die sie verdient»	132
Aufbewahrungsinstitution für hoffnungslose Fälle	133
Neue Wege der psychiatrischen Versorgung gefordert	135
Praxis der Zwangsinternierungen hinterfragt	138
Neue Chefärzte für die Umsetzung der Reform	139
Ausbau im Sinne der Sozialpsychiatrie	141
Therapeutisches Milieu	142
Aufweichung der Hierarchie, Einführung der Bezugspflege	144
Die Geisteskranken der Gesellschaft zurückgeben	145
«Man geht hinein, um wieder herauszukommen!»	147
Ein erster Marschhalt: Stagnation wäre Rückschritt	148
Neue Wege in der Kinder- und Jugendpsychiatrie	150

Beziehungsorientierte Psychiatrie: die Weiterentwicklung des Psychiatriekonzeptes — 152

Die Evaluation des Psychiatriekonzeptes	153
Hilfe für Drogensüchtige	156
Öffnung für geistig behinderte Menschen	157
Geistig-energetisches Heilen	160
Aufhebung der grossen Wachsäle	161
Weniger Pflegetage, kürzerer Aufenthalt, mehr ambulante Fälle	164
Menschenwürdiges Wohnen für die Alters- und Rehabilitationspatienten	165
Arbeit und Beschäftigung	168
Folgeplanung II – Zusammenarbeit über die Institutionsgrenzen hinaus	169
Psychiatrische Rehabilitation	171
Vielfalt durch das Zusammenwirken von Psychiatrie und Psychotherapie	172
«Verstehen, vertrauen»: Neue therapeutische Strukturen	174
Das neue «Haus» der Erwachsenenpsychiatrie	176
Das steigende nationale und internationale Renommee der Psychiatrie Baselland	179
Weiter- und Fortbildung als Basis der gelingenden Patientenversorgung	179

Die Verselbständigung der Psychiatrie Baselland — 180

Die neue Spitalfinanzierung	181
Die Schaffung einer öffentlich-rechtlichen Anstalt	183
Die Neuordnung der Eigentumsverhältnisse	185
Korrekturen bei der Kapitalausstattung	186
Die Sicherstellung der besonderen sozialpsychiatrischen Leistungen	188

Anhang — 193

Anmerkungen	194
Quellen	200
Fachliteratur	201
Abbildungsnachweis	203
Impressum	203

VORWORT DES HERAUSGEBERS

Als mehrfaches Jubiläumsjahr war 2014 für die Psychiatrie Baselland ein ganz besonderes Jahr. 1854, also vor 160 Jahren, wurde ein neues, repräsentatives Kantonsspital mit einer eigenen sogenannten «Irrenabteilung» gebaut. Gemäss seinem ursprünglichen Charakter als Pfrundanstalt war das Spital in der Bevölkerung allgemein als die «Pfrund» bekannt. Es löste das vormalige Siechenhaus ab. Dieses war als Armen- und Invalidenhaus, Kranken- und Irrenanstalt ein multifunktionales Sammellager für alle Randständigen gewesen. 1934, also 80 Jahre vor dem Jubiläumsjahr, wurde eine neue Heil- und Pflegeanstalt für psychisch Kranke auf dem Hasenbühl eröffnet, verbunden mit der erstmaligen Schaffung einer eigenen Chefarztstelle für die kantonale Psychiatrie. 40 Jahre später erfolgte dann ein weiterer Schritt mit dem modernen Erweiterungsbau von 1974. 160 – 80 – 40: Wenn das keine besondere Zahlenreihe ist!

Ende der 1970er-Jahre sollte die Klinik zum Schauplatz eines weitherum beachteten sozialpsychiatrischen Reformschubes werden. Dieser zeigt sich – bei aller seitherigen Weiterentwicklung und Differenzierung des Angebotes – auch heute noch in der beziehungsorientierten therapeutischen Arbeit und in der Haltung aller Mitarbeitenden den Patientinnen und Patienten gegenüber. In diesem Sinne sind wir stolz auf unsere ausgeprägte Patientenorientierung und unseren Grundsatz des Verstehens und Vertrauens.

Das spezielle Jubiläumsjahr 2014 konnte mit verschiedenen Feierlichkeiten begangen werden. In diesem Zusammenhang entstand denn auch die Idee, einen historischen Abriss über die vergangenen gut 160 Jahre zu verfassen. Die Psychiatrie des Kantons Basel-Landschaft hat als Institution in den letzten Jahren grosse Veränderungen erfahren – und steht vor weiteren grossen Veränderungen. Gerade in diesen Zeiten des Umbruchs ist die Auseinandersetzung mit den wesentlichen Phasen der bisherigen Entwicklung bedeutungsvoll, ebenso die Frage nach dem Allgemeinen wie Besonderen der eigenen Geschichte. Eine nachhaltige Gestaltung der Zukunft kommt nicht an der vertieften Auseinandersetzung mit der Vergangenheit vorbei.

Die Geschichte der Psychiatrie ist in den vergangenen Jahren in der Schweiz vermehrt in den Fokus wissenschaftlicher Debatten und Forschungsarbeiten gerückt, was sehr zu begrüssen ist. So hat beispielsweise das Nationalfondsprogramm 51 zum Thema «Integration und Ausschluss», welches Anfang 2000 startete, interessante Ergebnisse hervorgebracht und wichtige Impulse für einige weiterführende Monografien geliefert. Zu nennen sind etwa vertiefende Studien zu den Themen Psychochirurgie, Sterilisationen und Abtreibungen, Arbeitstherapie oder Schizophrenie. Aktuell beschäftigen sich ausserdem verschiedene Forschungsprojekte mit der Aufarbeitung der Medikamentenversuche mit Psychopharmaka, die in Schweizer Kliniken, Heimen und psychiatrischen Institutionen in der zweiten Hälfte des 20. Jahrhunderts durchgeführt worden sind.

Die vorliegende Geschichte der Psychiatrie Baselland soll auch einen Beitrag zu dieser Debatte liefern. Dabei war das Verständnis wegleitend, dass eine Geschichte der Psychiatrie mehr ist als blosse Ereignis- oder Baugeschichte. Vielmehr sind es handelnde und empfindende Menschen mit ihren spezifischen Perspektiven, die unsere Institution als Behandelte oder Behandelnde erleben und prägen. Dabei wollen wir davon ausgehen, dass Behandelnde und Betreuende in jeder Zeitepoche bestrebt waren, für Patientinnen und Patienten das Optimale zu erreichen. Zudem steht unsere Institution stets in einem gesundheits- und gesellschaftspolitischen Umfeld. In Frage kam deshalb vorzugsweise ein Autor mit einem sozial- und gleichzeitig alltagsgeschichtlichen Profil.

Als studierter Soziologe konnte Lukas Ott – der bereits vor dreizehn Jahren eine kürzere Monografie zum 150-jährigen Jubiläum des alten Kantonsspitals, der «Pfrund», verfasst hatte – diesem Profil mit seinem verstehenden Ansatz vollauf gerecht werden. Das Publikationsvorhaben hat sich im Laufe seiner Erarbeitung stark verändert. Insbesondere aufgrund reichhaltiger und wichtiger Quellenbestände, die im Verlaufe von Otts Recherche zum Vorschein kamen, wurde das Projekt mehrmals erweitert. Ich bin heute überzeugt, dass sich dies gelohnt hat und dadurch eine umfassendere und zusammenhängendere Perspektive ermöglicht wurde.

Wenn ich im Sinne einer persönlichen Rückschau auf meine bisherige Zeit als Verwalter, dann als Direktor und später als CEO der Psychiatrie Baselland zurückblicke, möchte ich neben der im Zentrum stehenden Therapie und Betreuung einen Aspekt herausgreifen, der mir und unseren Mitarbeitenden besonders am Herzen liegt. Den unabdingbaren Anspruch, dass eine psychiatrische Klinik nichts anderes ist als ein Spital für psychisch kranke Menschen und diesen Patienten in jeder Hinsicht die gleichen Rechte zugestanden werden müssen wie körperlich Kranken. Das war früher alles andere als eine Selbstverständlichkeit, und es ist bis heute eine grosse Herausforderung geblieben, diesem Anspruch gerecht zu werden.

Wir müssen aufmerksam bleiben gegenüber allen – wie auch immer gearteten – offenen oder versteckten Herabwürdigungen im Behandlungs- und Pflegealltag der psychisch Kranken, die wir hoffentlich so weit als irgend möglich gemeinsam überwunden haben. Wir müssen achtsam und wachsam sein gegenüber Stigmatisierungen in unserer Gesellschaft, die zur Ausgrenzung psychischer Krankheiten und der betroffenen Menschen führen. Ausdruck der Stigmatisierung von Patientinnen und Patienten in der Psychiatrie waren in früheren Jahrzehnten auch mangelhafte, unzeitgemässe Hotellerie-einrichtungen und -leistungen im engeren und weiteren Sinn, wie sie in somatischen Spitälern undenkbar gewesen wären. Unser Engagement für eine zeitgemässe Infrastruktur in der Klinik war deshalb auch stets jenem Ziel untergeordnet, dem wir uns bis heute verpflichtet fühlen, der Entstigmatisierung psychisch kranker Menschen ohne Wenn und Aber; denn Stigmatisierung – und das ist die gute Nachricht – ist nicht festgeschrieben, sie unterliegt Veränderungen und kann daher auch beeinflusst werden. Davon zeugen die grossen Fortschritte in den letzten Jahrzehnten – in unserer Klinik und in der ganzen Gesellschaft, auch wenn wir noch nicht am Ziel angekommen sind.

Bei aller Verantwortung, die wir als Psychiatrie Baselland bereit sind zu übernehmen und zu tragen, ist mir der folgende Punkt ein wichtiges Anliegen: Eine Entstigmatisierung hat auch damit zu tun, dass der Psychiatrie trotz aller Verteilkämpfe die erforderlichen Mittel zur Verfügung gestellt werden, die sie benötigt, um ihren Auftrag zu erfüllen. Es geht um die Integration unserer Patientinnen und Patienten in unsere Gesellschaft oder, besser noch, darum, sie der Gesellschaft durch geeignete Massnahmen erst gar nicht zu entreissen. Darum handelt es sich letztlich – um nicht mehr, aber auch nicht um weniger. Wenn das vorliegende Buch mit der Aufzeichnung der Geschichte der Psychiatrie Baselland auch dazu einen bescheidenen Beitrag leisten kann, hat es seinen Zweck mehr als erfüllt.

Ich danke Lukas Ott für diesen gelungen aufbereiteten, umfangreichen Abriss der Geschichte der Psychiatrie im Kanton Basel-Landschaft. Dem Schwabe Verlag danke ich für die professionelle Zusammenarbeit und der Basellandschaftlichen Kantonalbank für ihre finanzielle Unterstützung.

Liestal, im September 2017
Hans-Peter Ulmann, CEO Psychiatrie Baselland

EINLEITUNG: BASELLAND UND DIE REFORMPSYCHIATRIE

Über Psychiatrie zu schreiben heisst, über Menschen zu schreiben. Diesem Ansatz sieht sich diese sozialgeschichtliche Annäherung an die Psychiatriegeschichte des Kantons Basel-Landschaft verpflichtet.

Einbezogen werden deshalb die Patientinnen und Patienten selbst. Anhand von historischen und neu recherchierten Fallgeschichten wird versucht, eine Sicht auf das Allgemeine wie auf das Besondere der Geschichte der Psychiatrie von Baselland zu gewinnen. Auf welchen Wegen gelangten die Patienten in die Anstalten in Liestal? Wie erlebten sie die Aufnahme? Welcher Ordnung folgte das Zusammenleben in der Anstalt angesichts der «Unordnung des Selbst»[1], welche die Kranken kennzeichnete? Wie wurden die Patienten behandelt? Gab es Aussicht auf Heilung? In welchem Verhältnis standen sie zu ihren Angehörigen? Und wie gelangten sie, wenn überhaupt, wieder aus der Anstalt hinaus? Auf diese Fragen möchte die vorliegende Psychiatriegeschichte antworten.

Oft präsentieren sich die Fälle lediglich in Schriftstücken, die über die Patienten angelegt wurden und sich mit ihnen auseinandersetzten. Wie andernorts bilden direkt von ihnen stammende Berichte oder Selbstzeugnisse auch hier die seltene Ausnahme. In dieser Geschichte der Psychiatrie des Kantons Basel-Landschaft ist deshalb auch von der Verwaltungsbehörde die Rede. Ihre administrative Praxis – die seit dem 18. Jahrhundert immer fassbarer wird – produzierte die Fälle bzw. die Akten. Oder anders gesagt: Die Akten dokumentieren die bürokratische Praxis, deren Teil sie sind.[2] Bis weit in die zweite Hälfte des 19. Jahrhunderts verfügte die Anstaltsverwaltung über eine umfassende Machtfülle, die weit über die administrativen und ökonomischen Belange einer Anstalt hinausging. Lange Zeit kam neben dem Verwalter auch dem Anstaltspfarrer eine dominierende Rolle zu. Der Charakter und der Alltag der Aufbewahrungsanstalt waren geprägt von der Durchsetzung von Ruhe und Ordnung, von Verhaltensdisziplinierung und Arbeitserziehung. Medizinisch-psychiatrische Therapien standen damals in einer «Anstalt auf dem Lande» wie in Liestal nicht zur Verfügung – im Gegensatz insbesondere zu städtischen Anstalten, wo längst wissenschaftlich tätige Anstaltspsychiater wirkten.

Erst mit der Einrichtung einer Privatabteilung in den 1880er-Jahren konnte das erforderliche ärztliche Wissen in Liestal aufgebaut werden. Finanzkräftige Patientinnen und Patienten sollten sich damals nicht mehr nur ausserhalb des Kantons behandeln lassen. Dies machte vertrauensbildende Massnahmen erforderlich. Die medizinische Seite wurde in den 1930er-Jahren weiter gestärkt, als die Anstalt einen eigenen Chefarzt erhielt. Dieser Entwicklung entsprechend rücken deshalb in dieser Psychiatriegeschichte immer stärker die Ärzte, welche die Patienten mit verschiedenen Methoden behandelten, in den Vordergrund. Welche Sicht hatten sie auf die Psychiatrie und die Anstalt? Wie begründeten sie den Einsatz neuer Kuren und Therapien? Wie hielten sie es etwa mit dem

Einsatz der Fieber- und der Dauerschlafkuren? Wie standen sie den neu entwickelten Cardiazol-, Insulin- und Elektroschockkuren gegenüber? Führten die Ärzte auch in Liestal Hirnoperationen und Sterilisationen durch – allenfalls unter Anwendung von Zwang gegenüber den Patienten? Gab es im Zuge der «chemischen Revolution» Medikamentenversuche mit nicht zugelassenen Präparaten wie an anderen Schweizer Kliniken? Auch auf diese Fragen möchte die vorliegende Geschichte Antworten finden.

Mit dem Aufbau spezialärztlichen Wissens einher ging die Entwicklung und Aufwertung der Ausbildung sowie der Anstellungsbedingungen des Pflegepersonals. Unqualifiziertes «Wartepersonal» wie etwa ausgediente Militärs oder Insassinnen und Insassen der Pfrundanstalt konnte mehr und mehr abgelöst werden. Dies veränderte nicht nur den Alltag der Klinik grundlegend, sondern hatte auch einen direkten Einfluss auf die Wahl der eingesetzten Mittel. So wurde der – zumindest angestrebte – weitestgehende Verzicht auf den Einsatz von Zwangsmitteln ab den 1930er-Jahren nur dank besserer Ausbildung, höherer Personaldotierung und verbesserter Arbeitsorganisation möglich. Eine Psychiatriegeschichte kann und muss deshalb nicht nur eine Geschichte der zu Pflegenden, sondern immer auch eine Geschichte der Pflegenden sein. Deren Berufsbild wurde immer wieder von neuem einem starken Wandel unterworfen, sehr ausgeprägt etwa im Zuge der «chemischen Revolution».

Im Weiteren beschäftigt sich diese Psychiatriegeschichte auch mit den Politikerinnen und Politikern. Mit ihrem Handeln, aber auch mit ihrem Nichthandeln beeinflussten sie die verschiedenen Phasen der Institution Psychiatrie bzw. ihrer Vorläufer im Kanton Basel-Landschaft ganz wesentlich. Dabei interessieren auch die politischen Rahmenbedingungen, unter welchen die Politiker selbst tätig waren. Damit wird es möglich, die Psychiatriegeschichte exemplarisch als Teil der gesundheits- und gesellschaftspolitischen Entwicklung darzustellen.

In der Geschichte der Psychiatrie des Kantons Basel-Landschaft gab es durch die Jahrhunderte immer wieder Phasen mit eher unscheinbaren und unauffälligen Entwicklungen. Ob es um den Alltag in der Anstalt oder um die Behandlung der Patientinnen und Patienten ging – Anpassungen oder Veränderungen äusserten sich oftmals nur dadurch, dass Geltendes abgeschwächt oder verstärkt und Bestehendes unterschiedlich interpretiert oder benannt wurde. Trotzdem wäre der Eindruck falsch, dass es sich hier um einen kontinuierlichen geschichtlichen Prozess handeln würde. Ganz im Gegenteil – im Wechsel mit eher ruhigen Phasen traten auch immer wieder starke Entwicklungsschübe auf. In diesem Sinne verknüpft diese Geschichte das Bestehende mit dem Wandel. Beidem ist gemeinsam, dass es sich insbesondere aus der gegenwärtigen Perspektive erkennen lässt.

Solche Schübe haben sich in der Geschichte der Psychiatrie des Kantons Basel-Landschaft in der Regel meist dann ereignet, wenn es zu grossen baulichen Veränderungen kam. Angesichts der Tatsache, dass mit den repräsentativen, grossmassstäblich angelegten Anstaltsbauten die Kontinuität und Unverrückbarkeit der Psychiatrie gegenüber einer wie auch immer gearteten Unordnung betont werden sollte, mag dies auf den ersten Blick paradox erscheinen. Doch oft hatte sich sehr vieles angestaut, bis sich das Neue seinen Weg bahnen konnte, sodass ein grosser Leidensdruck bestand und der Wandel unabdingbar und überfällig wurde. Der Umzug in ein neues Gebäude eröffnete deshalb zusätzliche Spielräume bei der Unterbringung und der Behandlung der Kranken; denn ein wiederkehrendes Problem waren bis weit ins 20. Jahrhundert überfüllte und untaugliche Räume und Gebäude. Allerdings nützten auch der prächtigste Neubau und die damit verbundenen Ausgaben nichts, wenn das erforderliche Personal zur Umsetzung der Konzepte erst gar nicht eingestellt oder schlicht und einfach weggespart wurde.

Vor rund 250 Jahren wurde im Jahr 1769 unterhalb von Liestal ein neues Siechenhaus eröffnet. Seine Wurzeln reichen jedoch noch weiter zurück. Als Institution der Fürsorge und Versorgung wurde die Anstalt bereits im 14. oder 15. Jahrhundert ausserhalb der Stadtmauern als Zufluchtsstätte für Aussätzige – als sogenanntes Leprosorium – gegründet. Als das Siechenhaus seine ursprüngliche Bestimmung verloren hatte, nahm es andere Kranke und Bedürftige auf und war Armen- und Invalidenhaus, Kranken- und Irrenanstalt zugleich. In diesem Sinne glich es sich strukturell dem Spital an, das im späten Mittelalter für die nicht ansteckenden Krankheiten innerhalb der Stadtmauern errichtet worden war. Psychisch Kranke galten in Liestal als unheilbar, ein medizinisch-therapeutisches Angebot gab es an beiden Anstalten nicht. Ab 1800 wurden die «unruhigen oder bösartigen Irren» von den anderen Insassen völlig isoliert und eingesperrt, während die «ruhigen Irren» mit den anderen Patienten zusammen wohnten. Diese Praxis hielt sich bis in die Mitte des 19. Jahrhunderts.

Nach dem Vorbild der Musteranstalt Illenau im Süden Deutschlands[3] wurde in den 1850er-Jahren in Liestal dann neben dem Siechenhaus ein neues Kantonsspital mit einer eigenen Irrenabteilung gebaut. Als «Landasyl» in ländlicher Abgeschiedenheit errichtet, sollte es die Kranken von ihrer gewohnten Umgebung trennen und dauerhaft absondern. Wie in Illenau durch die sogenannte «Geschlechterachse», wurden auch hier die Frauen und Männer in getrennten Abteilungen separiert. Natur und Landleben selbst sollten als Heilmittel zur Bekämpfung der Geisteskrankheiten dienen und die Insassen bei der Arbeit im Garten und auf den spitaleigenen Feldern eingesetzt werden. Da psychische Erkrankungen moralisch bewertet und als Folge eines lasterhaften Lebenswandels angesehen wurden, sollten die Patienten neben der Beschäftigung durch ein gottesfürchtiges Leben therapiert werden. Das Behandlungskonzept, insbesondere eine zwangsfreie Behandlung, scheiterte jedoch in verschiedener Hinsicht.

Im Jahr 1934 wurde eine neue Heil- und Pflegeanstalt auf dem Hasenbühl in Liestal eröffnet. Die neue Heil- und Pflegeanstalt wurde als Gross-Pavillon mit allen Abteilungen unter einem Dach erbaut. Neben der Beseitigung des Platzmangels konnte nun eine sinnvolle Trennung der Kranken durchgeführt werden. Die Kategorien richteten sich nach dem sozialen Verhalten der Patientinnen und Patienten. Für Frauen und Männer gab es je eine «unruhige» und «halbruhige» Abteilung, eine Abteilung für Schwermütige und eine für allgemein Pflegebedürftige. Erstmals konnten nun auch heilbare Kranke in Liestal behandelt werden. Zwar wären die Patienten auch früher heilbar gewesen, aber die damals angewandten Methoden waren dafür ungeeignet. Neben der Arbeits- und der Psychotherapie kamen nun insbesondere die «grossen» körperlichen Kuren zur Anwendung. Abgelöst wurden sie von den Schockkuren. In die Zeit der Heil- und Pflegeanstalt fällt zudem die «chemische Revolution» ab den 1950er-Jahren.

Mit ihren grossen Schlaf- und Wachsälen und ungenügenden Therapieräumen konnte die kantonale Heil- und Pflegeanstalt den Anforderungen jedoch je länger, desto weniger genügen. Ein moderner Erweiterungsbau sollte eine zeitgemässe Unterbringung und Betreuung ermöglichen. 1974 wurde der Neubau, der den Kanton gemäss den damals geäusserten Ansprüchen bei der psychiatrischen Versorgung in die Kategorie der «Spitzenkantone» führen sollte, nach langer Planung feierlich eröffnet. Die Klinikgestaltung sollte der Vielfalt der Erkrankungs- und Therapieformen nach damaligem Stand so weit als möglich Rechnung tragen. Die Behandlungsmethoden entsprachen sowohl den psychologisch-analytischen wie auch den körperlich-neurologischen Diagnosen gemäss damaligem Stand.

In den folgenden Jahrzehnten kam es zu weiteren Um- und Ausbauten, sowohl beim erwähnten Neubau von 1974 für den Akutbereich wie beim älteren «Hasenbühl»-Bau von 1934 für die Langzeitpatienten. Mit der Ablösung der grossen Schlafsäle und der Entfernung der Gitterfenster wurde die Wohnsituation endlich auch für die Langzeitpatienten auf ein menschenwürdiges Niveau gehoben. Die Planungen hatten inzwischen Behandlungs- und Pflegekonzepte hervorgebracht, die langfristig von einer geschlossenen, verwahrenden Anstalt zu einer Klinik mit spezifischen intensiven Abklärungen, Akuttherapie und Rehabilitation führten.

Entwicklungsschübe ereigneten sich auch, wenn ein neuer Chefarzt seine Tätigkeit aufnahm. Personalwahlen konnten sich somit in verschiedenen Fällen genauso beschleunigend auf längst überfällige Entwicklungen auswirken. Es fällt auf, dass die Neubesetzung der leitenden Stellen in Liestal wiederholt mit Ärzten vorgenommen wurde, die über ausgewiesene Erfahrungen an der Psychiatrischen Universitäts-Poliklinik in Basel verfügten. So waren Dr. Georg Stutz (Chefarzt von 1932–1961) und Dr. Theodor Cahn (1978–2007) beide während kürzerer oder längerer Zeit an der Poliklinik beschäftigt. Und auch Prof. Dr. Joachim Küchenhoff (seit 2007) hat sowohl an den Universitären Psychiatrischen Kliniken Basel wie zuvor in Heidelberg intensiv poliklinisch gearbeitet. Dies mag reiner Zufall sein – gerade im Fall jüngerer Ärzte; denn diese mussten die mehrjährige Facharztausbildung während ihren Lehr- und Wanderjahren schlichtweg irgendwo bestreiten.

Dieses wohl eher unbeabsichtigte Rekrutierungsmuster hatte aber immerhin zur Folge, dass Ärzte angestellt wurden, die den Anliegen einer sich öffnenden Psychiatrie grundsätzlich positiv gegenüberstanden. So hatten sie nicht nur eine stationäre, sondern auch eine ambulante und teilstationäre psychiatrische Versorgung kennengelernt. Bereits in den 1930er-Jahren konnten deshalb verschiedene Neuerungen – wie etwa die Ausweitung der Arbeitstherapie oder die Einführung der klinikexternen Familienpflege – durchgesetzt werden. Oder Ende der 1970er-Jahre, als es mit der Anstellung zweier neuer Chefärzte zu einem starken, weit über Liestal hinausweisenden Reformschub im Sinne der Sozialpsychiatrie kam. Dieser hält unter dem aktuellen Chefarzt im Sinne einer konsequent patientenorientierten, beziehungsintensiven Grundhaltung sowie der psychoanalytischen Haltung bis heute an. Doch einmal abgesehen vom spezifischen Profil, über das die Chefärzte verfügten bzw. verfügen – nach dem bereits Gesagten ergibt sich wie von selbst die Frage, unter welchen Bedingungen bzw. in welcher Konstellation gerade in Baselland ein schweizweit beachteter reformpsychiatrischer Ansatz eingeleitet und umgesetzt werden konnte. Weshalb Liestal?

Es war Mitte der 1970er-Jahre, als die Psychiatrische Klinik in Liestal zunehmend in den Fokus öffentlicher und fachlicher Auseinandersetzungen geriet und als rückständig galt. Insbesondere in der *Basler Zeitung* und im *Schweizerischen Beobachter* artikulierte sich heftige Kritik. Vehement an den Pranger gestellt wurden die Rechtlosigkeit der psychiatrischen Patienten in der Klinik Liestal und die Willkür der dortigen Ärzte. Zudem wurde der praktizierte Verwahrstil und demzufolge die Klinik als Aufbewahrungsinstitution oder Abstellecke für auffällige Patientinnen und Patienten hart kritisiert. Die «erschütternden Nachrichten» lösten ein reges Echo aus. Ermutigt durch die Veröffentlichungen in den Medien, meldeten sich in Leserbriefen bald auch ehemalige Patientinnen und Patienten sowie Angehörige zu Wort. Diese schilderten ihrerseits fragwürdige Erfahrungen in und mit der Klinik. Der Allmacht der Ärzte stellten sie die Ohnmacht der Patientinnen und Patienten gegenüber.

Die Kritik in Liestal fügte sich in die seit Beginn der 1970er-Jahre in Europa und Nordamerika erhobenen Forderungen nach Reformen in der Anstaltspsychiatrie. Doch statt sich wie gefordert zu öffnen und die Patienten der Gesellschaft wieder zurückzugeben, gingen die Bestrebungen in Liestal aufgrund der damals vollzogenen Sparmassnahmen zunächst einmal in die andere Richtung: «Warum mussten ausgerechnet diese verfluchten Gitter im alten Bau ein Opfer der Sparwut unserer Behörden werden?», fragte ein Patient im Rückblick auf die in der Anstalt verbrachte Zeit. Trotzdem sollten die Medienkampagnen nicht ohne Wirkung bleiben. Versuchten die Klinikleitung und die zuständigen Politiker zunächst, die «unsachlichen, polemischen und frechen Zeitungsartikel» zurückzuweisen und eine Dezentralisierung und Öffnung der psychiatrischen Versorgung mit dem rückblickend absurd erscheinenden Argument der «Vermassung» zu verhindern, kam es schliesslich doch zu einem Umdenken.

Es waren jedoch weniger die fundamentalen gesellschafts- und antipsychiatriepolitischen Debatten und Argumente gewesen, welche die Reformbereitschaft auslösten, sondern die konkreten Patientenfälle, die öffentlich zugänglich gemacht wurden. Grundsätzlich gehörte es immer wieder zu den strategischen Handlungsmöglichkeiten von Patientinnen und Patienten, ihren eigenen Fall zu verändern, indem sie ihn von einem psychiatrischen Fall durch den Gang an die Öffentlichkeit in einen politischen oder juristischen Fall transformierten.[4] Die auflagenstarke kritische Halbmonatsschrift *Der Schweizerische Beobachter* spielte eine wichtige Rolle in diesem Prozess. Sie berichtete mehrfach, speziell auch von einer «Tragödie besonderer Art», und bemängelte insbesondere die Praxis der Zwangsinternierung. Der *Beobachter* liess sich nicht mehr abschütteln und insistierte direkt beim zuständigen Regierungsrat.

Dr. Peter Rippmann, Redaktor beim *Beobachter,* trat in einen längeren Briefwechsel mit Regierungsrat Paul Manz, dem damaligen Sanitätsdirektor des Kantons Basel-Landschaft, ein. Manz musste schliesslich einräumen, dass die Praxis der zwangsweisen Internierung einer näheren Überprüfung nicht standhielt. Dies führte nicht nur zu einer entsprechenden Praxisänderung und der Gewährleistung der Patientenrechte, sondern öffnete grundsätzlich den Weg für eine Psychiatriereform im Kanton Basel-Landschaft. Manz, der bereits einige Jahre zuvor – damals noch als Baudirektor – bei der Eröffnung des Erweiterungsbaus der Psychiatrischen Klinik für eine Psychiatrie mit offenen Türen plädiert hatte, ging im sprichwörtlichen und tatsächlichen Sinn über die Bücher. Er setzte sich mit den wichtigsten Anliegen der Reform- und der Antipsychiatrie auseinander. Es kamen ihm auch Impulse aus dem familiären Umfeld zugute, nachdem sein Sohn Andreas während der Ausbildung zum Psychiater in den USA sozialpsychiatrische Einrichtungen kennengelernt hatte. Weitere richtungsweisende Anstösse leisteten die VPOD-Gruppe (Schweizerischer Verband des Personals öffentlicher Dienste) um Paul Bächtold – der später die Leitung der Pflegedienste übernehmen sollte –, die Landrätin und spätere Nationalrätin Angeline Fankhauser mit einer wichtigen Intervention im Kantonsparlament sowie die damalige Kantonsärztin Liselotte Witschi, die Kraft ihres Amtes Änderungen einforderte.

Schliesslich war Paul Manz bereit, konzeptionelle Veränderungen zu ermöglichen und durchzusetzen. Die Diskriminierung der psychisch Kranken sollte bekämpft und der Wandel von einer kustodialen zu einer therapie- und patientenzentrierten Psychiatrie gefördert und durchgesetzt werden. Das psychiatrische Krankenhaus sollte ein Spital sein wie jedes andere: «Man geht hinein, um wieder herauszukommen!», schrieb Manz. Was noch fehlte, waren die Chefärzte, die diese Vorstellungen umsetzen konnten. Doch Manz sollte bald fündig werden. Unter Dr. Theodor Cahn und Dr. Jakob Christ wurde eine schweizweite Pionierleistung im Aufbau ambulanter und teilstationärer Angebote erbracht. Neben den klinischen Dienst – für den eine offene, milieutherapeutische Situation geschaffen wurde – trat ein sozialpsychiatrischer Dienst. Die stationäre und die ambulante Psychiatrie wurden miteinander verwoben. Auch private psychiatrische und psychotherapeutische Angebote und Sozialdienste der Gemeinden und Kirchen wurden miteinander verbunden.[5]

Nun kann man angesichts der Geschichte der Psychiatrie des Kantons Basel-Landschaft auch die Frage stellen, ob sich diese pionierhafte Zuwendung zur Milieutherapie, zur Sozialpsychiatrie und zu einer integrierten psychiatrischen Versorgung ab 1978 nicht in früheren Phasen bereits angekündigt hat. War hier nicht bereits in der «moralischen Behandlung» der Kranken im 19. Jahrhundert die gemeinsame Arbeit im Garten, auf den Feldern und in den Werkstätten als Hilfsmittel im Sinne einer Milieutherapie eingesetzt worden? Hatte ein sozialpsychiatrischer Zugang mit den spezifischen Traditionen einer «Klinik auf dem Lande» – wie sie in Liestal lange Zeit idealtypisch verkörpert wurde – zu tun, wo die psychiatrische Versorgung in ländlicher Ruhe und Abgeschiedenheit stattfand? Dies im Gegensatz zu einer eher biologisch ausgerichteten Psychiatrie, wie sie in einer städtischen Universitätsklinik naturgemäss praktiziert wurde?

Es ist bewusstzumachen, dass man es in Liestal während langer Zeit mit einer Anstalt zu tun hatte, welche die Pionierrolle, aus der ihre Bedeutung dereinst erwachsen sollte, erst noch gewinnen musste. Die Annahme, «Liestal» sei seit den Anfängen im Spätmittelalter durch die Jahrhunderte für einen wichtigen Beitrag zur Reformpsychiatrie bestimmt gewesen, lässt sich historisch nicht erhärten und wäre konstruiert. Ebenso erweist es sich auch nicht unbedingt als lohnenswertes Unterfangen, alle Phasen der Geschichte der Psychiatrie Baselland immer schon nach den Massstäben der späteren reformpsychiatrischen Wende zu bewerten.[6] Dies ist auch nicht nötig; denn eine in diesem Sinne zurückhaltendere Sicht vermag umso mehr, den einzelnen Abschnitten und den sie prägenden oder den betroffenen Menschen gerecht zu werden – ohne vom Ende her zugedeckt zu werden. Und gleichzeitig gewinnt der Beginn des Neuen an Prägnanz, wenn es nicht stets als schieres Fortwirken des Alten betrachtet wird.

LEBEN UND ARBEITEN IM SIECHENHAUS

Vor rund 250 Jahren wurde im Jahr 1769 unterhalb von Liestal ein neues Siechenhaus eröffnet. Seine Wurzeln reichen jedoch weiter zurück. Als Institution der Fürsorge und Versorgung wurde die Anstalt bereits im Spätmittelalter gegründet. Zusätzlich zum ebenfalls zur Zeit der Stadtgründung innerhalb der Stadtmauern erbauten Spital wurde das Siechenhaus für Leprakranke ausserhalb der Stadt errichtet. Als es seine ursprüngliche Bestimmung als Aussätzigenspital verloren hatte, nahm es andere Kranke und Bedürftige auf und war Armen- und Invalidenhaus, Kranken- und Irrenanstalt zugleich. Anhand von Quellen wie Insassenverzeichnissen, Arbeitsverträgen, Haus- und Speiseordnungen lässt sich vom Alltag im Siechenhaus ein differenzierter Eindruck gewinnen. Zu erkennen ist das Bestreben, Ordnung in die Anstalt zu bringen und Verbesserungen für die Insassen zu erzielen. Angesichts von Krisen- und Hungerjahren sowie der Verarmung breiter Bevölkerungsschichten konnten Insassen oft froh sein, einen Platz im Siechenhaus in Liestal und ein Dach über dem Kopf gefunden zu haben. Und doch war das Leben im Siechenhaus geprägt von Unfreiheit und Ohnmacht. Von Zwang und Gewalt ganz speziell betroffen waren jedoch psychisch Kranke. Sie galten als unheilbar, ein medizinisch-therapeutisches Angebot gab es nicht bzw. die damals angewandten Methoden waren für eine Heilung ungeeignet. Um die anderen Insassen vor ihnen zu schützen, wurden die «rasenden, bösartigen oder sehr lärmenden Irren» an die Eisenkette gelegt oder zur Ader gelassen, bis sie ohnmächtig wurden. Ab 1800 wurden sie von den anderen Insassen völlig isoliert und eingesperrt. Diese Praxis, die zu dieser Zeit in der Schweiz und in Europa weit verbreitet war, wurde bereits von Zeitgenossen als unmenschlich kritisiert. In Liestal sollte sie sich jedoch in gewisser Form noch bis in die Mitte des 19. Jahrhunderts halten.

Als der 30-jährige Heinrich Bidermann[7] aus Lupsingen im Jahr 1812 krank ins Liestaler Siechenhaus gelangte, war er der einzige sogenannte «Pfründer», der dort wegen Aussatz oder Lepra, wie die Infektionskrankheit heute heisst, aufgenommen wurde. Zwar waren auch einige andere Bewohnerinnen und Bewohner zur Behandlung einer Krankheit in dieser Versorgungsanstalt, die meisten Insassen aber lebten aus einem anderen Grund hier: Es waren vor allem arme, alte, verwitwete, invalide, geistig behinderte und auch immer wieder psychisch kranke Menschen, die miteinander in diesem multifunktionalen «Sammellager» vor den Toren der Stadt wohnten – insgesamt rund 130 Personen. Sie alle waren entweder stark pflegebedürftig oder aus einem anderen Grund nicht mehr in der Lage, für sich selbst zu sorgen. Deshalb wurden sie von den Behörden oder ihren Familien in das Siechenhaus eingewiesen oder abgeschoben. Das Siechenhaus war als sogenanntes Pfrundhaus konzipiert: Als Pfründer übertrugen die Insassen ihr ganzes Vermögen oder einzelne Vermögenswerte dem «Pfrundgeber», also dem Betreiber des Siechenhauses, und im Gegenzug für diese Verpfründung gewährte dieser Unterhalt und Pflege auf Lebenszeit. Es lag deshalb in der Natur der Sache, dass kaum jemand nach seiner Einweisung aus dieser Einrichtung – die Armen- und Invalidenhaus, Kranken- und Irrenanstalt in einem war – jemals zu Lebzeiten wieder herauskam.

DAS SIECHENHAUS Das 1769 neu eröffnete Siechenhaus an der Landstrasse unterhalb von Liestal, das neben einem spätmittelalterlichen Vorgängerbau errichtet wurde, war Armen- und Invalidenhaus, Kranken- und Irrenanstalt in einem. In dieses multifunktionale «Sammellager» wurden Personen eingewiesen, die entweder stark pflegebedürftig waren oder aus einem anderen Grund nicht für sich selbst sorgen konnten. Dazu gehörten auch psychisch Kranke, die als unheilbar galten bzw. nicht von andernorts zu dieser Zeit bereits verfügbaren therapeutischen Mitteln profitieren konnten. Einmal im Siechenhaus gelandet, verbrachten deshalb die meisten den Rest des Lebens in dieser Anstalt.

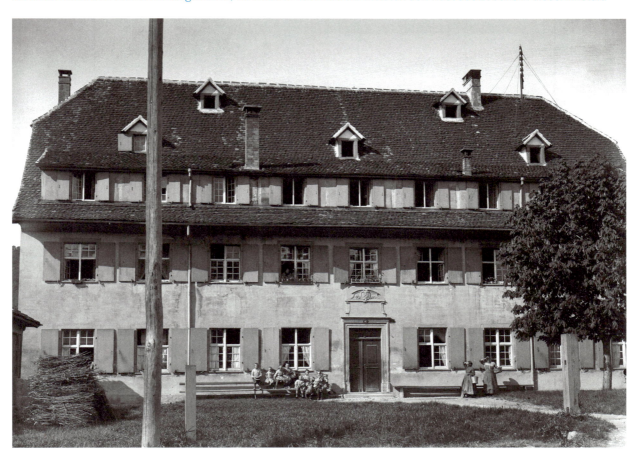

Fürsorge und Versorgung seit dem Spätmittelalter

Der nach einem zehnjährigen Aufenthalt verstorbene Heinrich Bidermann findet hier deshalb spezielle Erwähnung, weil seine Erkrankung einen wichtigen Hinweis zur Entstehung und ursprünglichen Bestimmung des Siechenhauses liefert. Als «Siechen» wurden seit jeher die Aussätzigen bezeichnet, die in besonderen Stätten untergebracht wurden, um sie von der übrigen Bevölkerung zu isolieren. Der Aussatz – seit dem 18./19. Jahrhundert ist dafür auch die Bezeichnung Lepra gebräuchlich – verbreitete sich im Europa des Mittelalters vor allem durch die Kreuzzüge. In den Städten und Gemeinden wurden in der Schweiz vom 12. bis 16. Jahrhundert weit über zweihundert Siechenhäuser zur Aufnahme Leprakranker gebaut,[8] sogenannte «Leprosorien». So wurde auf dem Höhepunkt der Verbreitung im 13. Jahrhundert auch in Liestal kurz nach der Stadtgründung ein Siechenhaus errichtet – unterhalb des Unteren Tores an der alten Landstrasse auf der Höhe des Röserenbaches. Es lag damit ausserhalb des «niederen Kreuzsteines», der im auch heute noch so bezeichneten Kreuzboden stand und vor den sonst nur Leute hinausgewiesen worden waren, die sich eines Vergehens schuldig gemacht hatten. Das genaue Datum der Errichtung des Liestaler Aussätzigenspitals lässt sich nicht näher bestimmen. Laut einem Hinweis liegt es zwischen dem Bau des Siechenhauses von St. Jakob an der Birs, welches 1265 erstmals belegt werden kann, und demjenigen von Pratteln im Jahr 1467.[9]

Leprosorien lagen immer ausserhalb der Stadtmauern, möglichst unterhalb der Stadt, zugleich aber in Strassennähe, damit genügend Leute daran vorbeigingen, um Almosen zu geben. Die Ausgrenzung der Kranken ergab sich aus der Ansteckungsgefahr für die Gesunden. Deshalb sollte auch ein Fliessgewässer in der Nähe sein, um die Aussätzigen mit eigenem Wasser zu versorgen und um die Ansteckungsgefahr durch von ihnen verunreinigtes Wasser zu bannen. Auch wenn Aussätzigenspitäler in der Regel kommunale Einrichtungen waren, können sie nicht als weltliche Einrichtungen aufgefasst werden. Institutionell waren sie weitgehend kirchlich bestimmt.[10] Anstalten der Fürsorge und Versorgung wie Siechenhäuser und Spitäler gingen seit dem Frühmittelalter aus kirchlichen Institutionen hervor.[11] Ein Bezug zum Kloster Olsberg oder zum Kloster Schönthal kann deshalb vermutet werden. Es kann jedoch auch sein, dass sich neben Ordensleuten auch Weltgeistliche um die Aussätzigen kümmerten. Neben dem Siechenhaus stand seine eigene Kapelle. Es kam vor allem in der Deutschschweiz vergleichsweise häufig vor, dass Siechenhäuser über eine eigene Kapelle verfügten. Da die Städte und Gemeinden für den Bau und Unterhalt zuständig waren, hingen Bau und Unterhalt einer Kapelle auch mit deren Wohlstand zusammen.[12] Der Name der Liestaler Siechenhauskapelle – das «niedere Käppeli» – verweist darauf, dass sich die Kapelle unterhalb der Stadt befand.[13] Ob der Kapelle auch ein Kaplan zugeordnet war, lässt sich nicht sagen. Es lässt sich auch nicht mehr eruieren, welchem Schutzpatron die Kapelle geweiht war.

Nach dem Rückgang des Aussatzes richtete sich das Siechenhaus in Liestal neu aus. Im Vordergrund stand nicht mehr die Absonderung von Menschen mit ansteckenden Krankheiten aus seuchenhygienischen Gründen, sondern die Aufnahme anderer Kranker[14] – konkret von Leuten aus den Gemeinden, die «mit besonderen Übeln, ansteckenden Krankheiten, Fallsucht, Irrsinn, Tobsucht behaftet oder körperlich verunstaltet waren»[15], also «Krätzige, Epileptische und von krebsartigen Krankheiten Befallene, für welche die Ärzte keinen Rat wussten, nach und nach Presthafte jeder Art»[16]. Als «Presthafte» oder auch «Bresthafte» wurden gebrechliche, kränkliche Menschen bezeichnet. Die Bezeichnung bezog sich primär auf Menschen mit einer Körperbehinderung, wurde aber auch für Menschen mit einer geistigen Behinderung oder Mehrfachbehinderung verwendet.

Infolge Platzmangels wurde das alte Siechenhaus um 1500 erweitert. Wie es genau ausgesehen hat, lässt sich nicht mehr nachvollziehen. Beschrieben werden eine grosse Rundbogentüre, ein dreiteiliges und ein grosses Fenster.[17] Seit der Erweiterung soll es, in vorwiegend schlechtem Zustand, während fast 300 Jahren keine Veränderungen mehr erfahren haben. Die Ausstattung, ohnehin mehr als kärglich, führte aufgrund der steigenden Zahl der Pfleglinge – im Siechenhaus und im Spital beim Oberen Tor in Liestal allein von 1659 bis 1727 von 60 auf bis zu 120 – zu prekären Situationen.[18] Zumal sich die Gemeinden immer wieder vor ihren Versorgungsaufgaben zu drücken versuchten: Auch nach der Einführung der ständigen Armenkassen oder «Armensäckel» in den Gemeinden im Jahr 1727 neigten diese oft dazu, ihre Armen «auf ungebührliche Weise» ins Siechenhaus abzuschieben, um nicht für sie sorgen zu müssen.

Störende und unheilbare «Subjekte»

Vor der Aufklärung im ausgehenden 18. Jahrhundert galten psychisch kranke Menschen als unheilbar.[19] Deshalb befanden sich in der Liestaler Anstalt immer auch «Irre», «Wahnsinnige» oder «Tobsüchtige» unter den Bewohnerinnen und Bewohnern. Zusammen mit den anderen chronischen Kranken bildeten sie eine wesentliche Insassenkategorie. Anstalten wie das Siechenhaus waren aber nicht therapeutisch ausgerichtet. Eine bereits länger andauernde Krankheit ohne wahrscheinliche Aussicht auf Heilung war ja geradezu Kriterium für die Aufnahme von Menschen, da das Siechenhaus als Pfrundhaus konzipiert und somit auf die dauernde Versorgung seiner Insassen ausgerichtet war. Spezifisch medizinisch-therapeutische Kompetenzen waren in solchen Institutionen nicht vorhanden, ärztliche Betreuung wurde nur sporadisch zugekauft.[20] In diesem Sinne war das Siechenhaus Liestal weniger eine Heil- und Pflegeanstalt, sondern eine allgemeine Fürsorgeanstalt. Als nach der Kantonstrennung die Verhältnisse neu eingerichtet werden mussten, erliess das Kantonsparlament im Jahr 1834 u. a. auch die gesetzlichen Bestimmungen für das Landarmenspital, wie das Siechenhaus damals neu genannt wurde. Aufgenommen werden sollten – auch in Bestätigung der bisherigen Kriterien – «diejenigen, welche mit unheilbaren Krankheiten behaftet sind, z. B. Irre, Blödsinnige, mit monströsen Gebilden Behaftete», zudem «altersschwache Personen, welche einer besonderen Pflege bedürfen, und den Gemeinden zur Last fallen».[21]

Im 18. Jahrhundert durfte die Betreuung in jeder Hinsicht keinen grossen personellen und materiellen Aufwand verursachen. Als deshalb 1736 der damalige Pfleger Nicolaus Birmann die Kost noch mehr einschränken sollte, schrieb er an das Deputatenamt, die Aufsichtsbehörde über Kirchen, Schulen und Armenwesen, «er könne das nicht über sein Herz bringen und wolle lieber von dem Seinen zusetzen». Und weiter: «Es ist nicht recht, dass Alle durcheinander leben müssen, brave, fromme, unglücklich gewordene Leute mit den Säufern und Ruchlosen, Kranke mit den Gesunden, Geisteskranke mit den Verstümmelten. Es ist nicht recht, dass man den Geisteskranken keine andere Arznei gibt als die schweren Ketten mit den Eisenkugeln, den Aderlass durch den Bader, bis der Kranke stille wird.» Immerhin erreichte er, dass in einem Hinterzimmer eine separate Krankenstube eingerichtet werden konnte.[22]

Einen Eindruck der damaligen Verhältnisse vermitteln auch die Schilderungen von Martin Birmann (1828–1890), der von 1852 bis 1888 als freiwilliger Armeninspektor amtete und von 1869 bis 1890 für Baselland im Ständerat sass: «Die niederen dumpfen Räume waren überfüllt mit Presthaften jeder Art, die, bloss nach Geschlechtern getrennt, ohne Sonderung zueinander lebten. Selbst die Eckelhaften und die Irren bewegten sich frei unter den Andern. Die Tobenden wurden zur Ruhe gebracht durch die gewaltige

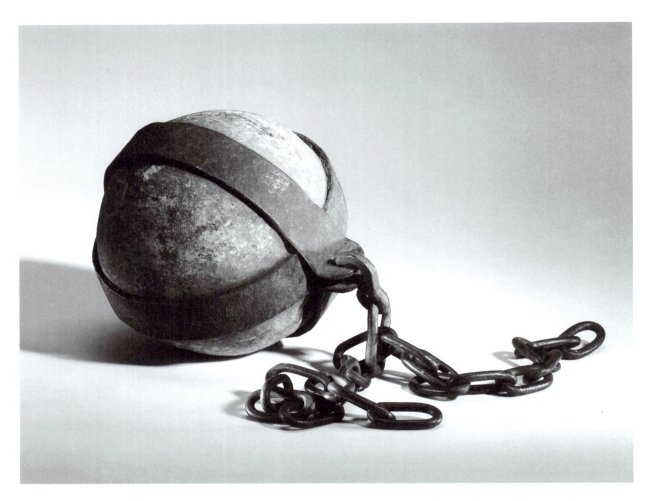

EINE FUSSFESSEL FÜR «IRRE» «Tobsüchtige», «Wahnsinnige» oder «Irre» waren besonders von Zwang und Gewalt betroffen. Ein medizinisch-therapeutisches Konzept bestand nicht. Um die anderen Insassen vor den «Geisteskranken» zu schützen, wurden sie an Eisenkugeln angekettet oder so lange zur Ader gelassen, bis sie ohnmächtig wurden. Im neuen Siechenhaus wurde ein Teil der Irrenfürsorge später vom übrigen Anstaltsbetrieb abgetrennt. Diese Isolation verschärfte die Situation vieler psychisch Kranker. So wurden sie quasi als «Monstren» in Käfigen gehalten und an die Kette gelegt.

eiserne Fessel mit den schweren Kugeln, und wenn auch dieses Mittel nicht half, so liess der Bader den Gefesselten so lange zu Ader, bis Stille eintrat. Den Kranken war ein düsteres kleines Zimmer vorbehalten. Da die Mittel nicht ausreichten, so wurden die Pfründer darauf angewiesen, ihre Kleider selber anzuschaffen und dafür bei den Bewohnern Liestals Arbeit und Lohn zu suchen. Viele brachten das Erworbene vollständig im Trunke durch, und der enge Hof bot gewöhnlich das Bild einer in Lumpen gehüllten, auf jede Weise verwahrlosten Herde. Das ganze trug den Stempel der Armseligkeit.»[23]

Und doch: Da sowohl Unterkunft als auch Nahrungsmittel zu dieser Zeit selbst für erwerbsfähige Menschen oft nicht gesichert waren, war es für längerfristig Erkrankte, aber auch für arme und alte Menschen trotz dieser Verhältnisse nicht unwesentlich, Aufnahme in einem Siechenhaus zu finden. Hier wurde ihnen immerhin das zum Überleben notwendige Mass an Nahrungsmitteln, Kleidung und Wohnraum geboten.[24] Zu erwähnen gilt es beispielsweise die Wirtschafts- und Hungerkrise von 1771, als das Elend auf der Basler Landschaft weit verbreitet war. Als zur Wirtschaftskrise eine Agrarkrise hinzukam, kam es zu Missernten und die Lebensmittel verteuerten sich. In der Bevölkerung führte die Krise zu Verschuldung, erhöhter Sterblichkeit – zusätzlich angetrieben durch die Rote Ruhr, eine auch als Dysenterie bezeichnete Darmerkrankung –, weniger Heiraten und Geburten sowie mehr Auswanderungsgesuchen. Der Prozentteil der Armen lag in diesen Jahren bei insgesamt 42,8 %. Arm waren jene Haushaltungen, die weder Getreide noch genügend Geld besassen, solches zu kaufen.[25] Die Lebensmittelpreise hatten generell einen grossen Einfluss auf die Belegung von Anstalten wie das Siechenhaus. Dies gilt insbesondere auch für das Hungerjahr 1816/17.

Stets waren Geisteskranke jedoch ganz speziell von verschiedenen Massnahmen betroffen – von Einsperren und Einengen, Gewaltanwendung und Zwangsmassnahmen. Viele von ihnen lagen buchstäblich in Ketten. Kritik an den unmenschlichen Zuständen in den Anstalten und der Ruf nach einer humaneren Behandlung der Irren ohne Zwang und Gewalt war erstmals gegen Ende des 18. Jahrhunderts vernehmbar. In der Praxis wurde die Reglementierung durch Gewalt und Zwang jedoch in das um 1800 entstehende psychiatrische Anstaltswesen übernommen und danach erst allmählich in Frage gestellt, aber nicht vollständig überwunden.[26]

Das neue Siechenhaus von 1769

Im Jahr 1765 wurde einer erneuten Erweiterung des von Einsturz und Feuergefahr bedrohten alten Siechenhauses in Liestal dann ein Neubau vorgezogen. Nur mühsam gelang es, von den Gemeinden die erforderliche Unterstützung zu erhalten.[27] Als die oberen Landgemeinden die Übernahme ihres Drittels der Fronkosten – d. h. die von Abgaben abgelösten Frondienste gegenüber der Obrigkeit – verweigerten, appellierte der Basler Rat an die Amtspfleger und Unterbeamteten der Oberen Ämter (Farnsburg, Waldenburg, Homburg), «wie sie doch wohl einsehen sollen, wie sehr das neue Gebäude die ganze Landschaft angehe und nur für die Versorgung der Armen und Presthaften erstellt worden sei, daher die Frohnung ihre Schuldigkeit sei und es dabei billigermassen verbleibe»[28].

1769 konnte die neue, aus dem Material der abgebrochenen Kirche Munzach erbaute Anstalt bezogen werden. Der auch als Historiker bekannte Läufelfinger Pfarrer Markus Lutz lobte den Neubau mit den Worten: «Dieses jetzige, armen, betagten Landeskindern beyderley Geschlechts bestimmte Pfleghaus ist ein schönes geräumiges Gebäude mit einem mit eisernen Stageten und grossem Portal gegen die Landstrasse beschlossenen Vorhof, und hat sehr hohe, luftige Zimmer.»[29] Über dem Portal prangte in vergoldeten Buchstaben die Inschrift «Sonder-Siechen- und Armenhaus zum Trost des Landvolks». Beim Einzug in die neue Anstalt verzeichnete man rund 60 Insassen, die zum Teil schon seit Jahrzehnten als Pfründer im Siechenhaus wohnten und nun vom alten ins neue Gebäude disloziert wurden. Der langjährigste Bewohner des Siechenhauses zum damaligen Zeitpunkt war Martin Lüdin aus Ramlinsburg. Geboren im Jahr 1698, gelangte er 1717 in die Anstalt und verstarb sechs Jahre nach dem Umzug in das neue Gebäude im Alter von 77 Jahren. Er verbrachte insgesamt knapp sechs Jahrzehnte seines Lebens im Siechenhaus.[30]

Die Zustände am neuen Ort bedeuteten im zeitgenössischen Urteil eine klare Verbesserung. Den Arbeitsfähigen sollte Arbeit verschafft werden und es sollte eine «ordentliche Zucht durchgeführt» werden. Die Zahl der Krankenzimmer wurde vergrössert, und die «Irren» sollten in einem separaten Teil des neuen Siechenhauses Platz finden. Im Haus befanden sich zudem eine grosse Küche, eine Vorratskammer, in der vor allem Gemüse und Mehl gelagert wurden, eine Gerätekammer mit dem Werkzeug für Arbeitseinsätze, ein Behandlungszimmer für Kranke und für das Rasieren der Männer sowie verschiedene Kellerräumlichkeiten und ein Laubengang.[31]

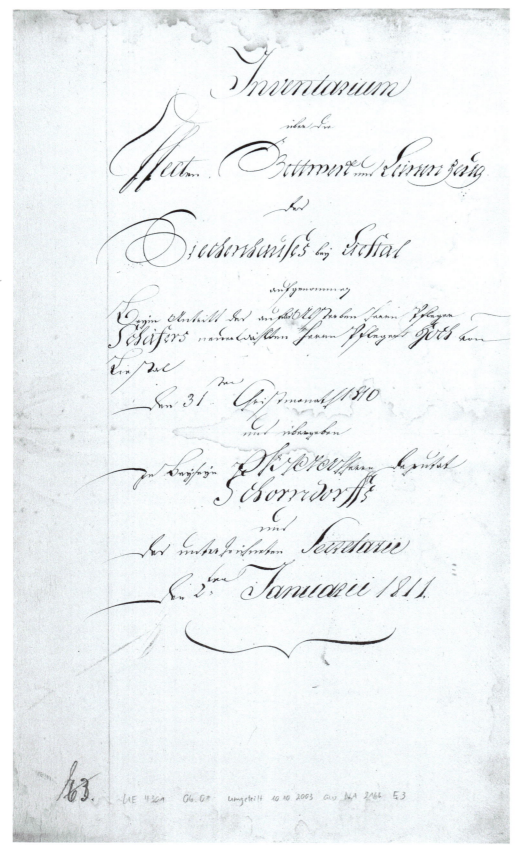

VERZEICHNIS DES INVENTARS Jedes Jahr wurde ein Inventar über das Mobiliar im Siechenhaus erstellt. Minutiös wurden Möbel, Geräte und Wäsche verzeichnet. Die Einträge zum Kochgeschirr in der Küche, zu dem Werkzeug in der Gerätekammer für die Arbeit auf dem Feld und im Forst, den Effekten im Behandlungszimmer oder der Ersatzbettwäsche im Schrank erlauben ein differenziertes Bild vom Leben in der Anstalt. Auch wenn der Alltag für die Insassen von starken Einschränkungen geprägt war, ist ein generelles Bemühen, Ordnung in die Anstalt zu bringen, nicht zu übersehen.

Ständige Raumnot

Aber schon 1771, nur zwei Jahre nach der Eröffnung des Neubaus, meldete der ehemalige Handschuhmacher und seit 1768 als Pfleger beschäftigte Abraham Schäfer[32], dass für Verwirrte keine Gemächer mehr zur Verfügung stünden. Das Deputatenamt beschloss daraufhin einen Aufnahmestopp – man solle ohne Not keine derartigen Patienten aufnehmen.[33] Tatsächlich war die Zahl der Insassen innert kurzer Zeit generell stark angestiegen. Waren es Ende 1769 insgesamt 67 Personen, die im Siechenhaus wohnten, so waren es im folgenden Jahr bereits 81, und 1771 war die Zahl der Insassen schon auf 100 Personen angestiegen. In den folgenden Jahren wurde mit verschiedensten Massnahmen versucht, die Platznot zu lindern. Abgänge – insbesondere durch verstorbene Pfründer – wurden nicht mehr sofort ersetzt, neu angemeldete Patienten wurden auf eine Warteliste gesetzt. Die zuständige Verwaltungsbehörde war über jeden Austritt oder Verzicht froh, weil es wieder für «ein anderes Subjekt» Platz gab. Dies wurde in der Praxis auch durch die Verlegung in andere Institutionen erreicht oder – in Ausnahmefällen und gegen den eigentlichen Charakter der Institution, die für einen Aufenthalt auf Lebzeiten ausgerichtet war – durch die Entlassung von «Verwirrten». So konnte in den folgenden drei Jahren immerhin verhindert werden, dass die Belegung weiter anstieg. Bis ins Jahr 1776 erfolgte eine Senkung auf 85 Personen. Bei den Visitationen in den Jahren 1781 und 1792 verzeichnete man 92 bzw. 94 Insassen.[34]

Trotzdem blieb die Raumnot bestehen, in den berstend vollen Räumen herrschten problematische Zustände, alle «Andern» – ausser den Kranken – «lebten durcheinander»[35]. Seit 1800 fanden vermehrt durch «eigenes Verschulden» verarmte Personen Aufnahme, «Liederliche, Arbeitsscheue und Trunksüchtige», welche – in zeittypischer Verkennung von Ursache und Wirkung – als «moralische Siechen» bezeichnet wurden. Der Aufnahmestopp konnte nicht weiter aufrechterhalten werden, sodass die Zahl der Insassen in der Folge stark anstieg. So zählte man 1807 bereits 143 Personen.

Ab 1823 wurde das Siechen- und Armenhaus offiziell als «Unteres Spital» bezeichnet, was auf das zweite in Liestal bestehende Spital verweist – das «Obere Spital». Dessen Wurzeln gehen wohl ebenfalls in die Zeit der Stadtgründung zurück. Eine exakte Datierung ist anhand der vorliegenden Quellen nicht möglich. Die näheren Umstände der Entstehung bleiben im Dunkeln. Erst ab der zweiten Hälfte des 15. Jahrhunderts tritt das Spital klarer hervor. So sind etwa ab 1464 die Namen der mit der Seelsorge am Spital betrauten Priester überliefert.[36] Das Spital wurde im Stadtkern unterhalb des Oberen Tores an der Rathausstrasse erbaut, um verschiedenen Zwecken der spätmittelalterlichen Armenfürsorge zu dienen. Die zu dieser Zeit auch in anderen Schweizer Städten gegründeten Spitäler waren Herbergen für mittellose Reisende, Pfrundhäuser, Versorgungsanstalten für Bedürftige, Krankenhäuser oder Verwahrungsanstalten für «Irre» zugleich.[37]

1602 wurde das im Gegensatz zum Siechenhaus innerhalb der Stadtmauern gelegene Spital auf den Grundmauern des Vorgängerbaus neu errichtet.[38] Nachdem es 1816 an den Gestadeckplatz in den Ergolzhof verlegt wurde, diente es der Stadt als Armenhaus. Nach der Kantonstrennung 1833 wurde das Obere Spital im Ergolzhof jedoch aufgehoben und als Kaserne genutzt, alle Spitalinsassen wurden ins Untere Spital überführt. Dabei handelte es sich um rund 60 Patientinnen und Patienten, deren Aufnahmegründe und Krankheitsbilder mit denjenigen im Siechenhaus in etwa übereinstimmten.[39] Die Platznot im Siechenhaus wurde dadurch nochmals erheblich verschärft, befanden sich doch seit 1833 rund 200 Insassen in der Anstalt. Mehr aufzunehmen war auf keinen Fall mehr möglich, sodass die Zahl der Pfründer kurz darauf per Gesetz auf höchstens 200 plafoniert werden musste.[40]

Fründter Rodel

Numero	Nahmen	Ortschaft	geb. Jahr	Antrungst Jahr	Tag	Monat	Zustand
263	Verena Mangold	Röner Linden	1714	1798	29	8br	Um ...
264	Jacob Dedm	Robotzweil	1717	1798	1	9br	Alt ...
265	Johannes ...	...	1756	1798	17	9br	Hagwänig
266	Jos Balthasar Goetz	...	1778	1798	25	Xbr	fallende Sucht
267	...	Liestal	1733	1799	14	Jan	...
268	Barbara Schneider	Bubendorf	1732	1799	1	febr	Kränklich
269	Anna M. Katzenberger	Liestal	1743	1799	19		Um ...
270	Barbara Winter	Baltisfang	1745	1799	23	Mrtz	Auf gars ...
271	Martin Jenny	Balterswil	1738	1799	25		...
272	... Jenny der Sohn	Balterswil	1738	1799	25		Kränklich
273	Jacob Jauslin	Muttenz	1729	1799	1	April	Haushaft
274	Maria Jauslin	Muttenz	1724	1799	1	April	Schwach
275	Johannes Schär	Prattelen	1739	1799	23		Auf gars ...
276	Anna Schaub	Dampfsingen	1739	1799	30		Blind
277	Anna Schuldhaiss	Oltig	1730	1799	19	May	Haushaft
278	Susanna Blass	Tännig	1755	1799	10	Jung	...
~~279~~	~~Elisabeth Sandbuch~~	~~Küblisdorf~~	~~1762 1799~~				
279	Anna Sandbuch	Küblisdorf	1731	1799	14	Jung	Übelmügand
280	Elisabeth Sandbuch	Küblisdorf	1762	1799	14		Alben
281	Johannes Hari	Gölldam	1781	1799	27		fallende Sucht
282	Dorothea Schuler	Liestal	1767	1799	4	July	Mohn Süchtig
283	Angsta Schudm	Lausen	1729	1799	12		Um
284	Jacob Thommen	Niederdorf	1738	1799	26	7bris	Haushaft
285	Anna Thommen frau	Niederdorf	1731	1799	26		Kränklich
286	A. Maria Mangold	Mittißung	1757	1799	20	9br	Kränklich
287	Verena Hazz	Gölldam	1781	1799	23		Alben
288	Barbara Schneider	Bünt	1725	1799	28		Alt und ...

DETAILLIERTE EINTRÄGE IM SIECHENHAUSRODEL 1799 trat die als «übelmögend» bezeichnete Anna Brodbeck aus Füllinscorf im Alter von 68 Jahren aufgrund von Altersdepression oder Demenz ins Siechenhaus ein (Eintrag Nr. 279). Begleitet wurde sie von ihrer 27-jährigen, geistig behinderten Tochter Elisabeth (280). Deren Zustand, der als «albern» bezeichnet wurde, erlaubte es der Mutter nicht, sie allein zurückzulassen. Wie bei allen anderen «Pfründern» wurde beim Eintritt genau verzeichnet, welche Mittel sie ins Siechenhaus «hereinbrachten». Dem Charakter einer Pfrundanstalt entsprechend, übertrugen die Insassen ihre Vermögenswerte dem «Pfrundgeber» als Betreiber des Siechenhauses. Im Gegenzug gewährte dieser Versorgung auf Lebenszeit. Anna Brodbeck starb 1804. Ihre Tochter Elisabeth wurde darauf in eine andere, nicht näher bezeichnete Institution verlegt.

Als «Monstren» an die Kette gelegt

Besonders problematisch waren die Zustände für die «Irren». 1805 stiess der Pfleger Abraham Schäfer auf der Suche nach mehr Plätzen für Geisteskranke auf einen unbenützten Steinkohlenbehälter, der an den Flügel, wo sich die bestehenden Zellen für die Irren befanden, angebaut war. In diesem Steinkohlenbehälter hatte eine irre Pfründerin Unterschlupf gefunden. Mit geringen Mitteln liessen sich nach Ansicht des Pflegers noch drei Gelasse einrichten, pro Verschlag mussten vier Quadratmeter reichen. Nach dringlichen Klagen von Wilhelm Hoch, dem Nachfolger von Schäfer auf dem Posten des Pflegers, der Ordnung in das Chaos zu bringen versuchte, wurden 1818 weitere «Narrengemächlein» oder Irrenzellen aufgestellt, die wohl kaum viel grösser waren: «Nach und nach entstanden mehrere, eine Reihe von Verschlägen, den Schweineställen gleich. [...] Der Unrat war bis acht Tage lang nicht entfernt worden, das Lager der Armen zeigte sich als ein faulender Misthaufen, ganz von Würmern durchzogen. Kein erbarmendes Auge hat in dieses Dunkel geschaut! Auch hier Lebendigbegrabene!»[41]

Als Martin Birmann Ende der 1840er-Jahre seinen psychisch kranken Vater besuchte, der vorübergehend in der Anstalt in Liestal weilte, wurde er mit diesen Zuständen direkt konfrontiert: «In einem engen Holzverschlag hinten im Hof fand er den Unglücklichen, der ihn nur oberflächlich erkannte und beständig irre redete. Kein Licht drang in den Schreckensraum. Ein wenig vermodertes Stroh auf dem Boden war das Lager; das Essen wurde in einem Holzgefäss durch einen Schieber hineingestossen, und der Schieber sofort wieder geschlossen. Eine verpestete Luft erfüllte den Raum.»[42] Solche Zustände sind aus dieser Zeit auch aus anderen Anstalten überliefert. Die Irren hatten im Gegensatz zu den anderen Insassen eine Sonderstellung inne, da die Gefährlichkeit der Tobenden, Rasenden und Manischen für ihre Mitmenschen auf der Hand lag. So wurden viele Irre quasi als «Monstren» in Käfigen gehalten und an die Kette gelegt.[43]

Eine Abtrennung zumindest eines Teils der Irrenfürsorge vom allgemeinen Spitalbetrieb, wie sie uns auch in Liestal begegnet, wurde offenbar allgemein als notwendig erachtet. Ein Bericht von einem Hospital in Augsburg von 1793 erwähnt beispielsweise «neun [...] enge, schmutzige Löcher ohne Fenster», die sechs Kranke beherbergten, die mit Fusseisen gefesselt auf Stroh lagen. Nachtstühle waren nicht vorhanden, und die Speisen wurden in angeketteten Näpfen verabreicht.[44]

Die Übereinstimmung dieser Schilderungen mit den Verhältnissen im Siechenhaus in Liestal ist augenfällig. Besonders problematisch war, dass die «Irren» dicht nebeneinander eingesperrt wurden. Diese Situation wurde bereits im ausgehenden 18. Jahrhundert als unmenschlich kritisiert. So notierte der Pädagoge und Hofrat Carl Friedrich Pockels 1794 in seinen «Beobachtungen im Zellischen Zucht- und Irrenhause», dass der «Tollgang» oder «Höllengang», in dem sich die Rasenden gegenseitig durch Kettengerassel, Kreischen und Fluchen, rasende Gesänge und wildes Geheul übertönen würden, den schlimmsten Eindruck hinterlasse. Man habe «die Unvernunft gehabt, alle diese Leute in einem einzigen Gang, freilich einen jeden in seinem eigenen Koben, aber doch ganz dicht als Nachbarn nebeneinander einzusperren». Pockels lehnte diesen Zustand radikal ab, da es ja bekannt sei, «wie leicht sich gerade diese Art von Seelenkrankheit andere ansteckt, sobald nur einige Anlage in dem Nervengebäude derselben zum Wahnsinn vorhanden ist. Einer von den Verrückten sagte uns nachher, als wir uns ihm näherten, sehr richtig: wer hier noch nicht toll ist, muss hier toll werden.»[45]

Arbeiten im Siechenhaus

Zum Jahreswechsel 1810/11 kam es zu einem Pflegerwechsel im Siechenhaus. Auf den verstorbenen Abraham Schäfer folgte Wilhelm Hoch, der ehemalige Gemeindepräsident von Liestal, Appellationsrat und helvetischer Senator, einer der Helden der Basler Revolution von 1798.[46] Wegen Altersbeschwerden war Schäfer seit längerem nicht mehr in der Lage gewesen, seinen Dienst selbst zu versehen, er wurde – wie es in den Quellen heisst – von seinem «Tochtermann» Niclaus Wetzel vertreten, also von seinem Schwiegersohn. Wetzel war in Liestal kein Unbekannter, er fungierte hier nach dem Einmarsch Napoleons während der Helvetik als Gemeindevorsteher oder «Agent»; wie Hoch war er danach Mitglied des Gemeinderats. Als externer sogenannter «Chirurgus» fand er zudem als Wundarzt eine Beschäftigung im Siechen- und Armenhaus, um sich in dieser Funktion um die so unterschiedlichen Krankheiten und Bedürfnisse der Insassen zu kümmern.[47] Die leitenden Funktionen im Siechenhaus waren damals äusserst begehrte Verwaltungsstellen, auf die sich führende politische Persönlichkeiten der damaligen Zeit bewarben. Hoch selbst war damals drei Mitbewerbern vorgezogen worden, die sich alle auf die Stellenausschreibung gemeldet hatten.[48]

Der Posten des «Siechenhauspflegers» entsprach dabei der Funktion des Verwalters. Dieser war insbesondere für das Rechnungswesen, die Aufsicht über die Gebäude, das Mobiliar und das Land, den Betrieb der zur Anstalt gehörenden Landwirtschaft sowie die Anordnung der Verpflegung und Bekleidung der Pfründer und ihre Beschäftigung zuständig.[49] Als «Hausvater» war er zudem angehalten, für die ihm anvertrauten Menschen Sorge zu tragen und «sie zur Gottesfurcht, Sittlichkeit und einem stillen christlichen Wandel» anzuhalten.[50] Seine Frau sollte ihn dabei unterstützen, also «zur Reinlichhaltung des Hauses und der Pfründer beytragen, und dafür sorgen, dass alle Betten und alle Gerätschaften sauber unterhalten werden»[51]. Die Frau des Pflegers war also explizit an der Führung der Hauswirtschaft beteiligt. Weitere Unterstützung erhielt der Verwalter von den Angestellten im Siechenhaus, insbesondere von den Mägden und der Köchin, aber auch von Taglöhnern und Zinsleuten – Letztere waren Dienstleute, die zu gewissen Arbeitsleistungen verpflichtet waren. Als Bettmagd finden wir etwa Elisabeth Müller aus Lauwil. Sie trat ihre Arbeitsstelle 1794 im Alter von 45 Jahren an und versah ihren Dienst bis zu ihrem Tod 1816.[52] Sie wohnte im Siechenhaus, wie auch ihre Arbeitskollegin Barbara Strub aus Füllinsdorf. Diese arbeitete von 1812 bis 1831 als Bettmagd.[53] Auf sie folgte die im Jahr 1800 geborene Verena Rebmann aus Liestal, die 1831 eintrat.[54] Es waren in der Regel also erfahrene

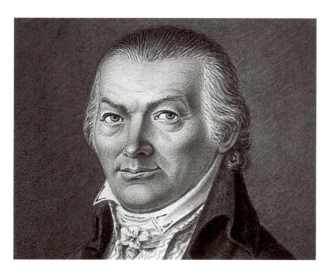

DER SIECHENHAUSPFLEGER WILHELM HOCH
Im Jahr 1811 trat der ehemalige Uhrmacher und Artilleriefeldweibel Wilhelm Hoch seine Stelle als «Siechenhauspfleger» an. Als Verwalter war er verantwortlich für das Rechnungswesen, die Aufsicht über die Gebäude, das Mobiliar und das Land, den Betrieb der zur Anstalt gehörenden Landwirtschaft sowie für die Anordnung der Verpflegung und Bekleidung der Pfründer und ihre Beschäftigung. Hoch amtete zuvor als Gemeindepräsident von Liestal, Appellationsrat und helvetischer Senator. Die Verwalterstelle galt als attraktiver Posten, sodass Hoch vom Gemeinderat ins Siechenhaus wechselte.

Frauen, die eine solche Stelle im Siechenhaus antraten, entsprechend den speziellen Lebensumständen für Patienten und Angestellte in der Anstalt, die durch starke Einschränkung der Lebensmöglichkeiten und Freiheitsgrade gekennzeichnet waren. Möglicherweise wurden diese Frauen als Pfründerinnen in das Siechenhaus aufgenommen – dies würde erklären, weshalb andere Dienstboten ausserhalb der Anstalt lebten.

Bettmägde sorgten mit Unterstützung einsatzfähiger Insassen für die Sauberkeit im ganzen Haus, rüsteten jeden Morgen die Betten, kehrten regelmässig die als Matratzen dienenden Strohsäcke und füllten sie ab und zu neu.[55] Im Inventar, das per Ende 1810 beim Amtsantritt von Wilhelm Hoch erstellt wurde, sind die damals vorhandenen Betten und die Bettwäsche genauestens aufgeführt, die von den Bettmägden zu besorgen waren. So wurden in den Zimmern insgesamt 49 einfache und 42 doppelte Bettladen inventarisiert, einschliesslich der erforderlichen Deckbetten, Kissen und Leintücher. Die Bettladen entsprechen einer Gesamtzahl von 133 Schlafplätzen. Dies stimmt mit der im Jahr 1809 verzeichneten Anzahl von 135 Insassen ziemlich genau überein. Damit bei der Wäsche die Leintücher gewechselt werden konnten, waren in den Kästen auch genügend Ersatzleintücher vorhanden.[56] Dieses in der Anstalt vorhandene Inventar steht in einem gewissen Widerspruch zu den Verhältnissen, wie sie etwa von Martin Birmann noch in den 1840er-Jahren geschildert wurden. Es muss nochmals betont werden, dass die «Irren», die von den anderen Insassen isoliert und eingesperrt wurden, unter noch prekäreren Verhältnissen lebten als die übrigen. Trotzdem ist ein generelles Bemühen, Ordnung in die Anstalt zu bringen, nicht zu übersehen.

Leben im Siechenhaus

Die Pfründer wurden nun in die haus- und landwirtschaftlichen Verrichtungen im Siechenhaus einbezogen. So wurde das zur Anstalt gehörende Land durch die Pfründer bebaut, und die geernteten Früchte und das Gemüse wurde in der Siechenhausküche verwendet.[57] Beim Gemüserüsten erhielt die Köchin Hilfe von den «arbeitsfähigen Weibern», falls sie sich weigerten, wurde ihnen das Mittagessen gestrichen.[58] Das Brennholz wurde so weit als möglich «durch die gesunden und tauglichen Pfründer» gefällt und gespalten. Als Entschädigung erhielten sie für jedes Klafter «eine Maas Wein und zwei Pfund Brot»[59]. Insassen, die als arbeitsfähig erachtet wurden, sollten sich ausserhalb der Anstalt Arbeit suchen und sich aus dem Verdienst selbst kleiden. Ansonsten wurde den Insassen ein regelmässiger Wochenbatzen ausbezahlt, damit sie sich Kleidung und Schuhe kaufen sowie andere kleine Bedürfnisse erfüllen konnten. Für die Pfründer, die unter einer geistigen Behinderung oder psychischen Krankheit litten und in ihrer Handlungsfähigkeit eingeschränkt waren, verwaltete der Pfleger den Wochenbatzen.[60]

Eine besondere Rolle für die Insassen spielte stets der Ertrag aus der sogenannten «Siechenbüchse». Zur Zeit des Aussatzes legten Gesunde oft ein «Opfer der Dankbarkeit» in die Opferbüchse des Siechenhauses, wo die Aussätzigen, oft kranke Pilger, Nahrung und Unterkunft fanden.[61] Birmann erwähnt noch für das Jahr 1769 die Aufstellung eines Opferstocks an der Landstrasse vor dem neu erbauten Siechenhaus. Daneben sei das «Häuslein des Dankers» errichtet worden: Durch das geöffnete Fenster rief der «Danker» dem «opfernden Wanderer» weithin hörbar einen dankenden Segensspruch zu.[62] Wie der Ordnung von 1811 entnommen werden kann, wurde die Büchse jeweils acht Tage vor jedem Liestaler Markt geöffnet und der Inhalt an die Pfründer verteilt[63] – in den kargen Verhältnissen sicher ein willkommener Marktbatzen und ein wichtiger Akt im Siechenhaus. Dies lässt sich daran erkennen, dass der Pfleger die Büchse nur im Beisein der Oberpfleger öffnen durfte. Die Oberpfleger waren im Auftrag des Deputatenamtes mit der Aufsicht

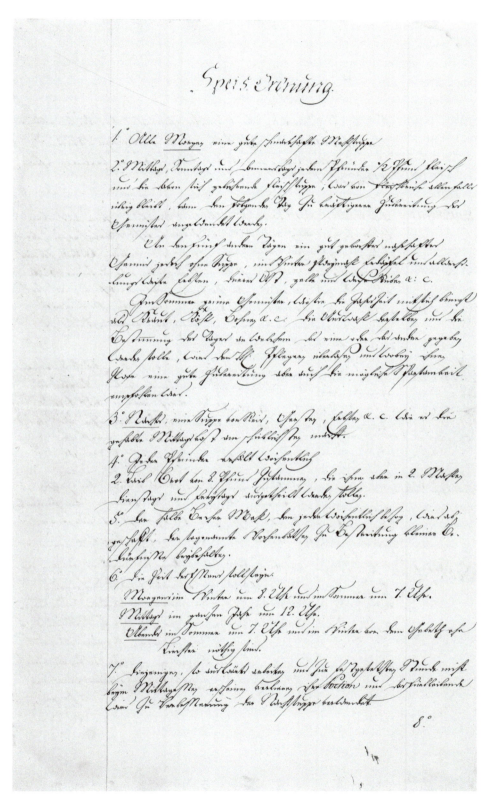

DIE SPEISEORDNUNG DES SIECHENHAUSES Der Speiseordnung von 1811 können verschiedene Informationen zum Alltag im Siechenhaus entnommen werden, wie zum Beispiel die Zeiten der Mahlzeiten oder die Zusammensetzung der Speisen. Arbeitsfähige Insassen wurden damals angehalten, sich Arbeit und Verdienst ausserhalb der Anstalt zu suchen. Wer nicht rechtzeitig zum Mittagessen ins Siechenhaus zurückkehrte, wurde bestraft: «Diejenigen, so auswärts arbeiten und zur festgestellten Stunde nicht beym Mittagessen erscheinen, verlieren ihre Portion und das Fürbleibende wird zu Verbesserung der Nachtsuppe verwendet.» (Ziffer 7)

über die Anstalt beauftragt. Im 1809 begonnenen Pfründerrodel werden Pfarrer Karl Ulysses Wolleb aus Frenkendorf[64] und Nicolaus Pfaff aus Liestal als Oberpfleger genannt.[65] Almosen für das Siechenhaus in Liestal, aber auch für jenes von St. Jakob, wurden durch den sogenannten «Kläffler» traditionellerweise auch in der Stadt Basel gesammelt. Wie ehemals die bettelnden Aussätzigen kündigte sich der Kläffler mit einer Klapper an. Diese Sammlung erfuhr im Jahr 1789 eine Anpassung, indem die Spender in einem Büchlein eintragen konnten, ob sie ihren Beitrag wöchentlich, frohnfastentlich oder jährlich leisten wollten.[66]

Nach der Tagwache wurde im Sommer um 7 Uhr und im Winter um 8 Uhr das Frühstück eingenommen – die Speiseordnung von 1809 sah eine «gute schmackhafte Mehlsuppe» vor. Zum Mittagessen um 12 Uhr gab es am Donnerstag und am Sonntag Fleischsuppe mit einem halben Pfund Fleisch für jeden Insassen, an den übrigen Wochentagen «ein gut gebacktes nahrhaftes Gemüse jedoch ohne Suppe». Zum Nachtessen, das im Sommer um 7 Uhr und im Winter «vor dem Gebeth ehe Liechter nöthig sind» stattfand, gab es nochmals Suppe, abwechselnd mit Reis, Gerste, Erbsen oder einer anderen Einlage. Jeder Pfründer erhielt zudem wöchentlich «zwei Laib Brot von acht Pfund zusammen, die ihm aber in 2 Mahlen dienstags und freytags ausgetheilt werden sollen»[67]. Aus den verfügbaren Angaben kann geschlossen werden, dass das Brot von den Pfründern in den Zimmern aufbewahrt wurde. Man kann sich vorstellen, dass dies eine Quelle ständigen Zwistes unter den Pfründern darstellte, da nicht alle ihren Vorrat gleich gut einteilen konnten und ständig die Versuchung bestand, sich an den Rationen der anderen Pfründer zu bedienen.

Ungesicherte Diagnosen, vielfältige Schicksale

Anhand des sogenannten «Pfründerrodels», des Insassenverzeichnisses des Siechenhauses, lässt sich exakt rekonstruieren, wer dort damals aus welchem Grund untergebracht wurde. Im Jahr 1809 beispielsweise lebten dort 135 Menschen zusammen, 80 Frauen und 55 Männer, die aus allen Ämtern der Basler Landschaft stammten. Das Durchschnittsalter beim Eintritt ins Siechenhaus betrug 48 Jahre, das Austrittsalter 65 Jahre – wobei die meisten Insassen beim «Austritt» als «gestorben» verzeichnet wurden. Ein Aufenthalt dauerte im Schnitt 17 Jahre, wobei es individuell zu wesentlich längeren, aber auch kürzeren Aufenthalten kam.[68]

Psychisch erkrankte Patienten begegnen uns unter den Begriffen «mondsüchtig», «wahnsinnig» oder «epileptisch», wobei die Übergänge zu den als «verwirrt» bezeichneten Insassen wohl fliessend sind – die Bezeichnungen folgen keinem gesicherten Krankheitsbild. Alte Menschen, die nicht nur unter Armut und Altersschwäche, sondern auch unter Depressionen oder Demenz litten, wurden besonders oft als «kleinmütig», «übelmögend» oder «verwirrt» eingewiesen – man kann nur erahnen, welches psychische Krankheitsbild sich dahinter verborgen hat. Menschen mit einer geistigen Behinderung wurden als «albern», «einfältig» oder «blödsinnig» bezeichnet.

Hinter jedem Eintrag im Rodel verbirgt sich eine Lebensgeschichte, die ins Siechenhaus geführt hat. Rudolf Weibel, ein achtjähriger Knabe aus Böckten, wurde 1793 wegen seiner geistigen Behinderung ins Siechenhaus eingewiesen. 16 Jahre später wurde er «ausgeschafft» – wohin, lässt sich nicht eruieren.[69] Heinrich Madöry aus Itingen gelangte 1808 im Alter von 16 Jahren mit der Diagnose Epilepsie in die Anstalt, wo er fünf Jahre später verstarb.[70] Auch Invalide machten eine grosse Gruppe aus. Zum Beispiel Maria und Barbara Gass aus Tecknau: Im Alter von 22 bzw. 24 Jahren wurden die beiden stummen Schwestern am 19. Mai 1804 am selben Tag ins Siechenhaus eingewiesen. Sieben Jahre später verstarben beide – nur zwei Tage auseinander.[71] Als Heinrich Vettiger, ein Schreiner aus Liestal, von der Gemeinde wegen Armut ins Siechen- und Armenhaus abgeschoben wurde, musste auch seine 23-jährige Tochter Salome mitgehen, da sie nicht für sich selbst sorgen konnte. 41 Jahre sollte sie dort bleiben – und ihren Vater um 23 Jahre überleben.[72] Verena Bürgin aus Waldenburg hingegen war bereits 83 Jahre alt, als sie im Jahr 1809 wegen Altersschwäche und -armut ins Siechenhaus kam, um dort noch ihre letzten drei Lebensjahre zu verbringen.[73]

AUSZUG AUS DEM SIECHENHAUSRODEL
Im «Siechenhausrodel» wurden alle Insassen mit ihrem Geburts-, Eintritts- und Abgangsdatum sowie dem Grund ihrer Aufnahme verzeichnet. Psychisch kranke Menschen finden sich in diesem Auszug aus dem Jahr 1799 unter den Bezeichnungen «mohndsüchtig» (Eintrag Nr. 282), «fallende Sucht», wie die Epilepsie früher bezeichnet wurde (266 und 281), «wahnsinnig» (265) oder «verwirrt» (278). Diese Diagnosen folgten keinem gesicherten Krankheitsbild. Alte Menschen, die unter Depressionen oder Demenz litten, wurden oft als «kleinmütig» oder «übelmögend» (279) bezeichnet.

DER «GROSSE PALAST»: DAS NEUE KANTONSSPITAL VON 1854

Das Obere Spital und das Untere Spital waren im Jahr 1833 aus wirtschaftlichen Gründen zusammengelegt worden. Danach war an einen geordneten Betrieb nicht mehr zu denken. Das Landarmenspital, wie es nun genannt wurde, war völlig überfüllt. Zusammengepackt wie die Heringe seien die Insassen gewesen. Besonders die psychisch kranken Menschen litten unter diesen Verhältnissen. Schon bald mussten sich die Behörden deshalb mit einem Erweiterungs- oder Neubau auseinandersetzen. Anschauungsunterricht genossen sie in Basel, wo gerade ein neues Spital mit separater Irrenabteilung gebaut wurde. Über diesen Kontakt erhielt man auch Kenntnis der Konzepte der Musteranstalt Illenau im Süden Deutschlands. Nach diesem Vorbild wurde schliesslich ein neues Kantonsspital in Liestal mit einer eigenen Irrenabteilung gebaut. Die «Pfrund», wie sie im Volksmund genannt wurde, trat äusserlich als grosser Palast in Erscheinung. Als «Anstalt auf dem Lande» konzipiert, sollte sie durch ihre Lage fremde Einflüsse von den Insassen fernhalten. Zudem sollten die Insassen im Garten und auf den spitaleigenen Feldern bei der Arbeit eingesetzt werden. Da psychische Erkrankungen als Folge eines lasterhaften Lebenswandels angesehen wurden, sollten die Patienten neben der Beschäftigung durch ein gottesfürchtiges Leben therapiert werden. Neben dem Spitalarzt kam deshalb dem Spitalpfarrer eine bestimmende Rolle zu. Das Behandlungskonzept scheiterte jedoch in verschiedener Hinsicht. Die ländliche Idylle wurde kurz nach der Eröffnung durch die neue, unmittelbar hinter der Anstalt durchführende Bahnlinie gestört. In der Kranken- und Irrenpflege herrschten grosse Missstände. Die Schwestern des evangelischen Diakonissenhauses Riehen, die seit der Eröffnung des Neubaus in Liestal neben unqualifizierten «Wärtern» eingesetzt wurden, konnten nur eine beschränkte Wirkung entfalten. Aus wirtschaftlichen Gründen wurde ihnen die Pflegeleitung verwehrt. Eine zwangsfreie Behandlung der psychisch Kranken scheiterte in Liestal von vornherein an den personellen Gegebenheiten.

Es war am 2. Januar 1858 gegen Abend, als der Armenkassier von Ziefen einen neuen Pfründer, Jakob Tschopp, ins Kantonsspital in Liestal brachte. Dieser erregte sogleich das Mitleid von Pfleger Tanner, da er halberfroren auf dem offenen Wagen sass. Ohne spezielle Musterung, die sonst alle Neuankömmlinge über sich ergehen lassen mussten, wurde er sogleich ins Haus hineingelassen. Bald darauf wurde jedoch bei einer gründlicheren Untersuchung festgestellt, dass er stark von Ungeziefer befallen war. Dreimal hintereinander musste er in der Folge gebadet und danach in einem Krankenzimmer abgesondert werden.[74]

Tschopp erlebte diese Aufnahmeprozedur im neuen Kantonsspital, das gut drei Jahre zuvor, ab September 1854, bezogen werden konnte. Generationen von Pfründern vor ihm waren im Siechenhaus oder Unteren Spital aufgenommen worden – seit dessen Bezug im Jahr 1769 bis zum Auszug im Herbst 1854 insgesamt 1715 Personen. Für 1500 davon war die Anstalt die letzte Station ihres Lebens gewesen, genauer für 741 Männer und 759 Frauen.[75] An Grösse, innerer und äusserer Schönheit, Solidität und zweckmässiger Einrichtung sollte das Untere Spital, das nur 85 Jahre nach seiner Errichtung bereits wieder abgelöst werden musste, vom neuen Spital übertroffen werden.

DAS NEUE KANTONSSPITAL Als «grosser Palast» wurde das 1854 errichtete neue Kantonsspital mit der Pfrund-, Kranken- und Irrenabteilung bezeichnet. Zu dem palastartigen Erscheinungsbild trug die klassizistische, repräsentative Hauptfassade mit dem charakteristischen Dachreiter über dem Dreieckgiebel wesentlich bei. Mit dem Leben in einem Palast hatte der Alltag vieler Insassen jedoch nichts zu tun. Zu gravierend waren die Missstände, die in der Unterbringung und der Pflege bestanden. Wegen der prekären personellen Verhältnisse war die Anwendung von Zwangsmitteln gegenüber den psychisch Kranken an der Tagesordnung.

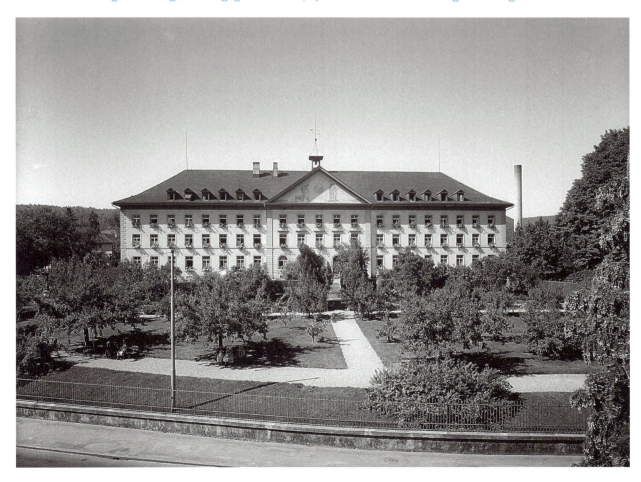

In den Worten von Johann Jakob Heim, der als Pfarrer von Frenkendorf wie seine Vorgänger auch als Spitalpfarrer amtete, kommt der unverhohlene Stolz zum Ausdruck, den der Neubau bei den Verantwortlichen auslöste: «Ausserhalb Liestals, dem Hauptort von Baselland, gegen den Rhein hin, fällt jedem, der in diese Gegend kommt, ein grossartiges, neues Gebäude, mit zwei Seitenflügeln, Uhr und Thürmlein, auf einer Landeserhöhung zwischen der Landstrasse und dem neu erstellten Eisenbahndamm stehend, in die Augen. Es lockt jedem, der seine Bestimmung noch nicht kennt, die Frage ab: Was ist das grosse, schöne Gebäude? Der Industrielle denkt sich ein Fabrikgebäude, überhaupt jeder Beschauer ein Werk für einen besondern Zweck. Die Antwort lautet: Das ist der neue Kantonsspital von Baselland.»[76]

Verbesserungen für die «Wahnsinnigen»

Es sei ein «lebhaftes Gewimmel» in beiden Häusern gewesen, als die Pfründer am 21. September 1854 vom alten ins neue Spital umzogen, «hier mit Zusammenpacken, dort mit Auspacken des Plunders und der wenigen Habseligkeiten. Hr. Altenpfleger lieferte die Ausziehenden nach und nach ab, der neue Hr. Pfleger mit den Seinigen empfing sie und wies ihnen ihre neuen Wohnzimmer, Betten u.s.w. an. Eine Viertelstunde lang wurde mit der neuen Glocke geläutet. Es ging zu wie in einem aufgestöberten Ameisenhaufen. Manche konnten sich in dem grossen Gebäude kaum zurecht finden. An diesem Tage zogen 82 Pfründer aus und ein, 41 männliche und 41 weibliche, nämlich nur die sogenannten ‹Gangbaren›. Die übrigen 128 Personen wurden nach und nach hinübergenommen; die Kranken und Gelähmten auf Ambülancen getragen, die Irren einzeln geführt. Mit dem 20. Oktober war der Auszug vollendet.»[77]

Das neue Kantonsspital beinhaltete drei separate Abteilungen – für die Kranken, für die Irren und für die Pfründer. Für alle Insassen, insbesondere aber für die psychisch Kranken, sollte der Neubau wesentliche Verbesserungen bringen: Die Zustände im alten Spital waren weder für die «unruhigen Geisteskranken» in ihren Zellen noch für die «ruhigen Irren», die mit den anderen Patienten zusammenwohnten, weiter haltbar gewesen. Die vom Regierungsrat für den Neubau bestellte Sonderkommission hatte zur Rechtfertigung der Baukosten vor allem die Verbesserungen der Situation der «Wahnsinnigen» angeführt – ein deutlicher Fingerzeig darauf, wo der Schuh am meisten drückte und den Repräsentanten des Landkantons je länger, je mehr gehörig Sorgen bereitete: «Bei der Erbauung des neuen Spitals wird vorzüglich Rücksicht auf Wahnsinnige genommen, deren Versorgung bis dahin eine Unmöglichkeit war. Es waren wohl eine Anzahl Zellen hiefür eingerichtet […]; und diese Zellen sind der Art, dass sie nur dazu dienen, Wahnsinnige einzusperren, nicht aber auch nur einen Versuch zu ihrer Heilung zu machen. Der Anblick dieser Wahnsinnigen in ihren Zellen ist wirklich schaudererregend, so wie es jeden Menschenfreund mit Trauer erfüllen muss, wenn er den nunmehrigen Spital durchwandert und das unendliche Elend in den verschiedenartigsten Gestalten bunt durcheinander geworfen erblickt.»[78]

Bereits gut zehn Jahre zuvor hatten der damalige Spitalarzt Dr. Jakob Jenny und der Sekretär der kantonalen Sanitätskommission, Liestaler Bezirksarzt und spätere vierfache Landratspräsident, Dr. med. Johann Jakob Gutzwiller, in einem ausführlichen Bericht an die Sanitätskommission Klartext gesprochen. Beide waren mit den Verhältnissen bestens vertraut, hatte neben Jenny doch auch Gutzwiller von 1834–1838 als Spitalapotheker im Landarmenspital in Liestal gearbeitet.[79] Die Erweiterung des Landarmenspitals im Allgemeinen und die Verbesserung der Situation der psychisch Kranken im Speziellen sei unabdingbar und dringendst vorzunehmen; denn bis oben auf den Dachboden seien alle Räume der Anstalt mit Menschen so vollgestopft und überfüllt, dass sie dicht zusammengepackt wie die Heringe seien. Zudem seien «Kranke und Gesunde, Siechende und Blödsinnige so durcheinander geworfen», dass es seitens der Pflegenden unmöglich sei, Ordnung und Reinlichkeit aufrechtzuerhalten. Die Anstalt habe die zweifelhafte Ausstrahlung eines schlecht eingerichteten und unsauberen Gefängnisses, nicht einer unter Staatsaufsicht stehenden Versorgungsanstalt.[80]

Das Untere Spital an die Wand gefahren

Dieser Zustand, von Jenny und Gutzwiller unverblümt als «unverantwortliche Zusammensperrung und Zusammenhäufung» beschrieben, war der Zusammenlegung des Oberen mit dem Unteren Spital zuzuschreiben. So war die 1834 durch den im Jahr zuvor erst aus der Taufe gehobenen und überaus klammen Landkanton aus Kostengründen vorgenommene Verschmelzung der beiden Pfrundhäuser der berühmte Tropfen zu viel – das Fass lief endgültig über. Das Untere Spital, schon zuvor mit gravierenden Mängeln behaftet, war dadurch völlig untauglich geworden, seiner ursprünglichen Bestimmung nachzukommen. Für die «bejammernswerte Behandlung der Irren» fanden die Verfasser des Berichts eindeutige Worte. Deren Versorgung und Behandlung könne nicht trauriger sein. Für die «tobenden Irren» seien im Hofe neben den Schweineställen etwa 2 bis 3 Holzverschläge angebracht, «wo sie im Angesicht der übrigen Pfründer wie die Tiere gefüttert, gereinigt und oft geprügelt werden. Die gutartigen Irren und Blödsinnigen, deren manche mehr Tier als Mensch und wie jene alle körperlichen Bedürfnisse bloss instinktmässig

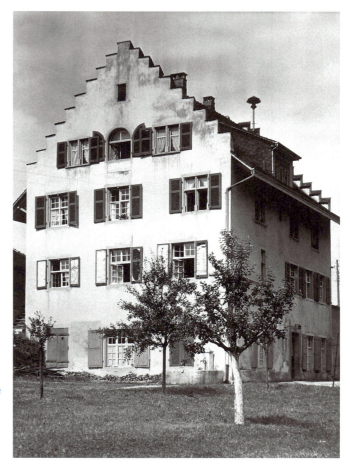

DAS OBERE SPITAL IM ERGOLZHOF
1816 wurde das Obere Spital von der Spitalgasse im Liestaler Stadtkern in den Ergolzhof in der Vorstadt verlegt. 1834, kurz nach der Kantonstrennung, wurde das Obere Spital aus Spargründen aber aufgehoben und mit dem Unteren Spital an der Rheinstrasse zusammengelegt. An einen geordneten Betrieb war dort nicht mehr zu denken; bis oben auf den Dachboden waren alle Räume vollgestopft mit Menschen. Besonders prekär war die Behandlung der «Irren». Die Zusammenlegung beschleunigte die Forderungen nach einem Neubau des Spitals – bei den Sparbemühungen ging der Schuss also nach hinten los.

und unwillkürlich verrichten, wohnen unter den übrigen Pfründern und laufen am Tage unter diesen im Hofe herum und sogar bis auf die Strasse, oft zum Schrecken und Eckel der Vorübergehenden.» Als gravierender Mangel wurde zudem die fehlende Trennung der Geschlechter empfunden. In der Anstalt, in der über 200 Menschen beiderlei Geschlechts Tag und Nacht so nahe zusammen und durcheinander wohnen würden, treibe «auch der Amor noch sein böses Spiel». In der Nacht, wenn der ausserhalb des Spitals wohnende Pfleger weg sei und die Pfründer sich selbst überlassen seien, würden «mehr als freundschaftliche Zusammenkünfte und Berührungen» stattfinden, die nicht nur in moralischer Beziehung verwerflich seien.[81]

Gutzwiller und Jenny hatten deshalb die längst fällige Erweiterung und Vergrösserung des Unteren Spitals vorgeschlagen, um endlich mehr Platz für die stetig gewachsene Anzahl der Patienten zu schaffen. Insbesondere sollte die Pflege- und Versorgungsanstalt eine in sich geschlossene Abteilung für die sogenannten Irren ermöglichen und in allen Abteilungen die Trennung der Geschlechter – die etwa im «Almosen», dem Basler Spital im ehemaligen Barfüsserkloster, bereits 1745/46 vorgenommen worden war:[82] «Das Wohngebäude soll wo möglich hohe und geräumige und in Bezug auf die verschiedenen Kranken planmässige Einteilung der Zimmer haben, um die Pfründer im Interesse der Gesundheit, der Reinlichkeit und Moralität gehörig verlegen und verteilen, die beiden Geschlechter trennen, Gesunde von den Kranken und wieder siechende, ansteckende und Gemüts- oder Geisteskranke von den übrigen sondern und nötigenfalls abschliessen zu können.»

Zudem sollte für alle Kranken und Schwachen ein Platz zur freien Bewegung an der frischen und gesunden Luft geschaffen werden – entweder hinter dem Gebäude oder in einem geschlossenen Hof, um zu verhindern, dass gaffende Zaungäste, die sich belustigen wollten, die Insassen stören. In zeittypischer Umkehrung der Perspektive sollten «missgestaltete, blödsinnige, kretinartige Menschen durch ihr oft verschreckendes Äussere das Publikum nicht sehen», aber trotzdem an die frische Luft gehen können.[83]

Der Basler Markgräflerhof als Vorbild

Um diese Anforderungen umzusetzen, sollten insbesondere die Flügelbauten, die an das bestehende Hauptgebäude des Unteren Spitals anschlossen, erhöht und verlängert sowie hinten durch ein eigenes «Irrenhaus» abgeschlossen werden. Durch diese baulichen Erweiterungen würde zudem ein geschlossener Hof entstehen. In diesem sollten längs der beiden Flügel und dem hinteren Schlussgebäude im Erdgeschoss und im ersten Stock Säulengänge errichtet werden, um diese mit dem Hauptgebäude in Verbindung zu setzen. Von diesen Säulengängen sollten auch die Türen in die Zimmer der neuen Bauten führen.[84]

Die Pläne für das eigene Irrenhaus lehnten sich eng an das neue Irrenhaus im Areal des Markgräflerhofs an der Hebelstrasse in Basel an, das 1842 bezogen wurde. Dort wurde die Irrenabteilung in einem separaten Neubau untergebracht, der mit dem Pfrundhaus in Verbindung stand. So sah bereits das Bauprogramm, mit dem die Erstellung der Pläne und Kostenberechnungen öffentlich ausgeschrieben wurde, ein eigenes Gebäude und die entsprechenden Verbindungsgänge vor: «Die Irrenanstalt muss so viel als möglich vom Pfrund- und Krankenhause, so wie von den beiden Hauptstrassen entfernt, erbaut, durch einen gedeckten Gang, der bei schlechter Witterung zugleich für die Rekonvaleszenten zum Ergehen dienen soll, mit dem Krankenhause in Verbindung gesetzt werden.»[85]

Die separaten Abteilungen für die Frauen und für die Männer beherbergten je zwei Schlafsäle mit 5 bis 10 Betten sowie diverse einzelne Zimmer. An den Enden des Hauses waren insgesamt neun Tobzellen untergebracht.[86] Diese Einteilung sollte auch in Liestal

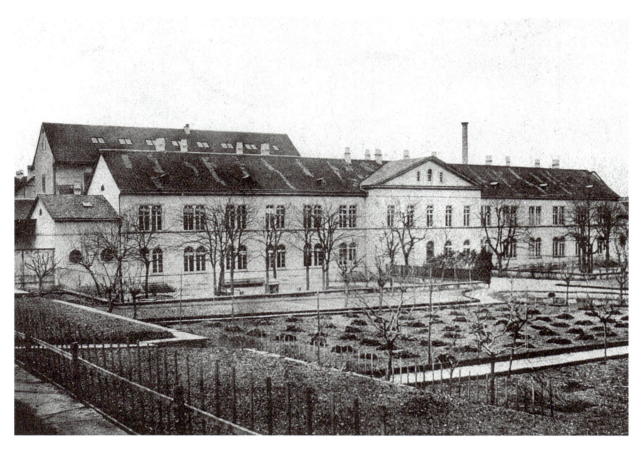

DAS VORBILD: MARKGRÄFLERHOF IN BASEL Fast ein ganzes Jahrzehnt wurde an einem Erweiterungsprojekt für das Untere Spital «gebastelt». Die Situation der psychisch Kranken, deren Versorgung und Behandlung «nicht trauriger» sein konnte, sollte endlich verbessert werden. Als Vorbild diente das neue Irrenhaus im Areal des Markgräflerhofs in Basel (Bild), das 1842 eröffnet wurde und von den Repräsentanten aus Liestal genauestens inspiziert wurde. Die Flügelbauten, die an das bestehende Hauptgebäude des Unteren Spitals anschlossen, sollten erhöht und verlängert sowie hinten durch ein eigenes «Irrenhaus» abgeschlossen werden. 1848 wurden die Weichen für einen kompletten Neubau gestellt.

übernommen werden, indem neben zehn Irrenzellen für die «unruhigen Geisteskranken» zwei gemeinschaftliche Zimmer für «ruhige Irre» vorgesehen waren. Um das Konzept des Markgräflerhofs eingehend zu studieren, reisten die Baselbieter mehrmals nach Basel, um mit dem von den Behörden der Stadt Basel beauftragten Architekten des Markgräflerhofs, Christoph Riggenbach, die Pläne zu studieren und die Baustelle zu besuchen.[87]

Gutzwiller und Jenny drängten auf eine baldige Umsetzung ihrer Vorschläge, ohne jede weitere Verzögerung. Tatsächlich nahm die Sanitätskommission ihr Anliegen auf und stellte 1842 den dringlichen Antrag für die Errichtung von Irrenzellen und die allgemeine Erweiterung des Spitals. Den dazugehörenden Plan und Kostenvoranschlag lieferte Architekt Riggenbach, der über einschlägige Erfahrung verfügte. Mit der Weiterbearbeitung wurde in der Folge Kantonsbaumeister Martin Begle beauftragt.[88] Aber trotz ständiger Beratungen, Berechnungen und Anträge der Verwaltungskommission des Kirchen-, Schul- und Landarmengutes sowie des Regierungsrates sollte es noch mehr als ein Jahrzehnt dauern, bis in Liestal endlich gebaut werden konnte.

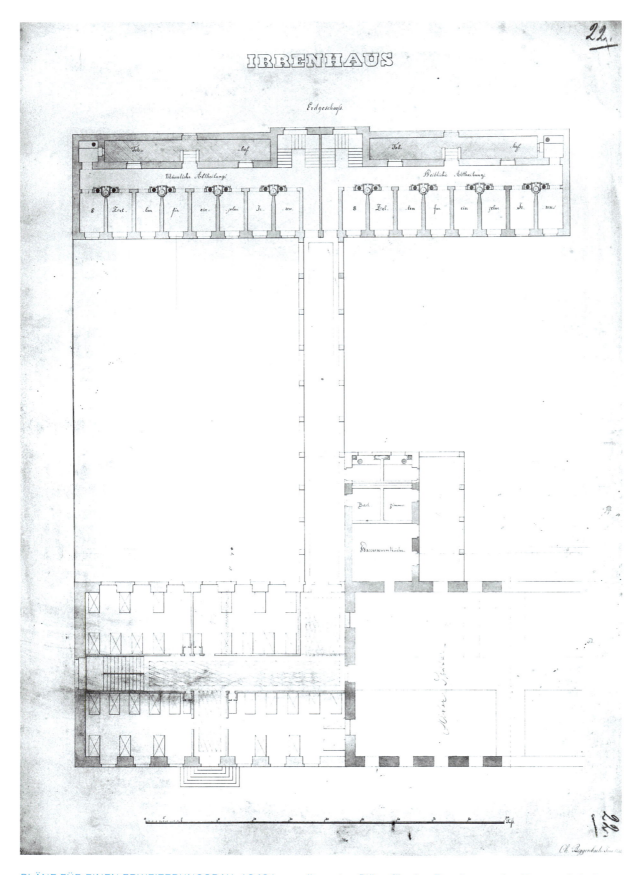

PLÄNE FÜR EINEN ERWEITERUNGSBAU 1842 lagen die ersten Pläne für eine Erweiterung des Unteren Spitals vor. Mit dem Projekt sollte eine in sich geschlossene Abteilung für die «Irren» und die Trennung der Geschlechter realisiert werden. Zudem war ein Zugang an die frische Luft geplant. Das separate Irrenhaus sollte durch einen Säulengang mit dem Hauptgebäude verbunden werden. In den getrennten Abteilungen für die Frauen und für die Männer waren im Erdgeschoss je acht Tobzellen und ein geschlossener «Tobhof» für die «unruhigen Geisteskranken» vorgesehen, während im ersten Stock die Gemeinschaftszimmer für die «ruhigen Irren» liegen sollten.

Ein Neubau soll es richten

Ein wichtiger Meilenstein wurde 1848 erreicht, als unter Federführung des Bauinspektorats klar wurde, dass das Grundstück des alten Spitals nur durch äusserst aufwendige und entsprechend teure Erdbewegungen sowie bedeutende Landankäufe für eine Erweiterung überhaupt genutzt werden könnte. Zudem wären allfällige spätere Erweiterungen von vornherein verunmöglicht gewesen. Der Regierungsrat beantragte deshalb beim Landrat, ein Neubauprojekt auf den etwas näher an der Stadt gelegenen und besser geeigneten Spitalmatten zu verwirklichen. Die Kostendifferenz zwischen dem Projekt zur Erweiterung des bestehenden Spitals und einem Neubau wurde als zu gering erachtet, als dass auf die Chance verzichtet werden sollte, «mehr Räumlichkeit» zu gewinnen und gerade dadurch eine «ihrer Bestimmung entsprechende Anstalt» zu errichten. Damit waren die Weichen gestellt. Der Neubau sollte zugleich Pfrund-, Kranken- und Irrenanstalt sein: «Diese drei Bestimmungen sollen bei der Erbauung vorzüglich im Auge behalten und alle Einrichtungen darauf getroffen werden. Alle Bewohner des Spitals sollen hinreichenden Raum finden, damit sie nicht durch enges Beisammenleben an ihrer Gesundheit gefährdet werden.»

Mit dem vorgesehenen Raumprogramm sollte insbesondere den im alten Spital bestehenden Mängeln abgeholfen werden, die so oft und klar moniert worden waren und eine menschenwürdige Unterbringung und Pflege oft unmöglich machten: «Es sollen eigene Räume eingerichtet werden zur Verrichtung von Hausarbeiten, eigene Krankenzimmer und insbesondere würde die Trennung der Geschlechter durchgeführt. Für den Spitalverwalter und das Dienstpersonal sollen entsprechende Räumlichkeiten bestimmt werden und für die Ökonomie die notwendigen Gebäude eingerichtet, so dass alles seiner angewiesenen Bestimmung geeignet hergestellt wäre.»[89]

In der Folge nahmen Bauinspektor Benedikt Stehle und Spitalarzt Dr. Jakob Jenny die Spitäler in Basel und Zürich in Augenschein, um Bau und Einrichtung dieser Anstalten genauestens zu studieren und auf die spezifischen Bedürfnisse in Liestal anzuwenden. Die auf dieser Grundlage von Stehle ausgearbeiteten Pläne und Kostenberechnungen wurden dem Landrat unterbreitet, der Mitte August 1851 dem Bauvorhaben zustimmte. Nach der langen Vorbereitungszeit ging nun alles sehr schnell; denn bereits im September wurde mit den notwendigen Geländearbeiten begonnen. Drei Jahre später, im September 1854, war der Bau fertig.[90] Der für 360 Personen (inkl. Personal) errichtete Neubau[91] in Form eines monumentalen, nach allen Seiten offenen Hufeisens enthielt in den Flügelbauten die für die «Geisteskranken» reservierten Zellen. Das gesamte Erdgeschoss erhielt die Funktion einer Krankenabteilung.[92] Zweifelsohne stellte der Spitalbau für den jungen Kanton einen Repräsentationsbau erster Güte dar.

Einflüsse aus der süddeutschen Illenau

Die für die damalige Zeit grosszügige Anstalt galt in der Bevölkerung bald als «grosser Palast». Aus dieser Bezeichnung ergibt sich eine auffallende Parallele zu einer anderen Anstalt, die im Jahr 1842 in der süddeutschen Nachbarschaft eröffnet worden war – also zum Zeitpunkt, als in Liestal die intensive Auseinandersetzung mit der Erweiterung oder dem Neubau des Spitals begann. Auch bei der psychiatrischen Musteranstalt Illenau zwischen Heidelberg und Freiburg sprach man von einem «Palast». Da es in Baden, anders als in den meisten deutschen Ländern, kaum leerstehende Schlösser und Klöster gab, wurde ein grosszügiges Neubauprojekt verwirklicht.[93] Es ist offensichtlich – ohne übermässige Vergleiche zwischen der Illenau und der Liestaler Anstalt anstellen zu wollen –, dass die Planer und Erbauer der Liestaler Anstalt die Illenau zumindest aus zweiter Hand gekannt haben müssen. Ob Gutzwiller, Jenny, Begle oder Stehle – die Liestaler Protagonisten mussten sich andernorts kundig machen, wie ein Spital und insbesondere die Versorgung der psychisch Kranken zu konzipieren und einzurichten sei, um «etwas der Zeit und dem Zweck Angemessenes vorschlagen zu können». Wie bereits erwähnt, war der Austausch mit dem Basler Architekten Riggenbach, der neben Begle die Pläne des ursprünglichen Erweiterungsprojekts in Liestal verfasste, besonders intensiv. Das spezifische Fachwissen für Kranken- und Irrenhausprojekte hatte sich Riggenbach beim Spitalprojekt im Basler Markgräflerhof angeeignet. Gemeinsam mit den anderen beteiligten Experten hatte er «die vorzüglichsten Anstalten Deutschlands» besucht, um «etwas Gediegenes» vorschlagen zu können.[94] Als wichtigster ärztlicher Planer beim Basler Kranken- und Irrenhausprojekt stand Riggenbach der seit 1832 in Basel als Leiter der Irrenabteilung tätige Friedrich Brenner zur Seite, der bei den wichtigsten Fragen mitredete. Brenners Vorbild wiederum war Christian Roller, der Leiter der Illenau und führender Anstaltspsychiater seiner Zeit.[95] So schliesst sich der Kreis.

DIE PSYCHIATRISCHE MUSTERANSTALT ILLENAU IN ACHERN Inspiriert wurden die Pläne für das neue Kantonsspital in Liestal auch von der psychiatrischen Musteranstalt Illenau in der Nähe von Freiburg (D). Das grosszügige Neubauprojekt war 1842 eröffnet worden. Aus therapeutischen Überlegungen sollte die psychiatrische Versorgung in ländlicher Ruhe und Abgeschiedenheit stattfinden. Auch das Kantonsspital in Liestal wurde als «Anstalt auf dem Lande» konzipiert. Aber kaum wurde die neue Anstalt bezogen, wurde unmittelbar hinter dem Spital ein Bahndamm aufgeschüttet und die Eisenbahnlinie Basel–Liestal eröffnet. Mit der Ruhe und schönen Aussicht war es also rasch vorbei.

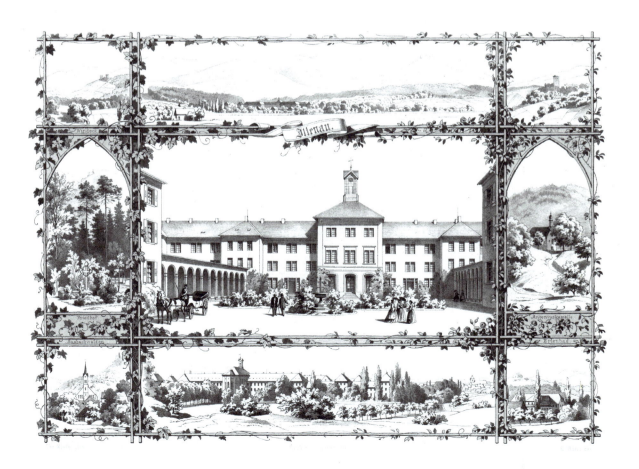

Aus therapeutischen Überlegungen vertrat Roller die Ansicht, dass die psychiatrische Versorgung in ländlicher Ruhe und Abgeschiedenheit stattzufinden habe.[96] Der Platz für die Illenau wurde dementsprechend ausgewählt: «In der Mitte des langgedehnten Landes, in einer fruchtbaren und gesunden Gegend, am Fuss eines grossartigen, in malerischen Abstufungen bis zu einer Höhe von beinahe 4000 Fuss über dem Meere sich erhebenden Gebirges, der Hornisgrinde, auf dessen vorderen Hügeln in Kastanienwäldern und Weinbergen köstliche Früchte reifen, am Eingang mehrerer reizender Thäler, aus welchen klare Bäche dem Rhein zufliessen, fern von tiefen Wassern und jähen, abschüssigen Stellen, lässt Illenaus Lage keinen billigen Wunsch unbefriedigt. Die Isolierung der Anstalt, diese Grundbedingung für den Heilzweck und das Wohlbehagen der Pfleglinge ist gewahrt. Selbst in weiterer Umgebung findet sich keine störende Nachbarschaft. Aber auch für die Verbindung mit der Aussenwelt ist hinreichend gesorgt, Achern, eine betriebsame kleine Stadt […] erreicht man im Gehen von Illenau in 10, den Bahnhof in 20 Minuten.»[97]

In Bezug auf den Standort der Irrenanstalt stand Roller in der Tradition der moralischen Reformer, die um 1800 die Behandlung der Psyche in den Vordergrund stellten. Diese verstanden den Wahnsinn als Zusammenbruch der inneren, rationalen Kontrolle, als eine geistige Störung, die mit geistigen Mitteln zu behandeln war: «Die moralischen und psychologischen Fähigkeiten mussten neu stimuliert werden, damit innere Selbstkontrolle den äusseren Zwang wieder ablöste. Die Psychiatrie sollte den Verstand und das Gewissen wiederbeleben. Um dies zu erreichen, war die abgeschlossene Umgebung der Irrenanstalt wie massgeschneidert.»[98]

Das neue Kantonsspital – eine «Anstalt auf dem Lande»

Getreu seinem Vorbild Roller, forderte Brenner auch in Basel die Errichtung einer Anstalt ausserhalb der Stadt, allerdings wurde seinem Wunsch mit dem Bau des Irrenhauses beim Markgräflerhof vorerst nicht entsprochen. Erst mit der Eröffnung der «Friedmatt» im Jahr 1882 wurde dieses Projekt verwirklicht, das Brenner allerdings nicht mehr erleben sollte. Anders in Liestal: Hier stand der Verwirklichung einer «Anstalt auf dem Lande», wie sie Roller vertrat, nichts im Wege. Spitalpfarrer Heim, der zur Einweihung des neuen Spitals einen feierlichen Gottesdienst abhielt, war denn auch voll des Lobes: «Die Lage ist vorzüglich, sonnenhaft, gesund, eine schöne Aussicht gewährend, erhöht, doch leicht zugänglich.»[99]

Rollers Konzept einer Musteranstalt beinhaltete einen wohlproportionierten, symmetrischen Gebäudekomplex im damals vorherrschenden klassizistischen Baustil, wie er auch im badischen Illenau umgesetzt wurde. Wenn es um das Spitalgebäude in Liestal ging, sprachen Gutzwiller und Jenny, die in baulicher Hinsicht Laien waren, von einer «sehr schönen, symmetrischen und proportionierten Form, seiner regelmässigen und gesunden Bauart und Eintheilung»[100]. Offensichtlich waren sie bei ihren Erkundigungen und Besichtigungen von Anfang an sensibilisiert worden, diesen Aspekten besondere Aufmerksamkeit zu schenken. Tatsächlich sollte die in klassizistischer Manier gestaltete, repräsentative Hauptfassade des neuen Spitals in Liestal mit dem charakteristischen Dachreiter über dem Dreieckgiebel wesentlich zum palastähnlichen Erscheinungsbild beitragen.[101]

Der erlebte Alltag vieler Insassen hatte indessen nichts mit dem Leben in einem Palast zu tun – ganz im Gegenteil. Dies hatte zum einen mit der empfindlichen Störung der ländlichen Idylle zu tun, da 1854 nicht nur das neue Spital, sondern auch die Bahnlinie Basel–Liestal eröffnet wurde, die das Spital stark tangierte. Gravierend war zum anderen, dass weiterhin grosse Missstände in der Unterbringung und in der Pflege der Kranken bestanden.

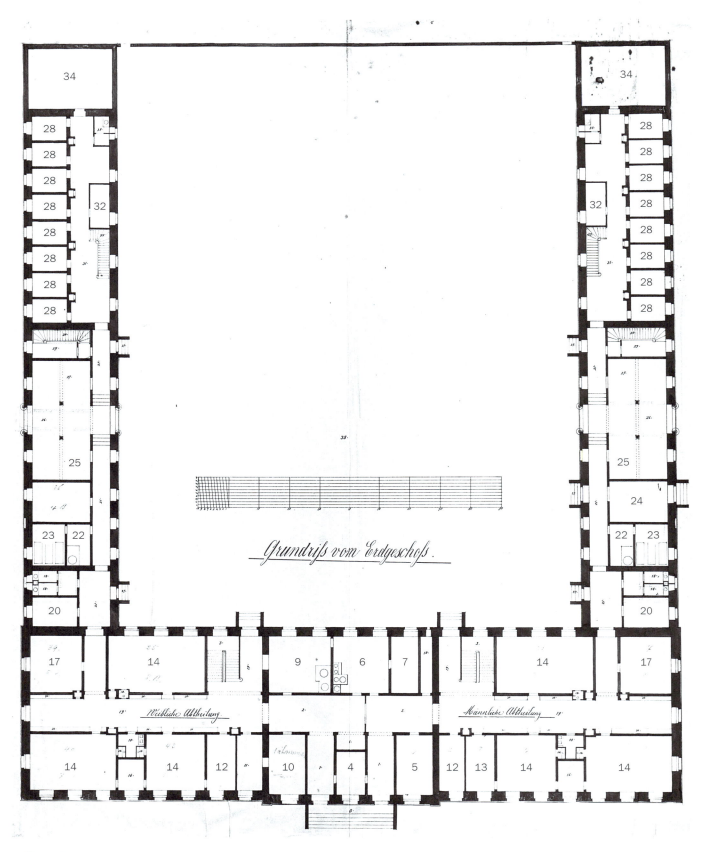

PLÄNE FÜR EIN NEUES KANTONSSPITAL Das neue Kantonsspital hatte separate Pfrund-, Kranken- und Irrenabteilungen, um «Kranke und Gesunde, Siechende und Blödsinnige» voneinander zu trennen. Im Erdgeschoss des Hauptbaus lagen Krankensäle (14), separate Zimmer für Augenkranke (17) und Zimmer für Krankenwärter (13). Zwischen den nach Geschlechtern getrennten Abteilungen lagen Pförtnerzimmer (4), Ärztezimmer (5), Küche (6), Speisezimmer (7), Waschhaus (9), Nähzimmer (10) und Dienstbotenzimmer (12). Die Flügelbauten enthielten Irrenzellen (28), Tobhof (34) und Zimmer für Irrenwärter (32), daneben lagen Geschirrkammer (20), Teeküche (22), Badezimmer (23), Totenraum (24) und Holzlager (25).

Kaum war das neue Spital in Betrieb genommen worden, wurde in unmittelbarer Nähe des Spitals ein Bahndamm bis auf Gebäudehöhe aufgeschüttet. Die Aussicht gegen Wiedenhub und ins Röserental, von der man sich einen wohltuenden Einfluss auf die Patienten versprochen hatte, war durch den Damm verbaut. Der mit viel Bedacht ausgewählte Ort wurde dadurch stark entwertet, und ausgerechnet die ursprünglich an den stillsten Lagen gegen Süden angelegten «Irrenzellen» waren vom Eisenbahnbau besonders stark betroffen. Der Neubau wäre unter den neuen Voraussetzungen kaum dort errichtet worden: «Dieser verkümmert nicht allein dem untern Stock des Gebäudes und dem grossen Hof, in welchem sich die Pfründer und Rekonvaleszenten zur Erholung im Freien gewöhnlich aufhalten, die Aussicht in den anmutigen Hintergrund, sondern das Gerassel der Wagen auf dieser Höhe wird täglich mehrere Male, und in den kurzen Tagen auch des Nachts, die Ruhe der Kranken und Müden stören und sie öfter aufschrecken. Zudem ist wohl nicht ohne Grund zu besorgen, es sei von dem grell pfeifenden Wiehern der Feuerrosse, welche eben in der Nähe der Zellen, wo die Irren, Tobsüchtigen und Blödsinnigen sich befinden, ihre Ankunft ankündigen werden, kein guter Eindruck und Einfluss zu erwarten.»[102]

Auch andere Bauten und Anlagen in Liestal, die zeitgleich mit der Bahn errichtet wurden, waren nicht mit der Bahn abgestimmt worden. Eine Bevölkerungsmehrheit stand dem Bau der Bahn eher skeptisch oder gleichgültig gegenüber: Die politischen Ereignisse der Kantonstrennung von 1833 waren noch präsent und betonten die Verbundenheit der Liestaler mit dem Land – die neue Verbindung nach Basel war kein wichtiges Ereignis, die Eisenbahnanlage für viele ein Fremdkörper.[103]

Personelle Missstände und Zwang gegenüber den Patienten

In seinem Monatsrapport vom Mai 1855 orientierte der Pfleger und vormalige Frenkendorfer Lehrer Johannes Plattner, der vom Landrat im Sommer zuvor gewählt worden war,[104] die Verwaltungskommission über einen besonderen Vorfall. Dieser betraf einen der psychisch kranken Insassen. Am 23. Mai sei Johannes Grieder aus Rünenberg mit Hilfe eines anderen Insassen, dem er dafür 50 Dublonen versprochen habe, über die Mauer des Hofes geklettert und sei von da in die Mistgrube gesprungen. Dann habe er sich einige Stunden im Wald versteckt, um sich anschliessend auf den Weg nach Rünenberg zu machen, wo er mitten in der Nacht angekommen sei. Inzwischen sei Grieders Entweichung im Spital bemerkt worden, sodass Leute in alle Richtungen ausgeschickt worden seien, um ihn zu suchen und zurückzubringen. Eine Person sei auch nach Rünenberg geschickt worden, diese habe Grieder aber nicht angetroffen. Immerhin habe man die Angehörigen vorwarnen können. Am nächsten Morgen sei die Suche fortgesetzt und bis nach Basel ausgedehnt worden. Kurz nachdem man auch noch bei der Polizei in Liestal und Basel Anzeige gemacht habe, sei der «tobende Grieder» auf einem Gefährt aus Rünenberg zurückgebracht worden.[105]

Offensichtlich konnte Johannes Grieder den Optimismus, der zu dieser Zeit ganz allgemein in der Anstaltsbewegung und mit dem Bezug des Neubaus speziell auch in Liestal herrschte, nicht teilen. Wie zahlreiche andere Insassen zu dieser Zeit versuchte er zu entweichen. Auch die Androhung und Verhängung von Strafen – in einem anderen Fall wurde Heinrich Frei aus Eptingen drei Tage in den Keller gesperrt[106] – konnte ihn nicht davon abhalten. Der palastähnliche Spitalbau mag die Baselbieter Behörden mit Stolz erfüllt haben, im Spitalalltag blieben viele Missstände bestehen. Tatsächlich fehlte es an Personal und insbesondere an geeignetem Pflegepersonal, und psychisch Kranke erlebten nach wie vor die Anwendung von Zwangsmitteln wie den Gebrauch der Zwangsjacke, von Handschuhen, das Ruhigstellen durch Angurten ans Bett oder das Einsperren. Wie in anderen Anstalten der damaligen Zeit bestand ein Zusammenhang zwischen den prekären personellen Verhältnissen und der Verwendung von Zwangsmitteln. Die Anwendung des «non restraint system»[107] – d. h. die zwangsfreie Behandlung der psychisch Kranken, die in der ersten Hälfte des 19. Jahrhunderts aus der logischen Fortführung der moralischen Behandlung heraus entwickelt worden war und zu deren Verfechtern auch Roller in Illenau gehörte – scheiterte in Liestal von vornherein an den personellen Gegebenheiten. «Die Wärter und Wärterinnen nehmen unter den Angestellten der Anstalt eine so wichtige Stelle ein, dass man nicht irre gehen wird, wenn man nach ihrem Wert den der ganzen Anstalt bemisst. Im schönsten Bau mit den musterhaftesten Einrichtungen und geschicktesten Ärzten wird man ohne brauchbare Wärter nicht viel ausrichten»[108], hatte man in der Illenau formuliert. In Liestal war die Realität in personeller Hinsicht eine andere. Im Übrigen konnte aus denselben Gründen auch im Markgräflerhof in Basel nicht gänzlich auf die Verwendung von Zwangsmitteln verzichtet werden, auch wenn Brenner der Bewegung des «non restraint» grundsätzlich positiv gegenüberstand.[109]

Beschränkter Wirkungskreis der Diakonissen

Dr. Jakob Jenny, der Liestaler Spitalarzt, der vom Landrat 1854 in seinem Amt bestätigt worden war,[110] stellte bei den psychisch kranken Patienten immer noch dieselben undifferenzierten Diagnosen wie im vorigen Jahrhundert und teilte diese grob in die Gruppen der «Irren», «Tobsüchtigen», «Blödsinnigen», «Schwermüthigen» oder «Epileptiker» ein.[111] Hinweise auf eine differenzierte Behandlung der Patientinnen und Patienten fehlen gänzlich.

Zudem war es bei der Kranken- und Irrenpflege schwierig, geeignete Wärterinnen und Wärter zu rekrutieren. Vakanzen kamen häufig vor, und die schlecht entlohnten Stellen, die von vielen als unattraktiv angesehen wurden, blieben trotz öffentlicher Ausschreibung oft während längerer Zeit unbesetzt. Pfründerinnen und Pfründer, die als Portier, Ausläufer, Hausknecht, Gärtner, Dienst- oder Küchenmagd oft im Hausdienst beschäftigt waren, wurden verschiedentlich auch in der Pflege eingesetzt. So schlug der Pfleger der Verwaltungskommission vor, zur Überbrückung «gegen den halben Lohn einen der besseren Pfründer» als Irrenwärter anzustellen.[112] Wenig später wurden zwei Pfründerinnen und ein Pfründer als Krankenwärter sowie ein Pfründer als provisorischer Irrenwärter angestellt.[113] In einem anderen Fall wurde kurzerhand unter den Angehörigen eine Irrenwärterin rekrutiert: Als die Mutter eines ins Spital aufgenommenen verunglückten Kindes einige Tage bei ihm blieb und bei der Pflege behilflich war, wurde sie sogleich als Ersatz für eine kurz zuvor entlassene Wärterin angestellt.[114] Oft waren disziplinarische Verfehlungen beim Pflegepersonal zu ahnden, die meistens zur Entlassung führten. So wurde etwa eine Krankenwärterin beim illegalen Brothandel erwischt, eine andere verschacherte neue Leintücher, die sie einer draussen wartenden Person gleich bündelweise aus dem Fenster der Anstalt zuzuwerfen pflegte.[115] Andererseits wurden Insassen der Anstalt dadurch diszipliniert, dass sie zur Strafe für Verfehlungen einen Einsatz auf der Irrenabteilung leisten mussten. Als Katharina Scherrer aus Hölstein sich in einem Brief an ihren Arzt über den Spitalpfleger beklagte, liess der Spitalpfleger dieser «verdorbenen Person» wegen Verleumdung «einige Prügel geben, die Zwangsjacke anlegen und sie vier Tage in den Keller sperren», um sie nach überstandener Strafzeit in der Irrenabteilung als Wärterin einzusetzen.[116] Immer wieder kamen seitens der Wärterinnen und Wärter auch Grobheiten und Willkür gegenüber den Insassen[117] oder Diebstähle an deren Eigentum[118] vor. Speziell bei der anspruchsvollen Irrenpflege waren viele Wärterinnen und Wärter überfordert, Abgänge waren an der Tagesordnung. In der Not wurde beispielsweise ein Irrenwärter trotz

EIN ÄRZTLICHER MONATSRAPPORT Einen simplen Krankheitsschlüssel wendete Spitalarzt Dr. Jakob Jenny bei den psychisch kranken Patienten an. In seinen Monatsrapporten (hier von 1858) teilte er diese grob in die Gruppen der «Irren», «Tobsüchtigen», «Blödsinnigen», «Schwermüthigen» oder «Epileptiker» ein. Da das erforderliche ärztliche Wissen in Liestal fehlte, war an eine medizinisch-psychiatrische Therapie zur Wiederherstellung der Gesundheit nicht zu denken. Wie seit jeher galten die Insassen der Irrenabteilung als unheilbar, für sie war das Spital eine «Aufbewahrungsanstalt».

Plünderung der Opferbüchse und anderer Verfehlungen auf Wunsch des Spitalarztes weiterbeschäftigt, da sonst schlicht und einfach niemand zur Verfügung stand.[119]

Im Sommer 1855 trat die Diakonissin Wilhelmina Sautter von der evangelischen Diakonissenanstalt Riehen in Liestal ihren Dienst an. Wie alle Schwestern in Riehen hatte sie nicht nur eine schulische Weiterbildung, sondern insbesondere auch eine Berufsausbildung in Krankenpflege erhalten.[120] Trotz dieser Befähigung, die in Liestal hochwillkommen sein musste, hielt sich der Pfleger Johannes Plattner bei ihrer Ankunft über den Nutzen dieser qualifizierten Verstärkung bedeckt: «Ich kann mich jedoch jetzt noch nicht über die Zweckmässigkeit oder Unzweckmässigkeit aussprechen.»[121] Im Sinne einer selbsterfüllenden Prophezeiung verliess Schwester Wilhelmina zwei Wochen nach ihrer Ankunft die Anstalt in Liestal bereits wieder. Die Anstaltsverwaltung war nicht bereit gewesen, ihr einen eigenen, «abgegrenzten Wirkungskreis» in der Pflege einzuräumen. Ein Ausweichen in die Küche oder ins Waschhaus, wie es vom Verwalter vorgeschlagen wurde, habe sie abgelehnt, da dies mit den Statuten ihrer Anstalt nicht zu vereinbaren sei.[122] Im Klartext heisst dies, dass sich die Schwester mit den beiden unqualifizierten Pflegern nicht arrangieren konnte und deren Ablösung forderte, was ihr jedoch nicht zugestanden wurde. Ihr blieb deshalb nur der Austritt.

Anfang 1858 hatte Elisabeth Studer, ebenfalls eine Diakonissin aus Riehen, mehr Erfolg mit ihrer Forderung, ihre Gehilfin zu versetzen, da diese «nachlässig und träge» sei. Jakob Tanner, der Johannes Plattner inzwischen auf dem Posten des Pflegers abgelöst hatte, setzte das Anliegen noch am gleichen Tag um.[123] Bei einem solchen Posten brauche es eine Person, «die Liebe zur Sache hat und welcher die Pfleglinge am Herzen liegen»,

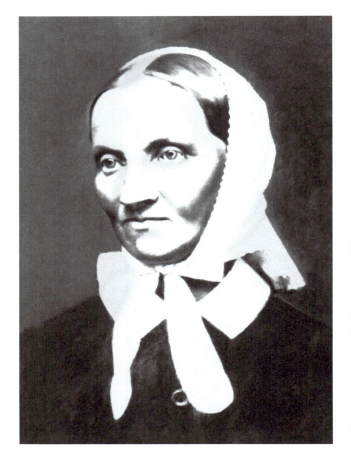

DIE OBERIN TRINETTE BINDSCHEDLER
Die Oberin der 1852 gegründeten Diakonissenanstalt in Riehen, Schwester Trinette Bindschedler, machte sich direkt vor Ort ein Bild vom Einsatz ihrer Diakonissen in Liestal. Diese wurden schon kurz nach der Eröffnung des neuen Kantonsspitals in der Pflege eingesetzt. Dieser Einsatz, für den die Diakonissen eine Berufsausbildung erhielten, gehörte zur «inneren Mission» ihrer Kommunität. In der Irrenabteilung lösten sie das oft völlig unqualifizierte Personal ab. Aus Spargründen wurde der Vorschlag, die Pflegeleitung einer Diakonissin zu unterstellen, jedoch abgelehnt. Viele Missstände blieben deshalb trotz aufopferungsvollem Einsatz bestehen.

zudem sei es angebracht, «mit den Armen und Blödsinnigen religiöse Betrachtungen anzustellen und sie in ihrer unglücklichen Lage zu trösten».[124] Auf den Posten der Irrenwärterin wurden nun vermehrt Diakonissinnen berufen,[125] und die erste Oberin der Diakonissenanstalt in Riehen, Schwester Trinette Bindschedler, machte sich direkt vor Ort in Liestal ein Bild über den Wirkungskreis ihrer Schwestern.[126] Es gab einiges zu bereden – im Mai 1854, als unter Hinzuziehung des Pflegers, des Spitalarztes Dr. Jakob Jenny und des Spitalpfarrers das «Gesetz betreffend die Besorgung des Kantonsspitals»[127] erarbeitet wurde, war der Vorschlag, eine Diakonissin für die ganze Leitung und Besorgung der Krankenpflege anzustellen, aus finanziellen Gründen nicht aufgenommen worden.[128] Die Schwestern konnten deshalb nie ihre volle Wirkungskraft entfalten, sodass in der Pflege trotz ihres aufopferungsvollen Einsatzes grosse Missstände bestehen blieben.

Beten und Arbeiten

Das Diakonissenwerk in Riehen sah seine Mission vor allem darin, der Kirche in ihrem diakonischen Auftrag zu helfen. Diese Hilfe sollte auf zwei Arten erfolgen: «Erstens. Für die leidende Menschheit überhaupt in ihren mannigfachen, durch die Sünde herbeigeführten Nöthen, Krankheit, Elend, Armut und Not allerlei Art. […] Zweitens. Für die evangelische Kirche insbesondere als Missionsgemeinde.» Die evangelische Kirche müsse sich der inneren Mission zuwenden, zu deren Werken die Krankenpflege, der Dienst an Gefangenen, Strafentlassenen und an «Zerbrochenen» gezählt werden müsse.[129] Diesem Dienst waren die Schwestern auch in der Anstalt in Liestal verpflichtet. Herz und Gemüt der Kranken würden durch ihr «freundliches Einwirken fortwährend angeregt» und ihr Dienst unterstütze und fördere die Arbeit des Spitalpfarrers Johann Jakob Heim.[130] Dieser war von der therapeutischen Notwendigkeit und Wirkung dieser geistlichen Arbeit überzeugt: «In den Hallen dieses Hauses sind auch viele Kranke, Gelähmte, Dürre, Blinde und andere Arten; insbesondere manche auch im geistlichen Sinn solchermassen krank. Aber unter ihnen wandelt auch, wie dort in Bethesda, der freundliche Helfer der Elenden, der himmlische Arzt – Trost und Rettung für Seele und Leib und Erlösung von allem Uebel anzubieten denen, welche sich durch Ihn wollen retten lassen. Möchten doch alle bedenken, was zu ihrem Frieden dient, und ihre noch übrigen Tage zur rechten Vorbereitung auf die Ewigkeit anwenden! Möchten sie der Seele nach genesen, und noch Früchte der Gerechtigkeit bringen, als: Liebe, Freude, Geduld, Freundlichkeit, Gütigkeit, Sanftmut, Verträglichkeit, Mässigkeit, Keuschheit, auf dass jedes mit Simeons Sterbensfreudigkeit sprechen könne: ‹Herr, nun lässtest du deinen Diener, deine Magd, im Frieden heimfahren, denn meine Augen haben dein Heil gesehen.›»[131]

Im Anstaltskonzept und im Anstaltsalltag spielte der Spitalpfarrer neben dem Spitalarzt und dem Pfleger eine tragende Rolle. Dies lässt sich daran ablesen, dass im entsprechenden Gesetz die jeweiligen Funktionen gleichberechtigt abgebildet wurden.[132] Zudem wurden die Insassen immer wieder ermahnt, die Gottesdienste fleissig zu besuchen, Saumselige wurden mit Strafen bedroht.[133] In der starken Gewichtung der Seelsorge spiegelte sich eine Erwartung des sogenannten «moral treatment» wieder – die Einforderung und Einhaltung eines gottesfürchtigen Lebens sollte sich positiv auf die psychisch kranken Menschen auswirken. Dieses Therapieverfahren war um die Wende des 18. zum 19. Jahrhundert in England entstanden, seine Leitlinien waren ein möglichst normales Leben unter den Bedingungen der Gemeinschaft der Quäker, bei denen Arbeit, Gebet und Gottesfurcht den Lebensalltag prägten.[134] Die sogenannten Moralisten und in der Folge die «Psychiker», die für das Auftreten von psychischen Krankheiten seelische und nicht körperliche Störungen verantwortlich machten, sahen Krankheit als Folge eines laster-

EIN QUARTALSRAPPORT DES ANSTALTSPFARRERS Herz und Gemüt der Kranken würden durch das «freundliche Einwirken» von Diakonissen fortwährend angeregt und ihr Dienst unterstütze und fördere seine «geistliche Arbeit», schrieb der Spitalpfarrer Johann Jakob Heim in seinem Quartalsrapport von 1858. Dem Pfarrer kam in der Anstalt eine mindestens so starke Stellung zu wie dem Spitalarzt. Da psychische Krankheit als Folge eines lasterhaften Lebenswandels angesehen wurde, sollte sich die Einforderung und Einhaltung eines gottesfürchtigen Lebens positiv auf die psychisch kranken Menschen auswirken.

haften Lebenswandels an.[135] Die Befreiung der Menschen von ihren «wüsten Lüsten und Begierden», wie sie Spitalpfarrer Heim bei den von ihm betreuten Patientinnen und Patienten feststellte,[136] sollte über Gebet und harte Arbeit führen. Diese Läuterung sollte eine Genesung ermöglichen.

Der Einsatz der Insassen bei der Garten- und Feldarbeit galt damals als «beste Beschäftigung der Pfleglinge»[137]. Gemäss diesen Ansätzen kam in Liestal neben der geistlichen Betreuung auch der Beschäftigung der Insassen eine zentrale Rolle zu. Bereits 1834, als kurz nach der Kantonstrennung die rechtlichen Grundlagen des jungen Staatswesens neu erlassen werden mussten, war im Gesetz festgehalten worden, dass grundsätzlich alle arbeitsfähigen Insassen zu Haus- und Landarbeiten angehalten werden sollten. Insbesondere sollte das Gemüse für die Anstalt von den Pfründern auf dem spitaleigenen Land selbst angebaut werden.[138] Im ersten Monat nach dem Bezug des neuen Spitals wurden beispielsweise insgesamt 775 Arbeitstage von den Insassen geleistet, verteilt auf Feldarbeiten, Erdarbeiten, Holzsägen und Holzspalten, Putzen und Waschen im Haus sowie Strohsäckefüllen.[139] Wenn man bedenkt, dass es sich mehrheitlich um kranke, alte und gebrechliche Pfleglinge handelte, ist dies eine respektable Arbeitsleistung.

Es gab zwar immer noch Insassen, die als Taglöhner ausserhalb der Anstalt arbeiteten, aber es ist eine klare Tendenz zu erkennen, im Sinne einer Erhöhung der Kontrolle die Insassen in der Anstalt zu beschäftigen. So hielt das Anstaltsreglement in Ergänzung des Gesetzes fest, dass es den Insassen untersagt sei, «ohne besondere Bewilligung des Spitalpflegers auswärts zu arbeiten»[140]. In früheren Ordnungen waren die Insassen noch explizit aufgefordert worden, sich ausserhalb der Anstalt Arbeit zu suchen. Neben den Taglöhnern gab es mit den sogenannten Seidenwindern eine weitere Gruppe, die Aufträge für Dritte ausführten, allerdings innerhalb der Anstalt. In beiden Fällen versuchte die Anstaltsleitung nach dem Neubau vermehrt, die Kontrolle über sie zu erlangen. Dies sollte über eine Verdienstabgabe erreicht werden.[141] Zudem war man mit Erfolg darum bemüht, als Anstalt direkt Aufträge von Basler Fabrikanten zu erhalten, um Arbeiten in eigener Regie durchführen zu können.[142] Die psychisch Kranken wurden in der Landwirtschaft, in der Wäscherei und in den eigenen Werkstätten so weit als möglich in die Arbeit einbezogen. Dies hatte nicht nur ökonomische Gründe – es ging auch um die Nutzung der Arbeit als Therapieform, die sich in der Folge als Kollektivtherapie in verschiedenen Formen weiterentwickeln sollte.

DIE IRRENABTEILUNG ALS TEIL DES KANTONSSPITALS ZWISCHEN 1854 UND 1934 – VERWAHRUNGSANSTALT FÜR «UNHEILBARE»

Zwischen 1854 und 1934, von der Eröffnung der Irrenabteilung in der «Pfrund» – oder im Kantonsspital, wie die offizielle Bezeichnung lautete – bis zum Bezug der Heil- und Pflegeanstalt Hasenbühl, wurden in Liestal vorwiegend Personen versorgt, die als «unheilbare Irre» galten. Für die Behandlung heilbarer Patientinnen und Patienten fehlte das erforderliche ärztliche Wissen. Erst mit der Einrichtung einer Privatabteilung im Jahr 1889 wurde ein eigener Assistenzarzt für die Irrenabteilung angestellt. Bei den vermögenderen Kreisen sollte damit das bestehende Misstrauen gegenüber der Zwangs- und Armenanstalt abgebaut werden. Sämtliche Reformversuche, welche zuvor die medizinische Seite zu stärken versucht hatten, scheiterten an den mangelnden finanziellen Möglichkeiten des Kantons sowie an persönlichen Empfindlichkeiten der involvierten Behördenmitglieder. «Heilbare Irre» mussten sich stets auswärts behandeln lassen, z. B. in der Friedmatt in Basel, die über einen starken Bezug zur universitären Psychiatrie verfügte. Die Kranken der Liestaler Irrenabteilung hingegen waren in verschiedener Hinsicht von ihrer Umgebung isoliert: Abgesondert von der Gesellschaft und von ihrer natürlichen Umwelt, waren sie von medizinisch-psychiatrischen Therapien ausgeschlossen und oft in den Einzelzellen und Zimmern isoliert. Die «Pfrund» hatte für sie den Charakter einer Aufbewahrungsanstalt, in der das Alltagsleben in erster Linie von Ruhe und Ordnung, von Verhaltensdisziplinierung und Arbeitserziehung geprägt war. Auf den Verlauf psychischer Erkrankungen hatte dies in verschiedenen Fällen einen negativen Einfluss. Die Arbeit hatte nicht nur einen wichtigen Beitrag zur ökonomischen Selbstversorgung des Spitals zu leisten, sie wurde auch als Disziplinierungsinstrument eingesetzt. Alle arbeitsfähigen Insassen, auch die psychisch Kranken, wurden zur Arbeit angehalten. Im Rahmen der «moralischen Behandlung» der Patientinnen und Patienten wurde die Arbeit zudem als therapeutisches Hilfsmittel eingesetzt. Bedingt durch den praktizierten Verwahrstil, blieben die psychisch kranken Menschen meist bis zu ihrem Tod als chronisch Kranke in der Anstalt. Die Irrenabteilung war deshalb permanent überfüllt, bauliche Erweiterungen waren ein Dauerthema.

Die 70-jährige Elisabeth Mangold aus Böckten war beim Jahreswechsel 1885/86 zwar nicht die älteste Bewohnerin des 1854 neu eröffneten Kantonsspitals mit separater Kranken-, Irren- und Pfründerabteilung. Sie lebte zum damaligen Zeitpunkt jedoch mit Abstand von allen am längsten auf der Irrenabteilung. Im Jahr 1842 als «geistesschwach» in das damals noch bestehende Siechenhaus oder «Landarmenspital» eingewiesen, befand sie sich auch 43 Jahre später noch in der Anstalt.[143] 46 Männer und 64 Frauen, also insgesamt 110 Insassen, belegten Ende 1885 die Irrenabteilung. Dazu kamen 283 Insassen auf der Pfründerabteilung und weitere 50 im 1877 neu erstellten Krankenhaus.[144] Dr. Kunz, der Spitalarzt, hatte auf Anweisung des Polizeidirektors bei allen Insassen der Irrenabteilung den Grund ihres Aufenthaltes in einem Verzeichnis angegeben. Dabei verwendete er noch immer einen groben und simplen Krankheitsschlüssel, wie er bereits von seinen Vorgängern angewendet worden war. Demnach galten 42 als «blöd- und schwachsinnig». Auch stumme Insassen galten als blödsinnig – wie zum Beispiel die beiden neunjährigen Knaben Jakob Fiechter aus Bottmingen und Theophil Siegrist aus Rünenberg, die in der Irrenabteilung verwahrt wurden.[145] 31 weitere Insassen galten als «unheilbar geisteskrank», eine Bezeichnung, die mit dem Begriff «verrückt» gleichgesetzt wurde. Dreizehn Insassen bezeichnete Dr. Kunz als epileptisch, acht als wahnsinnig, vier als periodisch geistesgestört und geisteskrank, drei – wie etwa die bereits erwähnte Elisabeth Mangold, die geistig behindert war – als geistesschwach, weitere drei als melancholisch. Zwei rund 60-jährige Insassen, ein Mann und eine Frau, wurden im Verzeichnis als «störrisch» bezeichnet – hier floss die soziale Verhaltensauffälligkeit besonders stark in die Krankheitsbeschreibung ein.[146] Ein Mann wurde ausserdem als «Alkoholiker» geführt, ein anderer war taubstumm, eine Frau litt an «Gehirnerweichung».

Verwahrung statt Heilung

Wie seit jeher galten die Insassen der Irrenabteilung in Liestal auch in den 1880er-Jahren als unheilbar. Einmal ins Kantonsspital eingetreten, war ein Leben ausserhalb der Anstalt für die an «Geistes- und Gemütskrankheiten» leidenden Menschen nicht mehr vorgesehen. Wie für die von Armut betroffenen Menschen, die hier versorgt wurden, war die «Pfrund» auch für sie eine Aufbewahrungsanstalt. Der Spitalarzt hatte sich um «das physische Wohl der Pfründer zu sorgen und alles vorzukehren, was dasselbe zu befördern geeignet ist»[147]. Eine medizinisch-psychiatrische Therapie zur Wiederherstellung der Gesundheit war jedoch nicht vorgesehen, dazu fehlte in der Landanstalt auch in der zweiten Hälfte des 19. Jahrhunderts schlicht und einfach das erforderliche ärztliche Wissen. An eine Wiedereingliederung in die Gesellschaft war unter diesen Voraussetzungen nicht zu denken.

Auf unbefristete Zeit in der Irrenabteilung – für die Insassen bedeutete dies, sich nach überstandener Aufnahmeprozedur der Ordnung der Anstalt unterzuordnen sowie eine starke Einschränkung ihrer Bewegungsfreiheit und die weitgehende Aufhebung ihrer Intimität und Privatsphäre hinzunehmen: «Die neu eingetretenen Pfründer sind bei ihrem Eintritt mit der Hausordnung bekannt zu machen, und es ist ihnen die Beobachtung derselben anzubefehlen. Bei solchen, die wegen Blödsinnigkeit oder einer anderen Ursache haben dessfalls nicht belehrt werden können, ist zu trachten, sie auf die wesentlichen Punkte aufmerksam zu machen.»[148]

Fortan unterstanden die Insassen dem Regime und dem Ordnungsstreben des Kantonsspitals, das nicht etwa vom Spitalarzt, sondern vom Spitalpfleger – wie der Spitalverwalter seit jeher genannt wurde – patriarchalisch geführt wurde.

Die grosse Machtfülle des Spitalverwalters führte aber auch zu Problemen, da es immer wieder zu Fällen von Machtmissbrauch kam. 1881 beispielsweise wurde eine

DIE HAUSORDNUNG VON 1850 Auch in der zweiten Hälfte des 19. Jahrhunderts wurden nur unheilbare Patientinnen und Patienten in die Irrenabteilung aufgenommen. Ein Leben ausserhalb der Anstalt war für sie nicht mehr vorgesehen. Für die Durchführung medizinisch-psychiatrischer Therapien zur Wiederherstellung der Gesundheit fehlte es am ärztlichen Wissen. Das Leben in der Aufbewahrungsanstalt war geprägt von Ordnung und Disziplinierung. Die in der Hausordnung von 1850 verankerte Aufnahmeprozedur und die geforderte Unterordnung stehen exemplarisch für die starke Einschränkung der Bewegungsfreiheit der Patientinnen und Patienten und die weitgehende Aufhebung ihrer Intimität und Privatsphäre.

Liebesbeziehung des Verwalters mit der Spitalköchin bekannt. Dieses Verhältnis wurde von der Spitalkommission, die seit Ende 1881 als Aufsichtsbehörde amtete und in dieser Funktion die Verwaltungskommission des Landarmengutes abgelöst hatte, nicht goutiert: «Die Tatsache war vor dem Strafgesetz nicht strafbar, aber ein höheres Gesetz gestattet nimmer, dass der Handhaber von Zucht und Ordnung im Hause, der Aufseher über das Dienstpersonal in solchem Verhältnisse stehe.» Auf Anraten der Kommission kündigte der Verwalter seine Stelle von sich aus. Das war aber noch nicht alles. Anfang 1882 brachte eine Insassin des Spitals ein Kind zur Welt, als dessen Vater sich der ehemalige Verwalter herausstellte. Der Fall endete mit dem Selbstmord des Beklagten, der sich im Rhein ertränkte. Seit 1832 sei noch kein Pfleger in Ehren von seinem Amt zurückgetreten, hielt die Spitalkommission fest. Zu Recht fragte sie sich deshalb immer wieder, ob ein Grund hierfür in der Anstaltsorganisation und der starken Stellung des Verwalters liegen könnte.[149]

Gescheiterte Anstaltsreform

Sie nahm damit ein Thema auf, das schon lange gärte und bereits mehr als zehn Jahre zuvor durch den Sanitätsrat eingebracht worden war. Gemäss seiner Eingabe von 1869 sollte die Stellung des Spitalarztes und generell der Einfluss der medizinischen Seite gestärkt werden. Für den Spitalarzt sei deshalb eine Wohnung im Spital einzurichten, dem Sanitätsrat selbst mehr Einfluss «auf den inneren Spitalhaushalt» einzuräumen und für die Aufsicht des Kantonsspitals ein «besonderes Pflegamt» zu schaffen.[150] Insbesondere der letzte Vorschlag richtete sich ganz direkt gegen die Verwaltungskommission des Kirchen-,

Schul- und Landarmengutes. Diese reagierte schroff und abweisend auf die unterbreiteten Vorschläge. Stattdessen verteidigte sie den bestehenden Zustand, der insbesondere auf der Irrenabteilung den Verwahrstil bis auf Weiteres zementierte. Der Sanitätsrat verlange nichts anderes als die «totale Umgestaltung» des Kantonsspitals, was allein schon aus finanziellen Gründen abgelehnt werden müsse. Auf den ersten Blick seien die Vorschläge des Sanitätsrates wohl «gut gemeint», aber sie würden sich viel zu wenig am Machbaren orientieren und seien zu wenig ausgegoren.

Punkt für Punkt zerpflückte die Verwaltungskommission in ihrem Bericht von 1871 die Vorschläge des Sanitätsrates. Abgesehen von den hohen Baukosten des Wohnhauses für den Spitalarzt auf dem Spitalgelände, die das Vorhaben von vornherein als fraglich erscheinen liessen, wären weitere Massnahmen erforderlich, um allem Genüge zu tun: «Der Arzt sollte nicht allein beim Spital wohnen, sondern die ärztlichen Funktionen im Spital sollten nicht Neben-, sondern Hauptsache sein» und der Arzt seine ganze Zeit der Anstalt widmen können. Dies habe aber weitreichende finanzielle Konsequenzen, die kaum jemand tragen wolle.[151] Der Sanitätsrat nehme «ganz den Standpunkt des Arztes» ein und messe dem Kantonsspital mehr «den Charakter eines Krankenhauses» zu. Die eigentliche Bestimmung des Spitals sei aber die eines Pfrundhauses, «und nur um dem allgemeinen Bedürfnis Rechnung zu tragen, ist in demselben eine Abteilung für auswärtige Kranke eingerichtet worden.»

Die Krankenabteilung unterstehe von Gesetzes wegen der Aufsicht des Sanitätsrates, für die Irren- und Pfrundabteilung sei hingegen die Verwaltungskommission des Landarmengutes zuständig. Es würde der Verwaltungskommission zur «grössten Befriedigung gereichen», wenn der Sanitätsrat von seinem Aufsichtsrecht in der Krankenabteilung Gebrauch machen würde. Leider treffe man den Sanitätsrat dort aber nur selten an, sodass auch diese «der einzigen Obhut» der Verwaltungskommission überlassen bleibe. Der Satz, der im Bericht der Verwaltungskommission darauf folgte, musste sich für den Sanitätsrat, der für eine Reorganisation kämpfte, wie eine schallende Ohrfeige anfühlen: «Daraus zieht

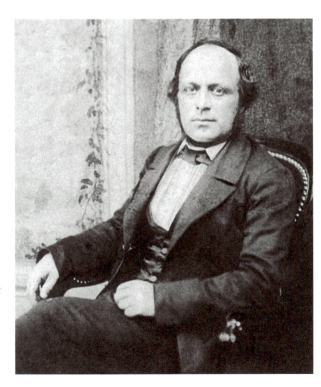

DER LAND- UND STÄNDERAT MARTIN BIRMANN
Bei der Verwaltung des Kantonsspitals stünden die ökonomischen Aspekte viel zu sehr im Vordergrund, kritisierte der Landrat und Ständerat Martin Birmann. So unterstand das Kantonsspital nicht etwa dem Spitalarzt, sondern wurde patriarchalisch vom Spitalverwalter geführt. Dessen Machtfülle und -missbrauch gab immer wieder zu Diskussionen Anlass. Deshalb sollte die Stellung des Spitalarztes und generell der Einfluss der medizinischen Seite gestärkt werden. Insbesondere sollte die Irrenabteilung der Kontrolle des Sanitätsrates unterstellt werden. Die für die «Pfrund» zuständige Verwaltungskommission blockte diesen Reformversuch indessen betupft ab.

man die alte und doch stets wieder neue Lehre, dass das Wohl und Gedeihen einer Anstalt nicht durch Gesetze, sondern durch das Wohlwollen und den Eifer, mit welchem jeder seine Pflicht erfüllt, bedingt wird.»[152] Die Verwaltungskommission des Kirchen-, Schul- und Landarmengutes fühle sich durchaus in der Lage, ein Pfrund- und Krankenhaus zu beaufsichtigen, auch wenn immer wieder behauptet werde, dass sie sich nur mit der Anlage des ihr anvertrauten Kapitals beschäftige. Ein separates Pflegamt brauche es nicht. Und überhaupt: «Die Kommission will übrigens gern einsichtigen Männern Platz machen, wenn der Hohe Landrat nicht die glückliche Hand hatte, die rechten Männer herauszufinden.»[153]

Damit wurde jede sachliche Diskussion über innere Reformen in der Anstalt abgewürgt, da persönliche Empfindlichkeiten im Vordergrund standen. Die Verwaltung des Kantonsspitals sei «eine fast ausschliesslich ökonomische und die ökonomischen Rücksichten gehen allen andern vor», hielt Martin Birmann 1872 kritisch fest. Und er fügte noch eine Wahrnehmung hinzu, die sich seit drei Jahrhunderten wie ein roter Faden durch die Geschichte des Siechenhauses und des Kantonsspitals ziehe: Die Anstalt sei bis auf den heutigen Tag materiell immer unterdotiert gewesen, deshalb habe sie «zu jeder Zeit und in jeder Beziehung das Gepräge der Armseligkeit» getragen.[154]

Ruhe und Ordnung

Oberster Verhaltensgrundsatz im Spital war neben dem Gehorsam die Ruhe,[155] welche nicht nur von den unruhigen «Irren» zur Kontrolle ihrer Erregungszustände, sondern von allen Insassen im Sinne der Disziplinierung ihres Verhaltens verlangt wurde: «Die Pfründer sollen sich eines stillen ehrbaren Wandels befleissigen, den Befehlen ihrer Übergeordneten willig Folge leisten und sich miteinander wohl vertragen. Sie werden also im Hause kein Geräusch machen und die anderen damit stören, noch weniger aber weder inner noch ausser dem Hause zu irgend einer Klage Anlass geben. Namentlich aber sollen sie niemand etwas beschädigen, sich nicht betrinken, noch gebrannte Wasser ins Haus bringen. Sie sollen endlich weder durch anstössige Reden und Handlungen Ärgernis geben, noch aus irgend einer Ursache einen Streit miteinander anfangen, sondern ihre etwaigen Klagen dem Pfleger vorbringen, welcher darüber das Angemessene verfügen wird.»[156]

Vorschriften über die Körper-, Kleidungs- und Raumpflege regelten sowohl das Verhalten der Insassen selbst als auch das Verhalten der Dienstboten und Irren- und Krankenwärter ihnen gegenüber.

Für Verfehlungen bestand ein umfangreicher Bestrafungskatalog, damit sich die Pfründer «anständig und friedfertig betragen, dass die Hausordnung zu keiner Zeit gestört werde durch unordentliches, zänkisches oder ausgelassenes Betragen, dass namentlich Unsittlichkeiten und Vergehen durch strenge Aufsicht verhindert werde.»[157] Dem Spitalpfleger standen verschiedene Disziplinierungsmassnahmen wie Verweis, Ausgehverbot, Essensentzug, Streichung von Taschengeldern oder Einsperrung in der Strafzelle im Keller zur Verfügung.[158] Die Ordnung musste aber nicht nur gegenüber den Insassen, sondern auch gegenüber dem Dienstpersonal durchgesetzt werden.

Während im Krankenhaus ein «wohlgeschultes, von ernstem Pflichtgefühl getragenes und immer wohlwollend und einsichtig gefördertes Personal» unter anderem von der evangelischen Diakonissenanstalt Neumünster in Zürich arbeitete, litt das Pfrundhaus mit der Irrenabteilung unter gravierenden Personalproblemen. Die hier Beschäftigten waren oft unqualifiziert, unerfahren und ungeeignet, zudem wechselten sie häufig: «Dieses Personal selber, oft eingetreten ohne innern Beruf für die gewählte Aufgabe, meist ohne jegliche Vorübung, eingestellt bei meist kargem Lohn auf Kündigung hin, bietet einen

Inserate.

Offener Brief an Herrn Spitalpfarrer Heim.

Herr Pfarrer!

Sie erwidern in Nro. 30 der Basellandschaftlichen Zeitung das in Nr. 28 desselben Blattes von zwei Angestellten des Kantonsspitals eingesandte Inserat, welches sie durch Ihre Einsendung eines Auszugs aus dem 1855r Bericht der Diakonissen-Anstalt zu Riehen veranlaßt haben.

In dieser Erwiderung suchen Sie in Weit und Breitem die großen ökonomischen Vortheile der Diakonissenpflege gegen die bisherige Krankenpflege im Spital vorzustellen, und heben besonders hervor, wie diese Schwestern der Barmherzigkeit für ihre Verrichtungen weder Lohn noch Trinkgelder annehmen, und wie man durch ihre Anstellung sich einer gewissenhafteren Sorge für anvertrautes Gut und einer getreueren Pflichterfüllung gewärtigen könne, anders als von solchen, die nur um des Lohnes willen sich für Abwartdienste anmelden und öfters noch Lohnerhöhungen begehren.

Obschon wir erweislich darthun könnten, daß laut Erklärung der vorigen Jahrs auf Probe hiehergezogenen Schwester die Diakonissinen sich für weiter Nichts herbeilassen, als die Kranken zu besuchen, sie zu trösten und mit ihnen zu beten — folglich für die übrigen Verrichtungen ihre Bedienten haben wollen und nicht umsonst das Alles thun, was wir angemeldete Dienstleute um Lohn thun müssen, so wollen wir keineswegs in die durch Sie veranlaßte Diakonissenfrage etwas hineinschwatzen; wir folgten und mußten bei unsern Verrichtungen den bisherigen Erfahrungen so weit thunlich folgen. Wie die von Ihnen angeregte Neuerung (wenn sie in's Leben kommt) sich bewährt, wird die Zeit lehren. Sind Sie Ihrer Sache so versichert, zu was noch bei Empfehlung derselben das verachtungswürdige Mittel, die bisherigen Dienstleute der Unredlichkeit und Nachläßigkeit zu verdächtigen? Haben sie etwa eine solche Verdächtigung im vorigen Jahr bei der im Hause herrschenden Blattern- und Cholerakrankheit verdient?

Sie stellen uns Dienstleute ferner auch noch als Ungenügsame vor das Publikum. Bleiben Sie bei Ihren Erwähnungen nur auch bei der Wahrheit, indem Sie recht gut wissen, daß die angeführten Lohnerhöhungsbegehren sich nur auf diejenigen von uns Dienstleuten beziehen, die wegen dem Tragen des Pfründerkittels auf Halbsold gestellt worden. Statt so etwas zu erwähnen, sollten Sie sich nur selbst erinnern, wie Sie sich bei den Beerdigungen der Leichen aus dem Spital erst herbeiließen, als der hohe Landrath die Besoldung des Spitalpfarrers von Fr. 200 auf Fr. 400 erhöhte. Dieser schöne Nebenverdienst zu Ihrer stattlichen Pfrunde als Pfarrer zu „Frenkendorf-Füllinsdorf" mag der eigentliche Sporn sein, sich bei der Verwaltungskommission mit allerlei Projekten wichtig zu machen. Ihr Treiben geht uns soweit nichts weiter an, als wenn Sie hiebei uns nur verdächtigen und nicht gehörigen Orts verklagen wollen, wenn wir uns gegen die Ordnung, die wir beachten sollen, verfehlt haben.

So viel für dießmal!

Kantonsspital, den 25. März 1856.

Die sämmtlichen Dienstleute desselben.

WIDERSTAND GEGEN GESCHULTES PFLEGEPERSONAL Die Ordnung im Kantonsspital musste nicht nur gegenüber den Insassen, sondern auch gegenüber dem Personal durchgesetzt werden. Da die Rekrutierung von geeignetem Personal für die Irrenabteilung lange Zeit Mühe bereitete, wurden in der Pflege immer wieder ausgediente Militärs oder Pfründerinnen und Pfründer eingesetzt. Sie waren oft unqualifiziert, unerfahren und ungeeignet, zudem wechselten sie häufig. Immer wieder kam es auch zu Übergriffen und Missbräuchen gegenüber den Insassen. Der Einsatz von geschulten Diakonissen war deshalb ein Gebot der Stunde – allerdings gegen den Widerstand des übrigen Personals, wie das Inserat von 1856 belegt.

grossen Wechsel und im Laufe des Jahres, bei vieler aufgebotener Treue, auch oft Anlass zu Bedenken und Klagen.» Oft mussten unprofessionelles Verhalten und unterschiedlichste Verfehlungen geahndet werden. Ein besonders krasser Fall war «der schmähliche Missbrauch von Irren» durch den Anstaltsgärtner, der strafrechtlich verfolgt wurde. Alarmiert durch die missliche Personalsituation, beklagte die Spitalkommission im Jahr 1883, «dass oft schwerer als die Last mit den Schwachen, Kindischen und selbst Rasenden das Elend wiegt, welches sich selbst und andern diejenigen aufladen, denen bei guten körperlichen und Verstandesanlagen die Treue, die Gewissenhaftigkeit fehlt»[159].

Minutiös schrieb die Hausordnung die Abfolge und Dauer von Schlafen, Beten, Essen und Arbeiten vor. Fünf Minuten vor dem Anrichten des Frühstücks wurde zum Morgengebet geläutet, während dem niemand das ihm dafür angewiesene Zimmer verlassen durfte. Nach dem Frühstück mussten die Zimmer und Gänge geputzt und die Betten gemacht werden. Das Mittagessen musste stets um 12 Uhr, das Abendessen wie am Morgen nach dem gemeinschaftlichen Gebet stattfinden. Damit zum Nachtessen keine Lichter angezündet werden mussten, wurde sein Beginn flexibel gehandhabt. Erst danach durfte in den Gängen und Zimmern Licht gemacht werden, das um 21 Uhr gelöscht wurde, alle mussten dann zu Bett gehen. Die Hauptpforte wurde erst nach dem Frühstück geöffnet und nach dem Abendessen wieder geschlossen, zudem musste der Portier alle Hinausgehenden kontrollieren und allenfalls zurückhalten.[160]

Disziplin und Arbeit

In verschiedener Hinsicht eine zentrale Rolle im Anstaltsleben spielte nach wie vor die Arbeit. Diese hatte einen wichtigen Beitrag zur ökonomischen Selbstversorgung des Spitals zu leisten. Sie wurde aber auch als Disziplinierungsinstrument eingesetzt. Alle arbeitsfähigen Pfründer, auch die psychisch Kranken, wurden zur Arbeit angehalten – sei es bei der Haus- oder Feldarbeit, sei es für die Anstalt selbst oder für Dritte.[161] Im Rahmen und in der Folge des «moral treatment», der moralischen Behandlung der psychisch Kranken, wurde die Arbeit wie zuvor schon im Siechenhaus zudem als therapeutisches Hilfsmittel eingesetzt.[162]

Die männlichen Insassen wurden vor allem in der Garten- und Feldarbeit, bei handwerklichen Arbeiten sowie beim Brennholzsägen und -hacken eingesetzt, während die weiblichen Insassen sich um die Hausarbeiten in der Küche, das Reinigen der Räume, die Wäsche und die Näharbeiten zu kümmern hatten. Zudem strickten sie Strümpfe, zupften bzw. kardierten von Hand Schafwolle und Rosshaar oder waren mit dem äusserst aufwendigen Putzen und Winden der damals als Rohstoff verwendeten groben Seiden für Auftraggeber ausserhalb der Anstalt beschäftigt. Die Arbeitsleistung der psychisch Kranken und generell der Insassen der Pfrundanstalt sollte aber nicht überschätzt werden: Der weitaus grösste Teil im Spital seien alte und gebrechliche Menschen gewesen, «die zu anhaltender Arbeit nicht geeignet sind». Insbesondere auf der männlichen Irrenabteilung gebe es wohl Ausnahmen, Personen, die «von kräftiger Konstitution und im besten Mannesalter» seien, «aber an Epilepsie oder anderen unheilbaren körperlichen Übeln» litten oder «geistig zu beschränkt» seien.[163]

Die Hälfte des sogenannten «Irrenverdienstes», den die Auftraggeber für die erledigten Arbeiten bezahlten, wurde der Kasse des Landarmengutes des Kantons Basel-Landschaft gutgeschrieben, um damit Kleider anzuschaffen.[164] Mit der anderen Hälfte konnten aber auch besondere Wünsche zur «Erquickung» der Kranken erfüllt werden, wie die entsprechenden Abrechnungen von 1877–1911 zeigen. So konnten je nach Jahreszeit zum Beispiel frische Früchte wie Kirschen und Äpfel, Backzutaten wie Eier, Mehl und

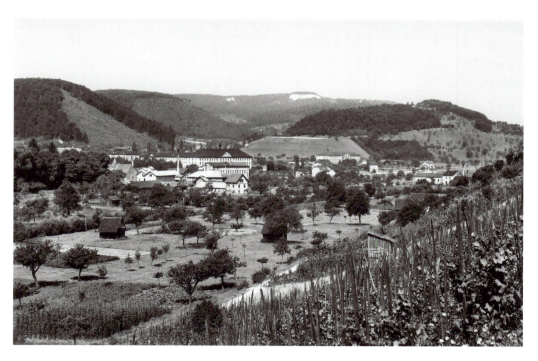

ARBEITEN IN ABGESCHLOSSENER UMGEBUNG Neben einem gottesfürchtigen Leben sollten die psychisch Kranken vor allem durch harte Arbeit therapiert werden. Neben der Disziplinierung der Patientinnen und Patienten hatte die Arbeit auch einen wichtigen Beitrag zur ökonomischen Selbstversorgung des Spitals zu leisten. Insbesondere sollte das Gemüse für die Anstalt von den Pfründern auf dem spitaleigenen Land selbst angebaut werden. Für diese und weitere Feld- und Gartenarbeiten war das Kantonsspital von umfangreichen Mattenarealen umgeben, wie der Blick vom Schleifenberg in Richtung Röserental zeigt.

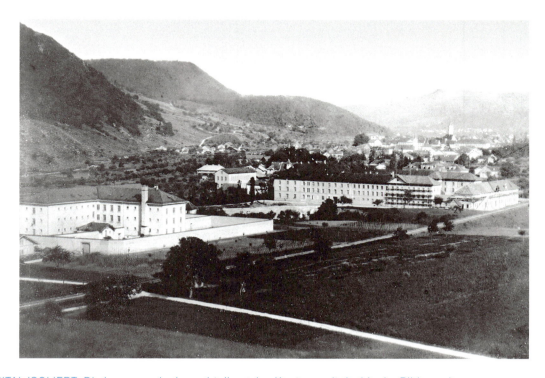

IM KANTONSSPITAL ISOLIERT Die Insassen der Irrenabteilung des Kantonsspitals, hier im Bild aus dem Jahr 1889 rechts neben der damaligen Strafanstalt an der Rheinstrasse, waren in ihren Einzelzellen und Zimmern isoliert. Statt Rehabilitation und Wiedereingliederung dominierten Ruhe und Ordnung, Verhaltensdisziplinierung und Arbeitserziehung. Bei gewissen psychischen Krankheiten, etwa bei Schizophrenie, wurde dadurch der Verlauf negativ beeinflusst bzw. hatte das Alltagsleben in der Anstalt eine chronifizierende Wirkung.

Butter oder beim Bäcker Brötchen, Wähen und «Zuckersachen» gekauft werden. Ab und zu durfte es sogar etwas Wein oder Bier sein. Zudem wurde das Geld für gesellige Anlässe verwendet – zum Beispiel für einen Ausflug im Advent nach Basel oder für andere Bedürfnisse der Patienten wie Hals- oder Nastücher. Auch ein neues Totenhemd, welches bei der Aufbahrung der verstorbenen Patienten zum Einsatz gelangte, wurde aus dem Irrenverdienst angeschafft.[165]

Negative Auswirkungen auf Insassen

Es ist aus anderen Anstalten dieser Zeit belegt, dass ein Alltagsleben, das wie in Liestal in erster Linie von Ruhe und Ordnung, von Verhaltensdisziplinierung und Arbeitserziehung geprägt war, zu einem ungünstigen Verlauf psychischer Krankheiten führen konnte, etwa bei schizophrenen Psychosen. Zudem wirkte sich auch die Isolierung der Patienten negativ aus. Für die Aktivierung und Rehabilitierung der Patienten wäre es wichtig gewesen, mit ärztlicher Unterstützung wieder mit ihren Angehörigen in Beziehung treten zu können.[166] Die Kranken in der Liestaler Irrenabteilung waren jedoch in mehrfacher Hinsicht isoliert: Sie waren von der Gesellschaft und insbesondere von ihrer natürlichen Umwelt abgesondert, weitgehend von medizinisch-psychiatrischen Therapien ausgeschlossen und zeitweilig in den Einzelzellen und Zimmern isoliert. Trotzdem wurde in der damaligen Anstaltspsychiatrie auch unter schwierigen Voraussetzungen der Unterbringung und Betreuung der Kranken so weit als möglich Sorge getragen, auch wenn die selbstverständlichsten Bedürfnisse und Rechte der Kranken unterdrückt wurden.[167] Gerade am Beispiel der Ausgaben aus dem Verdienst der Patientinnen und Patienten in der Liestaler Irrenabteilung kommt auch ein fürsorglicher Aspekt zum Ausdruck.

Chronische Überfüllung

Neben den Auswirkungen des praktizierten Verwahrstils – der später als «kustodiale Psychiatrie» bezeichnet wurde – ergab sich im Kantonsspital in Liestal bald noch ein anderes Problem. Da die psychisch kranken Menschen als unheilbar galten und meist bis zu ihrem Tod als chronisch Kranke in der Anstalt blieben, litt die Irrenabteilung schon bald nach der Eröffnung von 1854 unter Überfüllung. Ende 1863, kaum zehn Jahre nach Bezug, war das für 360 Personen erbaute Kantonsspital bereits in allen drei Abteilungen überfüllt.[168] Die engen und unübersichtlichen Verhältnisse in der Irrenabteilung erschwerten es, die veralteten Zwangsmassnahmen aufzugeben. Im Gegenteil – die räumliche Enge beförderte den Zwang gegenüber den Patienten noch. Der nötige Raum fehlte, um die Insassen menschenwürdig zu beschäftigen: Die Arbeitssäle mussten mehrheitlich in zusätzliche Schlafzimmer umgewandelt werden, um Kranke und Pfründer unterzubringen.[169] Auch die Handhabung der «strammen Hausordnung» war unter diesen Umständen erschwert.[170]

Neben dem Verbleiben von immer mehr chronisch Kranken bzw. ihrer lebenslangen Verwahrung führten aber noch weitere Gründe zur Überfüllung von Anstalten wie der «Pfrund» in Liestal. So etwa der Bevölkerungszuwachs, der im 19. Jahrhundert einsetzte. Zwischen 1815 und 1850 nahm die Bevölkerung auf der Landschaft Basel besonders stark zu – im jährlichen Durchschnitt um mehr als 12 Promille, in absoluten Zahlen von rund 28'000 auf knapp 44'000 Einwohnerinnen und Einwohner.[171] Als Grund angeführt wurden aber auch die veränderten Lebensbedingungen im industriellen Zeitalter, immer weniger Familien hätten sich in der Lage gesehen, kranke Angehörige zu pflegen. Zudem wurde auch eine Zunahme psychischer Krankheiten wie Neurosyphilis, Alkoholismus und Alterspsychosen vermutet.[172]

Eine Folge der Überfüllung des Kantonsspitals sei das «althergebrachte Durcheinander von Kranken, Irren, Blöden, Altersschwachen, Arbeitsscheuen, Säufern, Gaunern». Im engen Hof treibe «diese Bevölkerung durcheinander»[173]. Darunter hätten besonders die psychisch kranken Menschen gelitten: «Sie können nicht wie die Pfründer ins Weite schweifen, sie sind, auch wenn sie ihre Zellen und Zimmer verlassen können, eingewiesen in einen Hof, den bisweilen bis an 200 Personen besetzen. Ein stilles freies Plätzchen findet der Geisteskranke in unserem Kantonsspital nicht», hielt die Verwaltungskommission des Landarmengutes 1875 fest.[174] Mit den Jahren wurde die Kritik noch heftiger. So forderte die Spitalkommission in ihrem Jahresbericht 1882 mit deutlichen Worten die Erstellung eines eigenen Hofes, der geräumiger und abgeschlossen sein sollte. Vor allem psychisch Kranke, denen wegen Unzurechnungsfähigkeit nur eine beschränkte Freiheit eingeräumt werden konnte, haben unter den Verhältnissen gelitten – sie sind einfach weggesperrt worden. Die «beständige Internierung solcher, deren Fluchtversuche im allgemeinen Hofe kein Hindernis findet, in die ertötend wirkende Zelle» wurde von der Spitalkommission als «Unnatur und ein Unrecht» gegeisselt.[175] Die Kommission nahm damit eine Forderung auf, die mehr als ein Jahrzehnt zuvor bereits vom Sanitätsrat aufgestellt, aber von der Verwaltungskommission verärgert abgeblockt worden war.

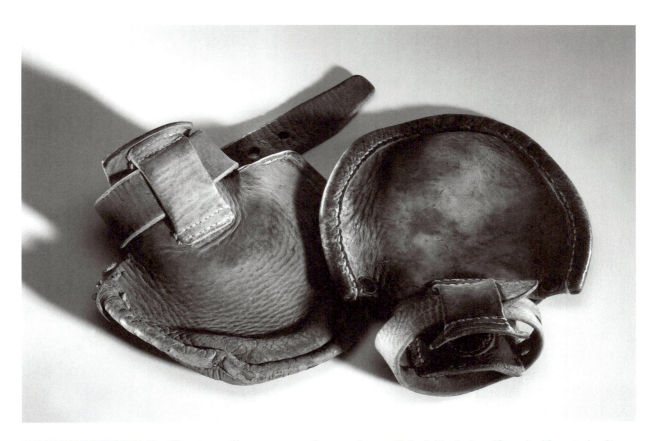

LEDERHANDFESSELN Der Einsatz von Zwangsmassnahmen, wie zum Beispiel Lederhandfesseln, hing stark mit den ungünstigen Verhältnissen in der Irrenabteilung zusammen. Die zwangsfreie Behandlung der psychisch Kranken, die in anderen Anstalten bereits in der ersten Hälfte des 19. Jahrhunderts entwickelt worden war, scheiterte in Liestal in doppelter Hinsicht an den personellen Gegebenheiten: an der chronischen Unterdotierung und an der mangelnden Qualifizierung. Aber auch die Überfüllung der Irrenabteilung und die ungünstigen Raumverhältnisse erschwerten den Verzicht auf die Zwangsmittel bzw. trieben deren Gebrauch noch an.

Bauliche Massnahmen gegen den Notstand

Eine Lösung der Probleme wurde zunächst durch die Herauslösung der Krankenabteilung aus der «Pfrund» und die Erstellung eines separaten Krankenhauses angestrebt. 1871 beschloss der Regierungsrat nach Anhörung der Verwaltungskommission des Landarmengutes und des Sanitätsrates, die in dieser Frage für einmal eine einheitliche Meinung vertraten, den Neubau eines Krankenhauses neben dem Kantonsspital: «Der Regierungsrat ist im Einverständnis sowohl mit der Verwaltungskommission als mit dem Sanitätsrat der Ansicht, dass den Übelständen bezüglich des Kantonsspitals nur dadurch abgeholfen werden kann, dass die Krankenabteilung von dem Kantonsspital losgetrennt und ein besonderes Krankenhaus erbaut wird und so ist daher der Bau eines solchen Krankenhauses beim h. Landrat zu beantragen.»

Dadurch sollte nicht nur die Versorgung der physisch kranken Menschen verbessert werden, sondern auch die Mängel in den im Kantonsspital verbleibenden Abteilungen behoben werden. Was darunter zu verstehen ist, kann einer Denkschrift von Martin Birmann, dem damaligen Armeninspektor und Mitglied der Verwaltungskommission des Landarmengutes, entnommen werden: «Abhülfe kommt nur durch die Erbauung eines Krankenhauses», nur dann sei es möglich, in die «Pfrund» «Ordnung zu bringen, die Arbeitsfähigen gehörig zu beschäftigen und die Andern unter Zucht und Aufsicht zu behalten».[176] Das Krankenhaus konnte 1877 eröffnet werden, es umfasste insgesamt 78 Kranken- und Personalbetten.

Damit waren die Probleme im Kantonsspital jedoch keineswegs gelöst. Trotz der Verlegung der Kranken ins neue Krankenhaus platzte die «Pfrund» weiterhin aus allen Nähten, da die Gründe für die permanente Überfüllung bestehen blieben. Der Zustrom in die Pfründer- und in die Irrenabteilung hielt unvermindert an. Die Spitalkommission platzierte deshalb in ihrem Jahresbericht von 1883 einen eindringlichen Hilferuf: «Unsere grosse Familie, die Pfleglinge jeder Art, bieten dasselbe Bild, wie es von jeher war, eine unter allen denkbaren Formen des Unglücks und gar vielen Gestalten der Schuld sich darstellende Gemeinschaft. Nur darin unterscheidet sich diese von Jahr zu Jahr von der vorigen, dass sie von Jahr zu Jahr wächst. Schon im Herbst hatten wir das Maximum mit 421 Insassen im Pfrundhause erreicht und mit Sorgen haben wir dem Winter entgegengesehen, der gewöhnlich neuen Zuzug bringt. Jeder Winkel des Hauses war besetzt, die Räume der Irren, besonders die Absonderungszellen, überfüllt und wir, besonders die Pfleger, wussten sich fast nicht zu helfen.»

Nach dem Vorbild des neuen Krankenhauses forderte die Spitalkommission den Bau eines separaten Hauses für die psychisch kranken Menschen: «Wie naturgemäss die heilbaren Kranken zum Gegenstand besonderer Pflege geworden sind, so müssen es auch die unheilbaren Irren werden. Die Pflege von 120 weiblichen und männlichen Irren, Blöden, Epileptischen, Schwachsinnigen, in einem gesonderten Hause vereinigt, mit gehörigen Abschlüssen nach aussen, ist eine würdige Aufgabe hingebender Liebe.» Im Weiteren wurde die Behandlung der psychisch Kranken immer noch moralisch und nicht medizinisch begründet, da psychische Krankheit als Ausdruck einer Erkrankung der Seele bzw. des Geists und nicht als Krankheit des Gehirns angesehen wurde: «Unter der Hand von Diakonissen würden sie ein Haus darstellen, das nur den Stempel heiligen Erbarmens trüge.»[177]

Da weder der Regierungsrat noch der Landrat auf den Hilferuf reagierten, doppelte die Spitalkommission im folgenden Jahr nochmals nach. Angesichts der «unerträglichen Zustände», die sie auf der Irrenabteilung feststellte, liessen ihre Aussagen an Deutlichkeit nichts zu wünschen übrig. Die Spitalkommission schilderte Zustände, die schon hundert Jahre zuvor als unmenschlich kritisiert worden waren: «Beim fehlenden Raum gebricht es

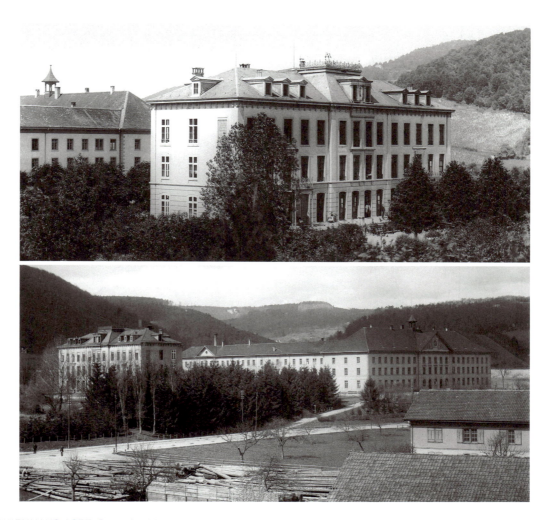

DAS NEUE KRANKENHAUS 1877 Da weiterhin nur «unheilbare Irre» aufgenommen und verwahrt wurden, litt die «Irrenabteilung» schon bald nach Eröffnung des Kantonsspitals erneut an chronischer Überfüllung. Durch die Herauslösung der Krankenabteilung aus der «Pfrund» und die Erstellung eines separaten Krankenhauses neben dem Kantonsspital sollte Abhilfe geschaffen werden. Für knapp 80 Personen geplant, konnte das neue Krankenhaus 1877 eröffnet werden. Nach dem Auszug der Krankenabteilung diente das Kantonsspital fortan als Fürsorge- und Altersheim, welches eine Alters- und eine Irrenabteilung führte.

an Gelegenheit freier Bewegung, zu einfacher Einteilung. So müssen die Meisten eingeschlossen bleiben, Jahr für Jahr, sie betreten keinen Hof, kennen die freie Luft nicht mehr, selbst der Anblick des Himmels ist ihnen entzogen; sie sehen immer nur die Jammergestalten ihresgleichen und hören beständig die Ausbrüche, das Geschrei der Tobenden. Und unter ihnen sind viele, die mehr oder weniger noch geistig frei sind und unter diesen Umständen sich nicht erheben können, sondern nur tiefer versinken. Wenn wir beifügen, dass gegenwärtig für ein tobsüchtiges Mädchen keine Zelle mehr frei und es in einem Treppenverschlag untergebracht ist, dass in einzelner Zelle schon drei Personen gleichzeitig untergebracht worden sind […] – da werden Sie mit uns finden, es sei das kein haltbarer Zustand.»[178]

Die Spitalkommission appellierte an Pflicht und Ehre der kantonalen Behörden, angesichts des Notstandes endlich für Abhilfe zu sorgen. Sie verlangte deshalb die Erstellung einer «abgesonderten Abteilung des Kantonsspitals für Schwachsinnige, Blödsinnige, unheilbare Irre».

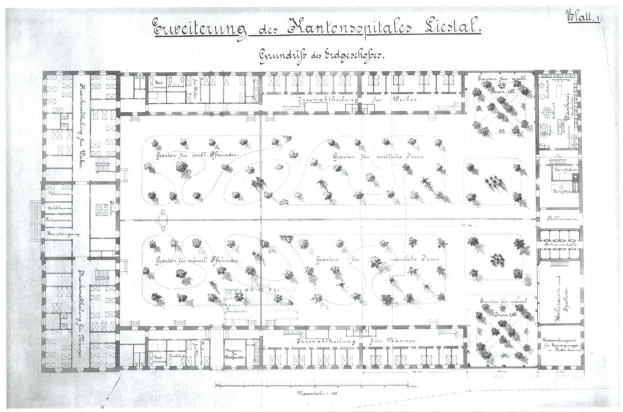

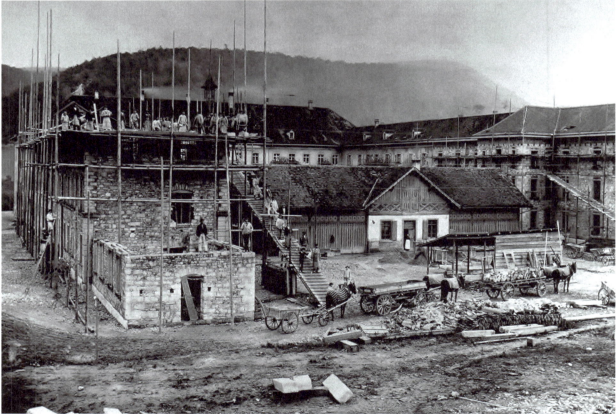

DIE ERWEITERUNG DES KANTONSSPITALS In der «Pfrund» regierten trotz der Herauslösung der Krankenabteilung wie bis anhin erbärmliche Zustände: Da die Gründe für die permanente Überfüllung bestehen blieben, platzte das Kantonsspital weiterhin aus allen Nähten. Es kostete Zeit und Kraft, bis die finanziellen Hindernisse überwunden und das Spital erweitert werden konnte. 1888/89 wurde es wesentlich vergrössert, indem die Flügelbauten verlängert und der Hof gegen den Bahndamm mit einem Ökonomiegebäude abgeschlossen wurde. Bis zum Bau eines separaten Hauses für die psychisch kranken Menschen nach dem Vorbild des neuen Krankenhauses sollte es noch knapp 50 Jahre dauern.

Aufbau einer psychiatrischen Versorgung

Als im November 1885 der Amtsbericht 1884 im Landrat behandelt wurde, versuchte der Regierungsrat die Dringlichkeit einer sofortigen Lösung zunächst noch in Abrede zu stellen. Vom Landrat wurde er jedoch mit der Prüfung des Anliegens der Spitalkommission beauftragt.[179] Vier Monate später legte der Regierungsrat seinen Bericht vor und musste die Überfüllung, die sich insbesondere auf der Irrenabteilung «sehr fühlbar gemacht» habe, eingestehen – wenn auch mit etwas gewundenen Worten: «Angesichts dieser tatsächlichen Verhältnisse und dieser mehrfachen, sehr grossen Übelstände kann die Beantwortung der Frage, ob hier Abhilfe soll getroffen werden, keine zweifelhafte sein; diese Frage muss unserer Ansicht nach bejaht werden.»[180] Allerdings sollte kein Neubau, sondern eine Erweiterung des bestehenden Kantonsspitals realisiert werden.

Nachdem 1887 auch der Landrat seine Zustimmung erteilt hatte, wurden 1888/89 gemäss diesen Plänen die bestehenden Flügelbauten erhöht und verlängert. Vor dem Eisenbahndamm wurde zudem ein neues Ökonomiegebäude erstellt, um die Anstalt in dieser Richtung abzuschliessen. Die um die neuen Flügelbauten erweiterte Irrenabteilung konnte neu 124 Insassen, 62 Männer und 62 Frauen, aufnehmen. Die beiden geschlechtergetrennten Abteilungen enthielten je 15 Zellen, 15 Schlafzimmer, einen Esssaal, ein Arbeitszimmer, eine Badeeinrichtung und drei Wärterzimmer.[181] Zusammen mit dem vorhandenen Platz für 335 Pfründer sei gewährleistet, dass die Erweiterung «auf Jahrzehnte hinaus nach jeder Richtung genügen wird», gab sich der Regierungsrat zuversichtlich.

Besonderes Gewicht wurde neu auf die Einrichtung einer Abteilung für die sogenannten «Irren I. Klasse» gelegt. Diese Privatpatienten bekamen eine «bessere Beköstigung» aus der benachbarten Krankenhausküche, ihre Zimmer befanden sich im ersten Stock. Zudem wurde nun auch ein ständiger Assistenzarzt angestellt, der unter der Anleitung und Aufsicht des Anstaltsarztes – des nebenamtlich tätigen Chefarztes des Krankenhauses – tätig wurde. Damit auch begüterte Familien ihre psychisch kranken Angehörigen der «Pfrund» ohne grössere Bedenken anvertrauten, kam dem Arzt eine besondere Verantwortung zu. Dieser hatte «für eine richtige Behandlung der Insassen der Irrenabteilung besorgt zu sein»[182]. Indirekt ist dies das Eingeständnis des Regierungsrates, dass die ärztliche Versorgung der psychisch Kranken bisher absolut mangelhaft war. Vor allem vermögendere Kreise begegneten Zwangs- und Armenanstalten wie der «Pfrund» damals mit grossem Misstrauen.[183] Die aus wirtschaftlichen Gründen interessanten Patientinnen und Patienten leiteten nun einen ersten Umschwung bei der ärztlichen Versorgung ein – der Regierungsrat vermutete eine grössere Anzahl von Kranken, für die in auswärtigen Anstalten hohe Pflegegelder bezahlt würden, die er noch so gerne nach Liestal umlenken wollte. Der Regierungsrat hatte zudem ein allgemeines Interesse daran, die Vorbehalte gegenüber dem Kantonsspital abzubauen.

Ob in der Allgemein- oder in der Privatabteilung – explizit sollten weiterhin nur «unheilbare Irre» im Kantonsspital aufgenommen werden. Erwähnt wird aber auch eine «ganz minime Zahl von heilbaren Irren», die in auswärtigen Heilanstalten untergebracht werden müssten. So habe man es bis anhin immer gehandhabt. Nach Abschluss der Bauarbeiten sollte jedoch geprüft werden, ob beispielsweise mit Basel-Stadt ein besonderer Vertrag abgeschlossen werden sollte.[184] Dort war 1883 beschlossen worden, mit der Friedmatt eine neue Heil- und Pflegeanstalt für akut und chronisch Kranke zu bauen. Als erste Irrenanstalt in der Schweiz wurde die Friedmatt im sogenannten Pavillonsystem erbaut, um die verschiedenen Krankenkategorien räumlich voneinander trennen zu können. Mit Friedrich Brenner (1809–1874) und seinem Nachfolger Ludwig Wille (1834–1912) waren im Markgräflerhof und ab 1886 in der Friedmatt wissenschaftlich tätige Psychiater

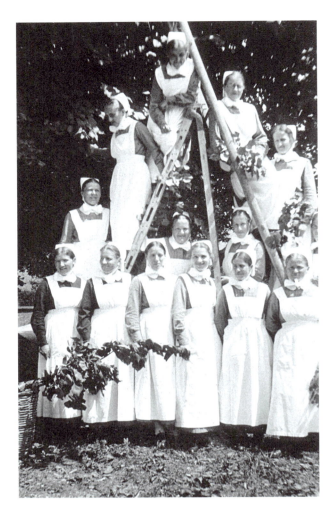

DIAKONISSEN Nach der Eröffnung des Neubaus 1854 wurden in der Pflege neben unqualifizierten «Wärtern» die Schwestern des evangelischen Diakonissenhauses Riehen eingesetzt. Von 1925 bis 1952 kamen die Diakonissen vom 1917 gegründeten Diakoniewerk Siloah im bernischen Gümligen, die insbesondere auf der Frauenseite der Irrenabteilung eingesetzt wurden. Im Sommer zur Erntezeit verbrachten die Diakonissen einen Teil ihrer freien Zeit auf ihrem Kirschbaum in Seltisberg ob Liestal, wie auf dem Bild aus den frühen 1930er-Jahren zu sehen ist.
Erst 1889 war auf der Irrenabteilung auch ein ständiger Assistenzarzt angestellt worden, der unter der Aufsicht des Chefarztes des Krankenhauses für die «richtige Behandlung» der psychisch Kranken zuständig war.

als Anstaltsärzte beschäftigt, die als Psychiatriedozenten auch an der Universität Basel wirkten. Gemäss dem damaligen Stand des Wissens setzten sie medizinisch-psychiatrische Therapieformen ein und behandelten neben unheilbaren auch heilbare Kranke.[185] In Liestal war dieses Wissen schlicht und einfach nicht verfügbar.

Rund 20 Jahre später waren die in Aussicht genommenen Vertragsverhandlungen mit anderen Kantonen zur Unterbringung der «heilbaren Geisteskranken» jedoch noch immer nicht vom Fleck gekommen. Anfang 1912 fragte die Finanzdirektion in den Kantonen Basel-Stadt, Aargau, Solothurn und Luzern nach, ob vertragliche Abmachungen denkbar seien. Die Antworten fielen allesamt negativ aus. Um nicht an der Versorgung der eigenen Kantonsangehörigen gehindert zu werden, könne man keine vertraglichen Verpflichtungen eingehen. Man sei jedoch bereit, zu den üblichen Bedingungen heilbare Geisteskranke aufzunehmen, sofern ein Platz frei sei. Baselland blieb somit keine andere Wahl, als weiterhin von Fall zu Fall Platzierungen vorzunehmen.[186] 1912 befanden sich immerhin 17 Patientinnen und Patienten aus Baselland in der Friedmatt in Basel.[187] Und in der Sonnhalde, der «evangelischen Heilanstalt für weibliche Gemütskranke» in Riehen, befanden sich 1911 16 Patientinnen – mit steigender Tendenz.[188]

Projektierung einer «vollständigen Anstalt»

In seinem Bericht zur Erweiterung des Kantonsspitals zog der Regierungsrat insbesondere über die Massnahmen zugunsten der psychisch Kranken ein positives Fazit: «Die im Interesse unserer altersschwachen und hilfsbedürftigen Landesangehörigen, vor allem aber zu Gunsten der Geisteskranken und Irren, der Aermsten unter den Armen, durchgeführte bauliche Erweiterung unseres Kantonsspitals darf als eine schöne und grosse Leistung unseres kleinen Gemeinwesens auf sozialem Gebiete bezeichnet werden; der Bau sowie er nunmehr dasteht, wird eine Zierde des Landes bilden und es gereicht derselbe dem Kanton sowie der Bevölkerung, welche die nötigen Mittel bewilligt hat, zur Ehre.»[189]

Wie erwähnt, war die «Pfrund» nach wie vor nicht zur Aufnahme von «heilbaren Geisteskranken» bestimmt. Ganz im Gegenteil – 1909 wurde im Verwaltungsreglement nochmals bekräftigt, dass die Irrenabteilung «nur zur Unterbringung von unheilbaren Geisteskranken, Schwach- und Blödsinnigen dienen soll und bis jetzt auch gedient hat»[190]. Ohne Aussicht auf Rehabilitierung und Wiedereingliederung blieben diese Patientinnen und Patienten ein Leben lang in der Anstalt. Somit wiederholte sich die Geschichte. Es kam, wie es kommen musste – nach einiger Zeit war die Irrenabteilung wieder überfüllt. 1911 befanden sich 69 Männer und 95 Frauen auf der Irrenabteilung, insgesamt 164 Kranke. Das waren 40 Insassen mehr als ursprünglich vorgesehen. Wie früher wurden Arbeitsräume in Schlafsäle umgewandelt, um Platz zu schaffen. Zudem wurden noch mehr Betten in die Schlafsäle gestellt.

Günstig haben sich diese Massnahmen auf das Anstaltsleben nicht ausgewirkt, wie die Verwaltungskommission des Landarmengutes zugeben musste: «Durch die Umwandlung der Arbeitsräume ist die Beschäftigung der noch arbeitsfähigen Irren wesentlich erschwert oder zum Teil verunmöglicht worden, ein Missstand, der sich, gleich wie der Platzmangel, namentlich auf der Weiberabteilung geltend macht und nach baldiger Abhilfe ruft.»[191] Eng wurde es insbesondere auch bei schlechtem Wetter, wenn ein Ausweichen nach draussen erschwert war: «Es müssen sich bei ungünstigem Wetter sämtliche Irren eng beisammen in den Gängen, soweit diese noch Platz bieten, oder in ihren Zellen aufhalten, was namentlich in sanitarischer Beziehung von sehr ungünstigem Einflusse ist.» Zudem fehle es an geeigneten Räumlichkeiten für die «ganz unruhigen Patienten» und an zweckmässigen Einrichtungen für die Beruhigungsbäder für die Kranken.[192]

Um den prekären Raumverhältnissen abzuhelfen, plädierte der Regierungsrat für die Erstellung eines Neubaus mit 40 bis 50 Betten oder den Ankauf eines Hofes für «die noch arbeitsfähigen, jedoch unheilbaren Irren». Obwohl der Bau einer eigenen Irrenanstalt unbestritten die idealste und geeignetste Lösung darstellte, wurde diese Variante vom Regierungsrat verworfen – er zweifelte an der Bereitschaft der Bevölkerung, für die Anstalt während mehrerer Jahre einen Zuschlag auf die Staatssteuer zu bezahlen.[193] Die Spezialkommission des Landrates schätzte die Situation jedoch anders ein. Nachdem sie sich anfänglich noch auf der Linie des Regierungsrates befunden hatte,[194] änderte sie ihre Meinung insbesondere nach einem Augenschein in der Irrenabteilung des Kantonsspitals in Liestal sowie einem Besuch in der Friedmatt in Basel. Um den bestehenden Missständen abzuhelfen, verlangte sie den Bau einer «eigenen Irrenanstalt für heilbare und unheilbare Geisteskranke»[195]. Beim Landrat wurde deshalb beantragt, für «den Bau einer neuen vollständigen Irrenanstalt nach Pavillonsystem ein Projekt ausarbeiten zu lassen»[196]. Es sei die Pflicht des Kantons, endlich auch den heilbaren Irren Gelegenheit zu geben, angemessen versorgt zu werden und wieder zu gesunden – zumal die Kapazitäten ausserkantonaler Anstalten bekanntlich begrenzt seien.[197]

Es sollte jedoch noch rund 20 Jahre dauern, bis 1934 mit der Eröffnung und dem Bezug der Heil- und Pflegeanstalt Hasenbühl ein neues Zeitalter in der Versorgung der psychisch kranken Menschen im Kanton Basel-Landschaft eingeläutet werden konnte.

DIE KANTONALE HEIL- UND PFLEGEANSTALT HASENBÜHL VON 1934

Rund 20 Jahre vergingen von den ersten Planungen bis zur Eröffnung der neuen Anstalt auf dem Hasenbühl in Liestal im Jahr 1934. Die für den Bau erforderlichen Mittel mussten in den Zwischenkriegsjahren auf dem Weg von Sondersteuern eingetrieben werden. Dann war der Weg endlich frei für die Beendigung der desolaten Verhältnisse im chronisch überbelegten Kantonsspital. Die neue Heil- und Pflegeanstalt wurde nach dem Pavillonsystem erbaut – allerdings nicht nach dem ausgiebig studierten Vorbild der Psychiatrischen Klinik Friedmatt in Basel, in der die einzelnen Abteilungen in Klein-Pavillons untergebracht wurden, sondern als Gross-Pavillon mit allen Abteilungen unter einem Dach. Neben der Beseitigung des Platzmangels konnte nun eine sinnvolle Trennung der Kranken durchgeführt werden. Die Kategorien richteten sich nach dem sozialen Verhalten der Patientinnen und Patienten. Für Frauen und Männer gab es je eine unruhige und halbruhige Abteilung, eine Abteilung für Schwermütige und eine für allgemein Pflegebedürftige. Endlich konnten nun auch heilbare Kranke in Liestal behandelt werden. Zwar wären die Patienten auch früher heilbar gewesen, aber die damals in Liestal angewandten Methoden waren dafür ungeeignet. Die «Pfrund» bestand weiter und nahm nach dem Umbau die chronischen Fälle auf. Als Abteilung gehörte sie betrieblich zum «Hasenbühl». Die Heil- und Pflegeanstalt verfügte seit 1932 mit Dr. Georg Stutz über einen eigenen Chefarzt. Auch wenn der Anstaltsalltag nicht ganz ohne Zwangsmittel wie beispielsweise Isolierungen, Handschuhe oder Bettgürtel auskam, konnten die Zwangsmassnahmen doch reduziert werden dank verbesserter Arbeitsbedingungen und der Ausbildung des Pflegepersonals sowie einer besseren Personaldotierung. Neben der gestiegenen Qualifikation des Pflegepersonals ermöglichten insbesondere die Einführung des Zehnstundentages und die sorgfältige Einteilung des Arbeitsplanes Verbesserungen bei der Behandlung der Patientinnen und Patienten. Geduld mit den Kranken und Aufmerksamkeit im Dienst lösten Abstumpfung und Ermüdung infolge allzu langer Dienste mehr und mehr ab. Mit der externen Familienpflege wurde zudem eine freiere Form der Behandlung eingeführt, auch wenn die Anstaltspsychiatrie bzw. die stationäre Behandlung nicht grundsätzlich in Frage gestellt wurde: Therapeutisch sollte der Kranke durch Teilnahme am Familienleben wieder sozialisiert werden, wobei die psychiatrische Familienpflege unter der Kontrolle der Anstaltspsychiater blieb. Neben therapeutischen waren auch organisatorische und ökonomische Aspekte bestimmend. Es wurde für die Kranken nun generell etwas leichter, wieder aus der Anstalt herauszukommen.

Ein normaler Arbeitstag im Frühherbst 1936: Es trafen sich der Chefarzt Dr. Georg Stutz, die zwei Abteilungsärzte Dr. Girsas Puliarevitsch, Dr. Nicolaus Judovits und die Abteilungsärztin Dr. Lubow Baliasny sowie die Oberschwester und der Oberpfleger zum täglichen Rapport. Seit gut zwei Jahren war die neue Heil- und Pflegeanstalt in Betrieb. Nur unwesentlich länger, seit 1932, war Dr. Stutz im Amt. Verschiedene Neuerungen und neue Heilmethoden konnten unter seiner Leitung seither eingeführt werden, auch wenn die Anstaltspsychiatrie bzw. die stationäre Behandlung nicht grundsätzlich in Frage gestellt wurde.

Anstaltsalltag im «Hasenbühl» im Jahr 1936

Der Rapport[198] startete mit dem mündlichen Bericht der Oberschwester und des Oberpflegers über die Vorkommnisse der letzten 24 Stunden und besonders der vergangenen Nacht. Auf einem Formular wurden die wichtigsten Ereignisse festgehalten. Von den 280 verfügbaren Betten in sämtlichen Abteilungen im Alt- und Neubau waren 260 besetzt. In der Aufnahmeabteilung der Männerseite musste Platz gemacht werden. Ein genesender Kranker wurde deshalb aus der geschlossenen, ständig überwachten Abteilung in ein Haus versetzt, dessen Türen gegen den Garten offen waren und ihm dadurch die gewünschte und notwendige Bewegungsfreiheit boten. Er fand dort nur ruhige Kameraden, die bald austreten konnten oder nur vorübergehend zur Kur in der Anstalt weilten. Zwei Patienten mussten zum Zahnarzt gehen. Sie wurden mit dem Auto dorthin geschickt, um zu verhindern, dass der eine wie schon früher fremde Leute auf der Strasse ansprach. Ein Pfleger begleitete die beiden. Eine Patientin musste sich an diesem Tag bei ihrem zukünftigen Arbeitgeber vorstellen und brauchte ein Taschengeld für ihre kleine Reise.

ARBEITSTHERAPIE Im alten Kantonsspital an der Rheinstrasse mussten wegen der Überfüllung immer wieder Arbeitsräume in Schlafsäle umgewandelt werden, um Platz zu schaffen. Dadurch wurde die Beschäftigung der noch arbeitsfähigen Patientinnen und Patienten wesentlich erschwert oder zum Teil gänzlich verunmöglicht. In der neuen Anstalt konnten endlich genügend Werkstätten für die Arbeitstherapie zur Verfügung gestellt werden, sodass der überwiegende Teil der psychisch Kranken einer Beschäftigung nachgehen konnte. Der wegen psychischen Störungen aufgrund von Alkoholmissbrauch in der Klinik weilende Mann klebte Tüten, die Schizophrenie-Patientin arbeitete als Weberin.

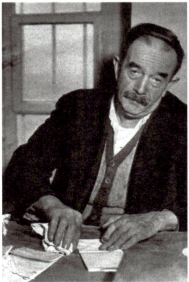
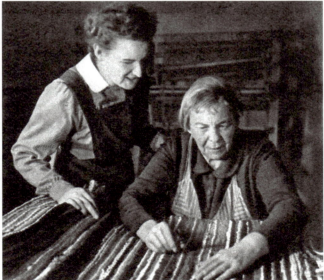

Auf dem Rapportformular wurden weitere Ereignisse festgehalten. Von den bettlägerigen, körperlich kranken Patienten hatte niemand Fieber. Zwei Kranke, die gerade eine Schlafkur durchmachten, zeigten keine auffallenden Symptome. Vier Männer- und zwei Frauengruppen, je unter der Leitung einer Pflegeperson, waren im Garten beschäftigt. In den Werkstätten, den Nähstuben, in der Glätterei und Wäscherei hatte sich der Patientenbestand nicht verändert. Von den 260 Patientinnen und Patienten hatten am Vortag alle bis auf 15 irgendetwas gearbeitet. Die meisten waren während der ganzen Arbeitszeit von 8 bis 11 Uhr und von 13 bis 17 Uhr bei ihrer Tätigkeit. Ein neuer Auftrag für die Herstellung von Papiersäcken, die in den Abteilungen gefalzt und geklebt wurden, war noch nicht eingetroffen. Würde deshalb eine Pause in der Beschäftigung eintreten, sollten Holzspielsachen bemalt werden, eine Abteilung gründlich geputzt oder einer der abgeschlossenen Gärten instand gesetzt werden. Für jede und jeden der Patientinnen und Patienten wurde die Tätigkeit individuell ausgewählt, sie musste dem Gesundheitszustand und den Fähigkeiten entsprechend einfach oder anspruchsvoll sein. Drei Patientinnen, die bisher unter Aufsicht in der Abteilung mit Nähen, Sticken und Stricken beschäftigt waren, wurden in die Lingerie und in den Garten geschickt, wo sie mehr sich selbst überlassen waren. Ein 14-jähriger Epileptiker, dessen Anfälle in den zurückliegenden Wochen selten geworden waren, sollte Schulunterricht geniessen. Mit dem Lehrer der Anstalt, einem ehemaligen Kaufmann, sollte der Abteilungsarzt den Stundenplan festlegen. Zwei Kranke erhielten die Erlaubnis, an zwei Wochentagen, am Sonntag und in der arbeitsfreien Zeit frei auszugehen. Beide mussten sich mündlich verpflichten, zur üblichen Zeit zurückzukommen.

Am Rapport wurden auch die Anordnungen für ein bald stattfindendes Gartenfest besprochen. Mehrere Patienten hatten Musikstücke eingeübt, Gedichte auswendig gelernt, einer hatte eine Schnitzelbank verfasst, die aus Pflegern bestehende Hauskapelle sollte zum Tanz aufspielen.

Stationäre und ambulante, chronische und heilbare Patienten

Auch die Ärzte rapportierten über die ihnen anvertrauten Kranken. Die verschiedenen Beobachtungen wurden miteinander verglichen, einzelne Symptome wurden diskutiert. Einer der Ärzte referierte eingehend über einen Patienten, der seit acht Tagen in der Anstalt weilte und dessen Beobachtung vorläufig abgeschlossen war. Die Untersuchungsergebnisse, die seelischen und körperlichen Krankheitssymptome, die psychologischen Tatsachen und die Angaben der Angehörigen wurden zusammengestellt. Der Behandlungsplan wurde aufgestellt und der Abteilungsarzt mit dessen Durchführung beauftragt.

Die Konferenz hatte bis in den späten Vormittag gedauert. Sie wurde häufig unterbrochen durch telefonische Meldungen von den Abteilungen. Ein Kranker fühlte sich nicht wohl, ein anderer war unruhig geworden und musste von der ruhigen in die unruhige Abteilung versetzt werden, wo er die Umgebung weniger störte. Die Angehörigen des am Vortag eingetretenen Kranken waren gekommen, um Auskunft zu geben und Rat zu holen. Andere Besucher waren gekommen, um sich in der Sprechstunde ambulant behandeln zu lassen.

Nach Abschluss der Konferenz blieb den Ärzten Zeit, um sich der individuellen Behandlung der Kranken zu widmen. Dem Bedürfnis jedes seelisch Leidenden nach Aussprache unter vier Augen sollte entsprochen werden. Einzelne Nervöse machten eine psychoanalytische und hypnotische Behandlung durch, anderen konnte mit medikamentösen Kuren geholfen werden. Die Durchführung von zwei Schlafkuren nahm die Zeit eines Arztes und eines Pflegers während mehrerer Tage fast ausschliesslich in Anspruch. Eine aufwendige ärztliche Betreuung verlangten auch die Insulin-, Cardiazol- und Fieberkuren.

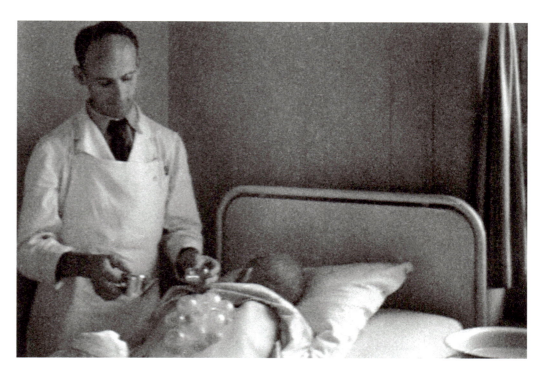

PATIENT MIT SCHRÖPFGLÄSERN Erst im Zusammenhang mit der Einrichtung einer Abteilung für Erstklasspatienten im Jahr 1889 war ein ständiger Assistenzarzt für die Irrenabteilung angestellt worden. Nachdem zwischenzeitlich eine weitere Assistenzarztstelle eingerichtet worden war, hatte die kantonale Heil- und Pflegeanstalt seit 1932 auch einen eigenen Chefarzt. Die drei Ärzte widmeten sich der individuellen Behandlung, wobei jeder Arzt etwa 75 Patientinnen und Patienten zu betreuen hatte. Bei der Wahl der Behandlungsmethoden sollte den Bedürfnissen der psychisch Kranken möglichst entsprochen werden, wie etwa beim Schröpfen, das auf dem Bild von den Pflegern im alten Kantonsspital durchgeführt wurde.

Wenn auch jeder Arzt ca. 75 Kranke zu betreuen hatte, so blieb ihm doch Zeit, sich den besonders Bedürftigen zu widmen. Immerhin ein Drittel bis die Hälfte der Patientinnen und Patienten galten als chronisch Kranke, die hauptsächlich durch die vom Pfleger geleitete kollektive Arbeitstherapie behandelt wurden. So blieb den Ärzten mehr Zeit für die verbleibenden Fälle.

Sondersteuern für den Neubau

Die Mittel für den Anstaltsneubau, in dessen Mittelbau der tägliche Rapport durchgeführt wurde, waren seit 1920 durch Sondersteuern in Form von dreimaligen «Zuschlagssteuern» generiert worden.[199] Die grossen Ansprüche an den Staat während des Ersten Weltkriegs hatten es verunmöglicht, für den Neubau eine Vorfinanzierung zu bilden. Deshalb war ein Sondereffort der Bevölkerung erforderlich, um die Gelder bereitzustellen. Seit dem 1. Juli 1931 war mit dem Bau der neuen Anstalt begonnen worden.[200]

Rund eineinhalb Jahre später, im Februar 1933, empfing Dr. Georg Stutz als neuer Chefarzt die kantonalen Pressevertreter im Vortragssaal der alten Anstalt, der «Pfrund». Bereits im Herbst zuvor hatte FDP-Nationalrat Arnold Meyer aus Pratteln als bauleitender Architekt die Tagespresse durch den Rohbau der neuen Anstalt auf dem Hasenbühl geführt. Beim Gang durch die Räume sollte ein erster Einblick in die «praktische, moderne Heiltherapie für Geisteskranke»[201] gewonnen werden. Nun fassten die Vertreter der Heil- und Pflegeanstalt nach: Nachdem Meyer die Aufsichtsgremien über Mehrkosten von rund einer halben Million Franken beim Bau der neuen Anstalt informieren musste,[202] sollte neben

An das Volk von Baselland!

Sonntag den 7. Juli hat das Baselbietervolk darüber zu entscheiden, ob es dem Staate mehr Mittel geben will.

Jeder Einsichtige weiß, daß heute ohne vermehrte Einnahmen nicht mehr auszukommen ist.

Trotzdem die Staatskasse dringend großer Zuschüsse bedarf, soll **der dritte Teil der Einnahmen der Erhöhung der Staatssteuer für die Erweiterung der Einrichtungen und des Betriebes des kantonalen Kranken- und Pfrundhauses sowie der Irrenfürsorge verwendet werden.**

Hier ist eine Besserung der Verhältnisse ein Gebot der Menschenpflicht.

Die Zuschlagssteuer läßt die Einkommen unter Fr. 3000 und die Vermögen unter Fr. 10,000 frei von jeder Erhöhung der Staatssteuer. Durch die Zuweisung eines Drittteiles des Ertrages an das Kranken- und Pfrundhaus kommt der Geist des Entgegenkommens für die Schwachen, der das ganze Gesetz durchdringt, noch mehr zur Geltung.

Das Volk von Baselland wird seinen Armen und Kranken helfen. Es erleichtert damit auch die Lasten der Armenkassen. Es dürfen die Aermsten der Armen nicht im Stiche gelassen werden.

Wer will, daß der Staat seine Aufgaben erfüllen kann, stimmt

Ja!

Wer will, daß die dem Staate geben, welche die Mittel haben, stimmt

Ja!

Wer den Armen und Kranken unseres Volkes helfen will und ein Herz für die Aermsten der Armen sich bewahrt hat, stimmt am nächsten Sonntag

Ja!

Die
Verwaltungskommission des Landarmengutes:
Dr. Tanner, Regierungsrat, Liestal,
J. Eglin, alt Oberrichter, Muttenz,
Dr. Straumann, Nationalrat, Waldenburg,
J. Schäublin, Landrat, Gelterkinden,
A. Anliker, Oberrichter, Itingen.

Die Spitalkommission:
Dr. Straumann, Nationalrat, Waldenburg,
C. Buess, Landrat, Buus,
Dr. H. Augustin, Landrat, Allschwil,
H. Baumgartner, Oberrichter, Liestal.
T. Seiler, Kaufmann, Liestal.

ABSTIMMUNG ÜBER SONDERSTEUERN FÜR EINEN NEUBAU Um den prekären Raumverhältnissen abzuhelfen, war der Neubau einer eigenen Anstalt für die psychisch Kranken seit 1910 ein stetes Thema. Obwohl der Regierungsrat an der Bereitschaft der Bevölkerung zweifelte, für die Anstalt während mehrerer Jahre einen Zuschlag auf die Staatssteuer zu bezahlen, stimmte der Landrat der Projektierung einer «eigenen Irrenanstalt für heilbare und unheilbare Geisteskranke» zu. Ab 1920 wurde dreimal über die Erhebung von Sondersteuern abgestimmt, dreimal stimmte die Bevölkerung zu – so auch in der Abstimmung vom Juli 1929, die durch den abgebildeten Abstimmungsaufruf dokumentiert wird.

dem Landrat auch die weitere Öffentlichkeit davon in Kenntnis gesetzt werden. Die Absicht war klar: Da man etwas vollmundig für sich selbst die Devise ausgegeben hatte, ein «Höchstmass an menschlichem Gut – die Gesundheit – mit dem geringsten Aufwand an wirtschaftlichen Mitteln»[203] zu erzeugen, stand man nun unter einem erheblichen Rechtfertigungsdruck.

Die Kostensteigerung von 1,75 auf 2,25 Millionen Franken war für alle Beteiligten eine Überraschung der unangenehmen Art. In der vom Landrat für die Beratung der Kostenüberschreitung eingesetzten Kommission sprach der Präsident, Landrat J. Meyer aus Liestal, jedenfalls von einer «ernsten und heiklen Angelegenheit»[204]. Insbesondere der Architekt musste sich stark tadeln lassen. Süffisant erkundigte sich etwa Landrat F. Häring aus Frenkendorf, ob sich die grosse Überschreitung auch im Architektenhonorar bemerkbar mache.[205] SP-Nationalrat und Landrat Johannes Surbeck aus Binningen versicherte, dass wegen der Kreditüberschreitung nicht gerade eine Volksbewegung auf die Beine gestellt werde, aber man dürfe «eine gerechte Kritik nicht unterbinden». Im Volk sei die Meinung vertreten, dass Staat und Banken zu teuer bauen und die notwendige Vorsicht nicht angewendet werde. Wenn man heute das Volk auch beschwichtigen könne, so bleibe doch ein Stachel zurück.[206]

Die Kostenüberschreitung rührte insbesondere vom schlechten und schwer beeinflussbaren Baugrund her – entgegen dem geologischen Gutachten von 1929, das einen guten Baugrund ausgewiesen hatte. Zudem arbeiteten im Rahmen des kantonalen Beschäftigungsprogramms für Arbeitslose während der Weltwirtschaftskrise insgesamt 82 Personen auf der Baustelle. Bei diesen «Notstandsarbeiten» wurden verschiedene Erdarbeiten nicht mit dem Bagger, sondern in Handarbeit von den Arbeitslosen ausgeführt. Das Prinzip dieser «produktiven Arbeitslosenhilfe» bestand darin, mit subventionierten Projekten Arbeit zu schaffen, um möglichst viele Arbeitslose beschäftigen zu können.[207] Dies verursachte beim Klinikneubau Mehrkosten von 50'000 Franken.[208] Solche und weitere Begründungen für die Mehrkosten änderten grundsätzlich nichts an der recht harschen Kritik. Diese wird verständlich, wenn berücksichtigt wird, dass in dieser Zeit angesichts der düsteren Wirtschaftsprognosen nur zurückhaltend Investitionen in das Gesundheitswesen getätigt wurden. In der Wirtschaftskrise der Zwischenkriegszeit hatte eine extreme Sparpolitik eingesetzt, von der auch die Anstaltspsychiatrie betroffen war.[209]

Die Baukosten – ein Fall für die Geschäftsprüfungskommission

Taktisch am besten schien es Dr. Georg Stutz zu sein, die Pressevertreter durch die alten Baulichkeiten zu führen. Mit sicherem Gespür für die Wirkung der Berichterstattung, die exakt zwischen der ersten und der zweiten Sitzung der landrätlichen Kommission veröffentlicht wurde, sollten allen die prekären Raumverhältnisse im überfüllten Kantonsspital an der Rheinstrasse vor Augen geführt werden. Sein Plan ging voll auf: «Die anfängliche Neugierde machte während dieses Rundganges von Zimmer zu Zimmer und Zelle zu Zelle einer Beklommenheit Platz, die erst schwand, als wir dieser Stätte der ganz Armen den Rücken kehrten», schrieb etwa der Berichterstatter des in Arlesheim erscheinenden *Tagblattes für das Birseck, Birsig- und Leimental*. «Tiefgerührt von dem vielen Elend und den trostlosen Zuständen» habe man «die einzige Freude davongetragen in der Zuversicht, dass mit der Eröffnung der neuen Anstalt auf Häslirain» – wie das *Tagblatt* in dem ihm eigenen Unterbaselbieter Lokalkolorit das «Hasenbühl» nannte – «allen ein menschenwürdiges Dasein geboten wird und dafür ist die aufgewendete Summe, auch wenn sie den Vorschlag überschritt, nützlich angelegt».[210] Dr. Stutz nahm diese

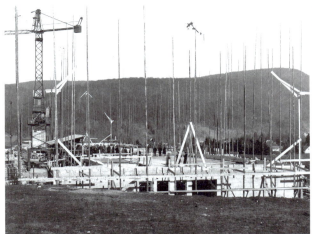 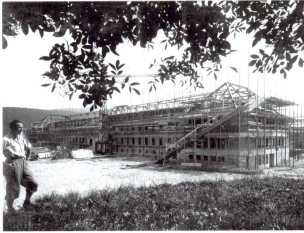

DAS «HASENBÜHL» IM BAU 1,75 Millionen Franken waren für den Bau der neuen Anstalt bewilligt worden, die letztlich 2,5 Millionen Franken kosten sollte. Die Kostenüberschreitung wurde im Kantonsparlament stark kritisiert, jedoch aufgrund der menschenunwürdigen Verhältnisse in der «Pfrund», die damit abgelöst werden konnten, letztlich akzeptiert. Beim Neubau wurden im Rahmen des kantonalen Beschäftigungsprogrammes für Arbeitslose während der Weltwirtschaftskrise auch Arbeitslose eingesetzt. Bei diesen «Notstandsarbeiten» wurden verschiedene Erdarbeiten wie etwa der Aushub von den Arbeitslosen in Handarbeit ausgeführt.

Unterstützung dankbar entgegen: «Mit ihren Ausführungen haben Sie sicher manche Vorurteile zerstört, ich bin Ihnen für diese Mitarbeit ganz besonders dankbar», schrieb er der Redaktion des *Tagblattes*, nachdem der Artikel wie geplant erschienen war.[211]

Auch in der Landratskommission selbst liess Dr. Stutz nichts anbrennen. Beim Eintreten auf die Vorlage wies er ausführlich auf die Mängel der alten Anstalt hin. Die Irrenabteilung – im Jahr 1932 waren dort 202 Personen untergebracht – sei chronisch überbelegt: «Es fehlt überall an Platz, obwohl nun jeder Boden eine für sich abgeschlossene Abteilung enthält, während früher alles offen und untereinander war.» Leider bestehe nur ein einziger Ausgang und auch nur ein einziger Hofraum zur Bewegung in frischer Luft, die abteilungsweise Beaufsichtigung im Freien erfordere viel Personal. Auch die sanitären Einrichtungen befanden sich grundsätzlich in einem prekären Zustand: «Auch sind nur 4 Badewannen für Männer und deren 3 für Frauen vorhanden, welche zudem noch für Dauerbäder benützt werden müssen. […] Auf je ca. 100 Patienten entfallen bloss 4 Aborte. Auch die Waschgelegenheiten sind sehr primitiv. […] Ungehörig ist auch, dass zum Reinigen der vielen unsaubern Patienten die Bäder benützt werden müssen und dass Irre, die noch an Körperkrankheiten leiden, nicht besonders behandelt werden können.» Es fehle an Ess-, Aufenthalts- und Arbeitsräumen, sodass sich die Patienten in den Gängen aufhalten müssten.[212]

Anschliessend wurde auch die Kommission «unter Führung und trefflicher Erklärung der Räume und der Art der Patienten seitens Herr Dr. Stutz» durch die Irrenabteilung der «Pfrund» geführt. Dies habe «erzeigt, dass die Ausführungen des Chefarztes nur allzu sehr auf Wahrheit beruhen», wie der Protokollsekretär festhielt.[213] Umso erfreuter nahm die Kommission – ebenfalls nach einem Augenschein – Kenntnis von den Verbesserungen, welche die neue Anstalt bringen sollte. Landrat E. Stohler aus Pratteln freute sich stellvertretend für die anderen Kommissionsmitglieder über den «schönen Bau», die Kreditüberschreitung lasse sich rechtfertigen.[214]

Von der Psychiatrischen Poliklinik Basel ins «Hasenbühl»

Lobend anerkannt wurden auch die verbesserte Personalsituation und die sich daraus ergebenden Verbesserungen bei der Pflege der Patientinnen und Patienten. Seit dem 1. April 1932 hatten die kantonale Heil- und Pflegeanstalt – wie die Irrenabteilung nun genannt wurde – und die mit ihr verbundene Krankenabteilung der Pfrundanstalt einen eigenen Chefarzt. Zuvor wurde die medizinische Versorgung von zwei Assistenzärzten wahrgenommen, die dem Chefarzt der kantonalen Krankenanstalt unterstellt waren.[215] Zum selbständigen Chefarzt gewählt wurde der 35-jährige Georg Stutz, der in Pratteln und Liestal aufgewachsen war und zehn Jahre zuvor das Medizinstudium abgeschlossen hatte. Nach Lehr- und Wanderjahren in verschiedenen Kliniken wandte er sich der Psychiatrie zu. Nach seiner Ausbildung in der Heilanstalt Rheinau (Zürich), die im ehemaligen Kloster untergebracht war, trat er 1924 in die Psychiatrische Klinik Friedmatt in Basel ein.

Hier übernahm er unter Prof. Gustav Wolff, dem Direktor der Friedmatt und Lehrstuhlinhaber für Psychiatrie, sowie dessen Nachfolger Prof. Ernst Rüdin zunächst die Leitung der 1923 unter Jakob Klaesi gegründeten Psychiatrischen Poliklinik an der Hebelstrasse 1 in Basel. 1927 avancierte er zum Oberarzt. Nach der Demission Rüdins leitete er interimistisch die Psychiatrische Klinik bis zur Wahl des neuen Ordinarius für Psychiatrie und Direktors der Friedmatt, Prof. John E. Staehelin. Ende der 1920er-Jahre wurde er als Assistenzarzt nach Liestal berufen, wo er unter dem Chefarzt des Krankenhauses, Dr. Arnold Berger, in der «Irrenabteilung» arbeitete. Nach der Loslösung der Heil- und Pflegeanstalt vom Krankenhaus wurde er zu deren erstem Chefarzt gewählt.[216] Nachdem sein Kollege, der bisherige leitende Assistenzarzt Dr. Edmund Seelig, an die Psychiatrische Klinik auf der Insel Rheinau im Kanton Zürich gewählt wurde, war sein Stellenantritt noch dringender geworden. Beim Bau der neuen Anstalt «Hasenbühl», mit der neben der Beseitigung des Platzmangels eine sinnvolle Trennung der Kranken und der Einsatz moderner psychiatrischer Therapien ermöglicht werden sollten, hatte Stutz als verantwortlicher Chefarzt ein gewichtiges Wort mitzureden.[217]

DER ERSTE CHEFARZT Dr. Georg Stutz – auf dem Bild von 1932 vorne in der Mitte zusammen mit den Pflegern und Schwestern der Anstalt, die nach erfolgreich absolvierter Ausbildung diplomiert werden konnten – wurde zum ersten Chefarzt der kantonalen Heil- und Pflegeanstalt in Liestal gewählt. Stutz, der seine Lehr- und Wanderjahre unter anderem an der Psychiatrischen Poliklinik in Basel absolviert hatte und bereits vor seinem Amtsantritt 1932 in der Irrenabteilung in Liestal als Assistenzarzt tätig war, setzte sich von Beginn an für grundlegende Neuerungen ein – insbesondere für die möglichst weitgehende Abschaffung der Zwangsmittel und die Anwendung neuer Heilmethoden.

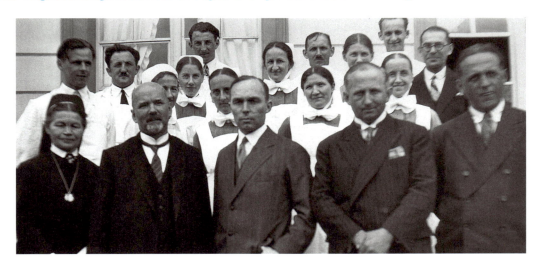

Stutz war nicht zuletzt dank des Einflusses von Jakob Klaesi Psychiater geworden. Bevor Klaesi, der 1923 nach Basel berufen wurde, mit Prof. Gustav Wolff die Psychiatrische Poliklinik gründete, hatte er sich bereits durch seine Schlafkuren mit dem Medikament Somnifen einen Namen gemacht. Diese Kuren hatte er in Zürich in der Psychiatrischen Universitätsklinik Burghölzli, die damals von Prof. Eugen Bleuler geleitet wurde, begonnen. International bekannt wurde er zudem als Psychotherapeut.[218] Stutz wirkte vor seiner Wahl nach Liestal zu einer Zeit in Basel, die insbesondere dank der Eröffnung der Poliklinik als Übergang zu einer moderneren Zeit gesehen werden kann, in der sich auch eine freie Fürsorge etablieren konnte. Prof. John E. Staehelin charakterisierte die neue Institution mit den folgenden Worten: «Die Poliklinik ermöglichte wohl einerseits frühere Entlassungen von Friedmattpatienten, indem deren Behandlung nun ambulant durch die Ärzte fortgesetzt werden konnte; sie führte aber auch zu einer erheblichen Steigerung der Aufnahmen: Die poliklinisch betreuten seelisch Abnormen waren leichter zu bewegen, sich freiwillig in die Anstaltsbehandlung zu begeben, wenn dies ihre Ärzte, zu denen sie gewöhnlich rasch Vertrauen fassten, für erforderlich hielten. Mit der Gründung der Psychiatrischen Poliklinik wurde deshalb eine weitere mächtige Bresche in die früher dicht abschliessenden Anstaltsmauern gebrochen: Die freiheitliche Behandlung der Geisteskranken setzt sich immer kraftvoller durch.»[219]

Mehr Personal – weniger Zwangsmassnahmen

Aber nicht nur bei der Leitung der Anstalt, sondern beim Personal generell waren grosse Veränderungen eingetreten. Zählte das Pflegepersonal im Jahr 1922 bei 160 Insassen auf der Irrenabteilung bloss acht Personen, waren es 1933 bei 180 Insassen 34 «Irrenpflegerinnen und Irrenpfleger» – also eine «Warteperson» auf 5,3 Patientinnen oder Patienten.[220] Insgesamt arbeiteten bei einem Gesamtbestand von 439 Insassen nun 93 Personen in den verschiedenen Abteilungen der Pfrund-, Heil- und Pflegeanstalt. Neben dem Pflegepersonal reichten die Funktionen vom Verwalter über den Chefarzt, den Assistenzarzt, die Hausbeamtin sowie das Büro-, Haus- und Küchenpersonal bis zum Schweinehirten.[221] Auch die Arbeitsbedingungen des Pflegepersonals waren nun ein Thema. Im Jahr 1931 hatte die Liestaler Sektion des Verbands des Personals öffentlicher Dienste (VPOD) beim Regierungsrat verschiedene Forderungen eingereicht. Insbesondere wurde eine Herabsetzung der täglichen Arbeitszeit auf zehn Stunden beantragt. Dieser Forderung wurde in der Folge auf Antrag der Aufsichtskommission entsprochen, obwohl zuvor verschiedene Bedenken geäussert worden waren. Die «Zugestehung» der 60-Stunden-Woche für das Pflegepersonal bedingte eine Erhöhung des Personalbestandes um sechs Stellen.[222]

Nach dem ersten Jahr mit den verkürzten Arbeitszeiten konnte ein positives Fazit gezogen werden. Die ursprünglich geäusserte Befürchtung, dass der Krankendienst durch eine «Unterbrechung während des Tages» leide, konnte klar widerlegt werden: «Die Erfahrungen des abgelaufenen Jahres haben nun aber bewiesen, dass die Pfleger heute viel mehr im Stande sind, den vermehrten Anforderungen an Geduld mit den Kranken, Aufmerksamkeit im Dienst, berufliche Ausbildung, in einem Masse nachzukommen, als dies früher bei einer gewissen Abstumpfung und Ermüdung zufolge allzulanger Dienstzeit möglich war.»[223]

Noch deutlicher wurde Dr. Georg Stutz, als er mit klaren Worten auf den Zusammenhang zwischen der Personaldotierung, der Arbeitsorganisation und dem Einsatz von Zwangsmassnahmen hinwies. Um die einzelnen Krankheiten voneinander getrennt behandeln zu können, wurden auf der Männer- und der Frauenseite der Anstalt je drei in sich geschlossene Abteilungen gebildet. Neben dem bereits vorhandenen Wachsaal für Frauen wurde ein kleiner Wachsaal für Männer eingerichtet, um sie bei Bedarf in einem solchen Beobachtungszimmer streng überwachen zu können. Im Laufe des Jahres konnten die Zwangsmittel wie Handschuhe, Lederriemen oder Gürtel allmählich reduziert werden, um auf Ende des Jahres ganz abgeschafft zu werden, wie Dr. Georg Stutz in seinem ersten ärztlichen Bericht über die kantonale Heil- und Pflegeanstalt von 1932 euphorisch festhielt.[224]

Doch wie auch andere Anhänger des «no restraint system» – des Verzichts auf jede Form mechanischer Zwangsbehandlung in der Psychiatrie – musste Dr. Stutz in der Realität einsehen, dass dem «no restraint» unter den damaligen Voraussetzungen gewisse Grenzen gesetzt waren. So gab es immer wieder Fälle, bei denen die Einsetzung von Zwangsmitteln weiterhin einem Anstaltsbedürfnis entsprach. So berichtete er etwa im ärztlichen Bericht 1938 von tagelang dauernden Isolierungen bei acht Kranken, zudem sei ein an den Folgen von Enzephalitis – einer meist durch Viren ausgelösten Gehirnentzündung – leidender Patient fast ununterbrochen isoliert worden. Kurze Isolierungen von viertel- bis mehrstündiger Dauer seien häufig zur Anwendung gekommen. Sechs an Schizophrenie leidende Patientinnen und Patienten hätten wegen körperlicher Erkrankungen wie Abszessen oder Knochenbrüchen, die absolute Ruhe erforderten, sowie lang andauernden motorischen Erregungen mit dem Bettgurt und Handschuhen ruhiggestellt werden müssen.[225]

Der Einsatz dieser Zwangsmittel sollte jedoch die Ausnahme bilden. So hielt Stutz auch einige Jahre später fest, dass Zwangsmittel verpönt seien und nur mit besonderer Bewilligung von ihm angewandt werden dürften: «Handschuhe und Bettgürtel werden nur verordnet, wenn die psychische Erkrankung die Behandlung eines Körperleidens gefährdet. Es gibt keine Dauerisolierungen und keine Gitterbetten. Die Dauerbäder werden höchst selten verordnet und dann nur für die Zeit von einigen Stunden.»[226]

AUSBILDUNG FÜR PFLEGERINNEN UND PFLEGER Nicht nur die ärztliche Betreuung, sondern auch die Verhältnisse in der Pflege verbesserten sich nun. Zwischen 1922 und 1933 wuchs das Personal von 8 auf 32 Pflegerinnen und Pfleger. Schwestern und Pfleger aus Liestal absolvierten auch das Examen der Schweizerischen Gesellschaft für Psychiatrie, sodass seit den 1930er-Jahren eine Mehrheit des Pflegepersonals eine spezifische Ausbildung absolviert hatte. Der Zusammenhang zwischen der Personaldotierung und dem Einsatz von Zwangsmassnahmen war inzwischen offensichtlich geworden. Auf dem Bild aus den frühen 1930er-Jahren sind Liestaler Diplomandinnen und Diplomanden zu sehen.

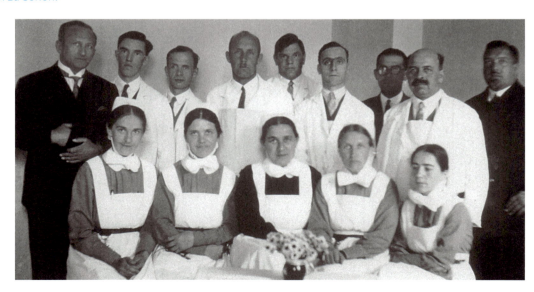

Verbesserung der theoretischen und praktischen Ausbildung

Dr. Georg Stutz liess keine Zweifel zu, welche Massnahmen die unter ihm forcierten Neuerungen – insbesondere die möglichst weitgehende Abschaffung der Zwangsmittel und die Anwendung neuer Behandlungsmethoden – ermöglichten: «Die Neuerungen wurden durch die Einführung des Zehnstundentages beim Wartpersonal und durch sorgfältige Einteilung des Arbeitsplanes ermöglicht.»[227]

Zu erwähnen ist aber auch die gestiegene Qualifikation des Pflegepersonals. 1932 hatten sieben Schwestern und fünf Pfleger das Examen des Schweizerischen Vereins für Psychiatrie bestanden, sodass zu diesem Zeitpunkt eine Mehrheit des Pflegepersonals eine spezifische Ausbildung zur Pflege von Nerven- und Gemütskranken absolviert hatte. Dies war auch dem Berichterstatter des *Tagblattes* aufgefallen: «Das Wärterpersonal ist theoretisch und praktisch ausgebildet und entgegen einem früheren Modus wird auf die Anstellung von solchen ein grosses Augenmerk geworfen.» Viel Liebe, grosse Geduld, die Patienten zur Arbeit anzuhalten, seien die Hauptmerkmale des Wartepersonals, «körperliche Züchtigung von widerspenstigen Insassen ruft nach sofortiger Entlassung». Früher habe man eher darauf geachtet, kräftiges Wärterpersonal aus zumeist ausgedienten Soldaten zu rekrutieren, aber «heute, bei der humanitären Behandlungsweise, ist Sanftmut und Hingabe die Charakterstärke des Personals»[228].

UNTERRICHT FÜR DAS IRRENPFLEGEREXAMEN Seit den 1930er-Jahren wurde in Liestal nur noch ausgebildetes Pflegepersonal eingesetzt. Auf dem Bild sind die Psychiatriepfleger und Diakonissen im Unterricht bei einem Arzt in der Heil- und Pflegeanstalt Liestal zu sehen. Anders als in der Krankenpflege wurden die Pflegerinnen und Pfleger gemeinsam unterrichtet. Seit 1928 fand die Ausbildung vor Ort in der Anstalt statt. Für das eidgenössische Irrenpflegerexamen wurden theoretische Kenntnisse in Anatomie und Physiologie, in Psychiatrie und Psychologie verlangt. Wichtig war aber vor allem auch der praktische Teil der Ausbildung. Für das ausgebildete Personal wurden zudem Weiterbildungsveranstaltungen durchgeführt.

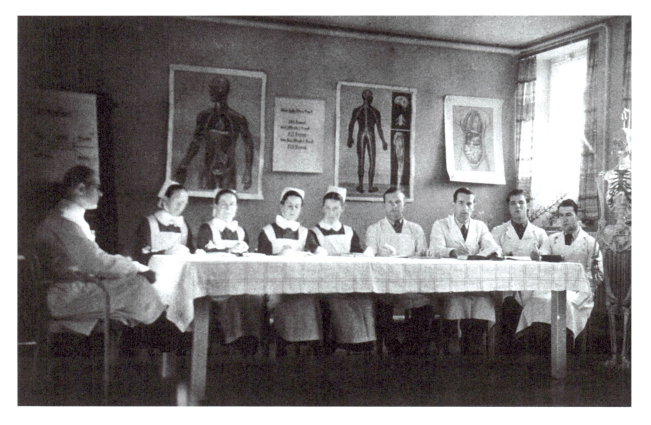

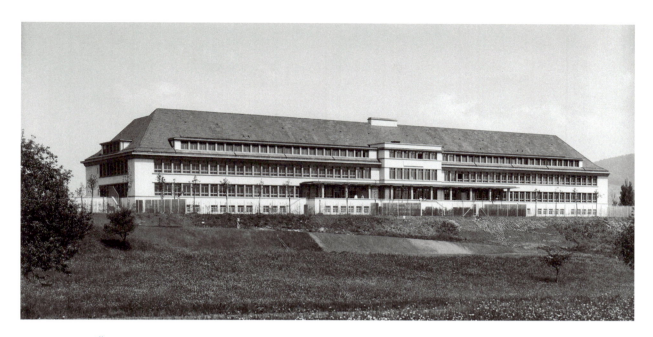

DAS «HASENBÜHL» 1934 Mit der Eröffnung des «Hasenbühls» im Jahr 1934 konnte die Anstalt neu organisiert werden. Im Neubau bestanden die Männer- und die Frauenseite nun aus je vier Abteilungen, in der «Pfrund» an der Rheinstrasse aus je drei Abteilungen. Letztere waren bereits 1932 gebildet worden, um die Krankheiten voneinander getrennt behandeln zu können. In den einzelnen Abteilungen im Neu- und im Altbau wohnten in der Regel nicht mehr als 20 Patientinnen oder Patienten, die jeweils «Patientenfamilien» bildeten. Jeder Kranke konnte nun so untergebracht und behandelt werden, dass er durch die «Krankheitsäusserungen der andern» nicht geschädigt wurde.

In einem Vortrag an der Schweizerischen Armenpflegerkonferenz hob Stutz die Anforderungen an das Personal speziell hervor: «Wenn der Betrieb einer Heil- und Pflegeanstalt zum Wohle der Kranken reibungslos gestaltet werden soll, so muss das Personal nicht nur seelisch gesund, sondern sogar seelisch besonders differenziert, ausgebildet und elastisch sein.»[229] Für das eidgenössische Irrenpflegerexamen wurden theoretische Kenntnisse in Anatomie und Physiologie, in Psychiatrie und Psychologie verlangt. Wichtig war aber vor allem der praktische Teil der Ausbildung, der direkt in der Anstalt stattfand. Neben der allgemeinen Krankenpflege lernte das Pflegepersonal insbesondere den Umgang mit den psychisch Kranken. Für das ausgebildete Personal wurden zudem Weiterbildungsveranstaltungen durchgeführt, in denen besondere Vorkommnisse besprochen oder neue Behandlungsmethoden erklärt wurden.[230]

Nachdem das Kantonsspital an der Rheinstrasse wie früher unter beständiger Raumnot litt, brachte die Eröffnung der Anstalt «Hasenbühl» am 1. Juni 1934 endlich die ersehnte Wende. «Der gesamte Wechsel und die Neuorganisierung der Anstalt brachten wohl viel Arbeit, aber keine unüberwindlichen Reibungen oder Schwierigkeiten», so das Fazit von Dr. Georg Stutz über den Bezug der neuen Anstalt. Nach den Erfahrungen der ersten Monate habe sich der neue Pavillon gut bewährt: «Die Gesamteinteilung und die anstaltstechnischen Einzelheiten sind zweckmässig.»[231] Im «Hasenbühl» bestanden die Männer- und die Frauenseite nun aus je vier Abteilungen, in der «Pfrund» aus je drei Abteilungen. In den einzelnen Abteilungen wohnten in der Regel nicht mehr als 20 Patientinnen oder Patienten, gegenüber anderen Anstalten waren die Abteilungen vergleichsweise klein. Jeder Kranke könne nun so untergebracht und behandelt werden, dass er durch die «Krankheitsäusserungen der andern» nicht geschädigt werde: «Ganz vermeiden lassen sich selbstverständlich gegenseitige Belästigungen nie, man müsste dann jeden einzelnen Kranken für sich allein halten, was seinen seelischen Gesundheitszustand aber nun wieder in anderer, schwerer Weise ungünstig beeinflussen würde. Die Gesellschaft von Mitmenschen braucht jeder, vor allem aber der seelisch Kranke.»[232]

Ende 1934 betrug der Bestand der kantonalen Heil- und Pflegeanstalt, wie die Irrenanstalt nun hiess, 236 Insassen – 116 Männer und 120 Frauen. Ebenfalls durch den Chefarzt der Heil- und Pflegeanstalt betreut wurden die 167 Insassen der Pfrundanstalt (105 Männer und 62 Frauen), die mit der Heil- und Pflegeanstalt eine betriebliche Einheit bildete. In den Krankenabteilungen der «Pfrund» waren weitere 57 Patientinnen und Patienten untergebracht. Insgesamt hielten sich im Jahr 1934 total 835 Patientinnen und Patienten mit 157'316 Pflegetagen in der Pfrund-, Heil- und Pflegeanstalt auf.[233]

«Organische Zusammenlegung» unter einem grossen Pavillondach

Da bei der Planung der Heil- und Pflegeanstalt von Anfang an klar war, dass die zur Verfügung stehenden Mittel nicht reichen würden für die Errichtung einer neuen Anstalt, in der alle psychisch Kranken untergebracht werden könnten, war ein pragmatisches Vorgehen angezeigt gewesen. Als Experten konnten Prof. Ernst Rüdin aus Basel und Prof. Eugen Bleuler aus Zürich gewonnen werden, die als Gutachter die wesentlichen Fragen für das Projekt beantworten sollten. Diese rieten in ihrem Gutachten von 1926 dringend davon ab, die alte Anstalt so umzubauen, dass alle «Geisteskranken» darin Platz finden würden – aufgrund der knappen Platzverhältnisse komme dies überhaupt nicht in Frage. Da die vorhandenen Mittel jedoch nicht reichen würden, um für beide Geschlechter einen Neubau zu erstellen, schlugen sie ein etappenweises Vorgehen vor: Vorerst sollte zusätzlich zur «Pfrund» ein Pavillon für 60 «überwachungsbedürftige Frauen» im «Hasenbühl» errichtet werden. Ein Pavillon für die Männer sollte folgen, wenn die Mittel dafür bereitstünden. Die anschliessenden Berechnungen machten den Vorschlag der Gutachter, in Etappen vorzugehen, aber schon bald zu Makulatur, da vorab aus betrieblichen Gründen die Erstellung eines grösseren Baues für beide Geschlechter favorisiert wurde – zumal aus der Verlängerung der Zuschlagssteuer bald weitere Mittel für die Irrenfürsorge bereitgestellt werden konnten.[234]

Ebenfalls zu beantworten galt es die Frage, ob der Neubau nach dem sogenannten Klein-Pavillon-System oder als ein die verschiedenen Abteilungen zusammenfassender Gross-Pavillon erstellt werden sollte. Die «Friedmatt», die neue Basler Irrenanstalt, war die erste Schweizer Anstalt gewesen, die 1886 im Klein-Pavillon-System erbaut worden war. Eine Bauweise nach diesem als modern und richtungsweisend geltenden Vorbild wurde auch für den Neubau in Liestal in Erwägung gezogen. Die aus mehreren getrennten Häusern – den Pavillons – bestehende Überbauung ermöglichte in Basel die räumliche Trennung der Abteilungen bei gemeinsamer Ökonomie und Verwaltung, die dezentrale Struktur entstand vor allem mit Blick auf eine angenehme Atmosphäre zur Genesung des Patienten. An das Verwaltungshaus grenzten direkt zwei Aufnahmestationen für Akutkranke. Die einzelnen Pavillons waren im Garten symmetrisch angeordnet, auf der linken Seite standen die Pavillons für Männer, auf der rechten für Frauen. Je zwei Häuser waren für «Ruhige», für «Unruhige», für «Idioten, Epileptiker» und für «Pensionäre» bestimmt. Ein separates Haus für den ärztlichen Direktor und dessen Familie wurde neben dem Pavillon für Pensionäre errichtet. Die Anstalt war auf drei Seiten von einer Mauer umgeben, die vordere Seite wurde durch ein Stabgitter abgegrenzt. In einem Pavillon waren 15 bis 30 Kranke untergebracht, was als wesentlich erachtet wurde im Gegensatz zu grösseren Pavillons im Ausland, die 60 bis 100 Kranke beherbergten.[235]

Die Frage in Liestal war somit gestellt: Sollte die neue Anstalt nach dem Klein-Pavillon-System wie bei der Friedmatt erstellt werden oder sollte nach dem Vorbild vorwiegend ausländischer Anstalten wieder zum grösseren Pavillon-Typ übergegangen werden? Vom Standpunkt der Patienten wurde das Klein-Pavillon-System zwar als ideal bezeichnet, betriebstechnische und finanzielle Punkte sprächen jedoch dagegen. So gelte es, alle Vorteile eines Klein-Pavillons im Grossbau zu berücksichtigen und zugleich jene Vorteile zu schaffen, die für einen verbilligten Betrieb ausschlaggebend seien. So konnte es niemanden überraschen, dass schliesslich der Bau eines kombinierten Pavillons für beide Geschlechter beschlossen wurde: «Dass bei der Projektierung die finanziellen Auswirkungen ebenfalls gebührend berücksichtigt werden mussten, liegt auf der Hand. Die vorliegende Lösung bietet neben der erfüllten Hauptforderung der Trennung der einzelnen Patientenkategorien den Vorteil des verbilligten und übersichtlichen Betriebes sowie der relativ billigen Bauweise. Mit einem Wort: die organische Zusammenlegung der einzelnen Patientenpavillons unter einem gemeinsamen Dach.»[236]

DAS BAUKONZEPT: EIN GROSS-PAVILLON Im Gegensatz zur «Friedmatt», der neuen Basler Irrenanstalt von 1886, die im Klein-Pavillon-System erbaut worden war, wurde das «Hasenbühl» 1934 nach längeren Abklärungen als ein die verschiedenen Abteilungen zusammenfassender Gross-Pavillon erstellt. Betriebstechnische und finanzielle Punkte hatten dafür gesprochen, die Zusammenlegung unter einem gemeinsamen Dach war günstiger. Die neue Heil- und Pflegeanstalt bildete zudem zusammen mit der Pfrundanstalt eine betriebliche Einheit. Letztere nahm die chronischen Fälle auf – nach damaliger Lesart «geistig verödete, wenig soziale, unreinliche, aber in ihren Affektausbrüchen berechenbare Kranke».

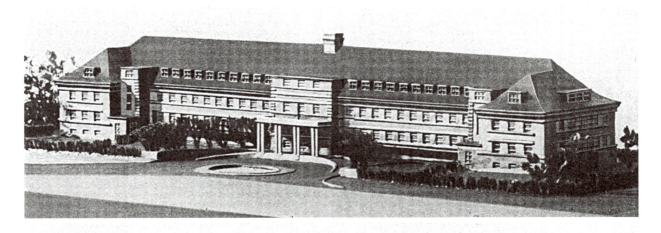

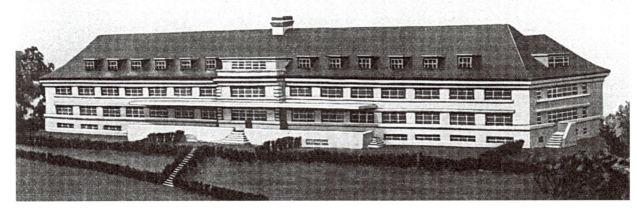

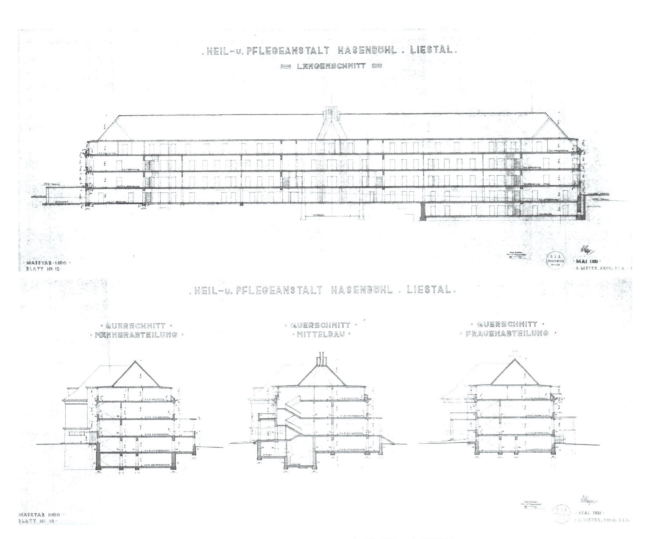

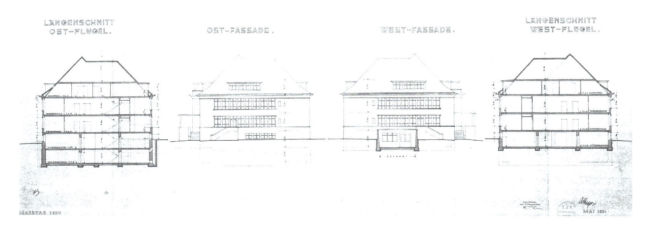

PLÄNE FÜR DEN MÄNNER- UND DEN FRAUENFLÜGEL Der Männer- und der Frauenflügel, durch den Verwaltungsflügel voneinander getrennt, hatten im Erdgeschoss und im ersten Stock vier voneinander getrennte Abteilungen. Die Trennung richtete sich nach dem sozialen Verhalten der Kranken – man unterschied «frisch erkrankte, unberechenbare Nervöse», «geistig klare, selbstgefährliche Schwermütige» oder «reizbare und zu Gefühlsexplosionen neigende Patienten», aber auch unruhige und pflegebedürftige alte Leute und «unglückliche, unheilbare Geisteskranke». Entsprechend wurden die Abteilungen gebildet: die unruhige und die halbruhige Abteilung, eine Abteilung für Schwermütige und eine für allgemein Pflegebedürftige. Dazu kamen in jeder Abteilung neben den Schlafräumen die Wohn- und die Essräume, sanitäre Einrichtungen sowie weitere Räume.

Trennung der Patientenkategorien

In seinem Bericht, den Dr. Georg Stutz zur Eröffnung des «Hasenbühls» vorlegte, fasste er die Überlegungen und Anforderungen zusammen, die dem Bauprojekt aus ärztlicher Sicht zugrunde lagen. Die «Pfrund» sollte nach dem noch zu erfolgenden Umbau als Pflegeanstalt die chronischen Fälle aufnehmen – das waren «geistig verödete, wenig soziale, unreinliche, aber in ihren Affektausbrüchen berechenbare Kranke». Der Neubau hingegen musste «Beobachtungsmöglichkeiten für frisch erkrankte, unberechenbare Nervöse» bieten, «geistig klare, selbstgefährliche Schwermütige» sollten einen «sichern, netten und aufheiternden Unterkunftsort» finden, «reizbaren und zu Gefühlsexplosionen neigenden Patienten» waren «genügend grosse Räume, die ihnen aufregende Reibereien mit andern Kranken ersparen», bereitzustellen. Zudem waren auch gut überwachbare Säle für unruhige und pflegebedürftige alte Leute und schwer körperlich Kranke notwendig sowie Abteilungen für die Pflege «jener unglücklichen, unheilbaren Geisteskranken, die jahrelang unter seelischen Angstzuständen und Aufregungen leiden».[237]

Entsprechend dieser Kategorisierung, die sich nach dem sozialen Verhalten richtete, wurden die Patientinnen und Patienten in den beiden Flügeln, dem Männer- und dem Frauenflügel, in den vier voneinander getrennten Abteilungen untergebracht – in die unruhige und die halbruhige Abteilung, eine Abteilung für Schwermütige und eine für allgemein Pflegebedürftige. Damit sollte gewährleistet werden, dass «empfindliche, nervöse Kranke nicht durch unruhige Patienten belästigt und beunruhigt werden, oder dass auf leicht Beeinflussbare die Umgebung ungünstig wirkt»[238]. Jede Abteilung hatte einen in sich geschlossenen Betrieb mit einem grossen und mehreren kleinen Schlafräumen sowie einem Wohn- und einem Essraum. Bäder, besondere Toiletten, Garderoben mit Einzelkästen für jeden Patienten, Wascheinrichtungen, Tee- und Abwaschküche sowie ein Schlafzimmer für eine Pikett-Pflegeperson bildeten mit ihnen zusammen gewissermassen einen kleinen Pavillon. Zu ihm gehörte auch eine besondere Treppe mit Ausgang in einen mit Drahtgittern und Lebhecken abgegrenzten Garten. Bei aller Sachlichkeit der Einrichtung sollten die Räume durch ruhige, farbige Gestaltung, Vorhänge und Bilder für die Kranken, die hier den grössten Teil des Tages verbrachten, wohnlich gemacht werden. Trotzdem sollte darin auch die Durchführung von Untersuchungen, von Behandlungen mit Wickeln und medizinischen Bädern sowie von Schlaf- und Fieberkuren unter geeigneten hygienischen Bedingungen möglich sein.

Werkstätten und spezielle Personalwohnungen

Im Untergeschoss befanden sich die mit Maschinen und Werkzeug ausgestatteten Werkstätten, die «eine zweckmässige Arbeitstherapie» ermöglichten.[239] Die Räume waren gut belichtet, wie überhaupt beim Neubau – in «Abweichung der bisher beim Irrenhausbau üblichen Bauweise» – die «neuzeitliche Forderung nach möglichst viel Sonne, Licht und Luft für die Patienten» umgesetzt wurde.[240] Wie die zusammenhängenden Fensterreihen heute noch zeigen, wurde dieser Grundsatz konsequent durchgezogen. Im Erdgeschoss und im ersten Stock des Neubaus waren die Männer- und die Frauenabteilungen untergebracht, wobei die Haupttrennung zwischen Männer- und Frauenflügel durch Einfügen eines neutralen Mittelbaus, des sogenannten Verwaltungsflügels mit den ärztlichen Diensten, erreicht wurde.

Im Dachgeschoss waren die Personalräume untergebracht. Die Unterbringung des Pflegepersonals sei mit besonderer Sorgfalt studiert worden, «denn nur ein ausgeruhter, ruhiger und zufriedener Pfleger kann den Kranken eine wirkliche Hilfe und Förderung sein»[241]. Die Schwestern – seit 1925 kamen die Diakonissen vom 1917 gegründeten

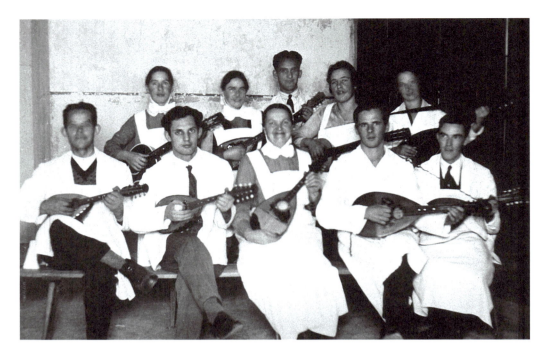

DAS MANDOLINENORCHESTER DES PFLEGEPERSONALS Die Räume für das Personal wurden im Dachgeschoss des Neubaus eingerichtet. Die Schwestern und die Pfleger hatten separate Wohnungen in den beiden Flügeln des Dachgeschosses, wo sie in Einer- und Zweierzimmern wohnten. Dazu kamen gemeinsame Wohnräume. Verbunden mit der Herabsetzung der Arbeitszeit des Pflegepersonals im Jahr 1931 kam nun auch der Freizeitgestaltung und Erholung eine grössere Bedeutung zu – wie beispielsweise dem Mandolinenorchester. So sollten Abstumpfung und Ermüdung vermieden werden, um die Anforderungen an Geduld, Aufmerksamkeit und Aus- und Weiterbildung erfüllen zu können. Nicht zuletzt dank dieser Verbesserungen für das Personal konnte der Einsatz der Zwangsmittel reduziert werden.

Diakoniewerk Siloah im bernischen Gümligen[242] – und die Pfleger hatten separate, vollständig abgeschlossene Wohnungen in den beiden Flügeln des Dachgeschosses, wo sie in Einer- und Zweierzimmern wohnten. Das Zusammensein ermöglichten ihnen ein gemeinsamer Aufenthaltsraum und ein Esszimmer. Es war Dr. Georg Stutz ein wichtiges Anliegen, in seinem Exposé über bauliche und betriebliche Aspekte des Neubaus nachdrücklich auf die Bedeutung von qualifiziertem Personal für die Heil- und Pflegeanstalt hinzuweisen: «[Denn] auch bei einer noch so raffiniert ausgedachten Maschinerie ist die menschliche Umsicht und Pflege bei der Behandlung seelisch Kranker die notwendige Grundlage. Nur wenn im richtigen Geiste das Handwerkszeug zielvoll verwendet wird und die Liebe zum unglücklichen Kranken und die Achtung vor der Persönlichkeit auch im geistig zerstörten Menschen die Arbeit des gesamten Personals beseelt, erfüllt eine Heil- und Pflegeanstalt ihre Aufgabe.»[243]

Die externe Familienpflege

Von seinen Erfahrungen und Anregungen an der Psychiatrischen Klinik Friedmatt in Basel brachte Dr. Stutz noch eine besondere Form mit ans «Hasenbühl», die auf der Linie einer freieren Fürsorge lag – die Familienpflege. Prof. Ludwig Wille, der frühere Direktor der «Friedmatt» und Vorgänger Prof. Gustav Wollfs, unter dem Stutz noch gearbeitet hatte, hatte sich bereits gegen Ende des 19. Jahrhunderts für die Familienpflege eingesetzt. Bei ihr wurde der psychisch Kranke ausserhalb der Anstalt betreut. So schrieb Wille, «dass bei gegebenen günstigen Verhältnissen fast alle Formen psychischer Störung versuchsweise in Privatverhältnissen behandelt werden können, ohne dass, wenn die Behandlung von einem psychiatrisch gebildeten Arzt unternommen wird, ein Nachteil für den späteren Verlauf des Krankheitsfalles zu befürchten steht»[244].

Seit Beginn des 20. Jahrhunderts war die Familienpflege in vielen Ländern Europas – darunter Deutschland, Frankreich, Italien und Österreich – und auch in der Schweiz eingeführt worden. Dabei wurde die psychiatrische Familienpflege in enger Anbindung und Überwachung durch eine zentrale Anstalt organisiert, die sowohl die Aufnahme- und Überweisungsmodalitäten regelte sowie die ärztliche Betreuung sicherstellte. In Bern begann man 1901, in Zürich 1909, in Solothurn 1925, im Aargau 1927 und in Basel 1929, Patientinnen und Patienten bei privaten Pflegefamilien unterzubringen.[245]

In Liestal setzte die Familienpflege in den 1930er-Jahren ein. Georg Stutz berichtete bereits in seinem ersten ärztlichen Jahresbericht von 1934, dass die Unterbringung ruhiger und harmloser Kranker in Privatfamilien ausgebaut werden konnte. Einer der Assistenzärzte des «Hasenbühls» besuchte regelmässig die in der Familienpflege untergebrachten Kranken und leitete die Pflegefamilien an. 1936 waren bei rund zwei Dutzend Familien in ländlichen Verhältnissen gegen ein Kostgeld knapp 30 Kranke zur weiteren Pflege untergebracht. Diese Heimpflege ermöglichte nicht nur die erhofften, sondern auch unerwartete therapeutische Erfolge. So habe man mit Erstaunen festgestellt, dass eine langjährige Patientin «um vieles ruhiger und menschlich zugänglicher wurde, nachdem sie einige Wochen in einer einfachen, liebevollen Familienumgebung verbracht hatte». Kranke, die auf dem Weg der Besserung waren, sollten noch einige Wochen auf dem Lande bei einer Familie wohnen, bevor sie wieder ihre Berufsarbeit aufnahmen. Zum Glück wurden genügend Heimpflegeplätze angemeldet, sodass für alle Kranken die Umgebung sorgfältig habe ausgewählt werden können. Es gab aber auch den umgekehrten Weg zurück in die Anstalt. Stutz berichtete von einem Patienten, der sich in seiner Familie nicht mehr wohlgefühlt habe, da das nötige Verständnis fehlte und «der Hausvater auftretende Schwierigkeiten mit aufgeregten Worten beizulegen versuchte»[246]. Deshalb war in diesem Fall eine Wiederinternierung unumgänglich geworden. Auch in anderen Fällen, bei denen entweder die Kranken Anlass gaben oder die Pflegefamilien verantwortlich zu machen waren, mussten Rückversetzungen vorgenommen werden.

Die Auswahl der Familien sowie der Kranken für die Familien, die Begleitung, die Versetzung oder die Wiederinternierung gehörten bei der Familienpflege zu den Aufgaben der Psychiater des «Hasenbühls». Neben der erwähnten falschen Behandlung waren oft finanzielle Gründe der Hinderungsgrund, dass ein Pflegeverhältnis überhaupt zustande kam oder weiterbestehen konnte. Dr. Georg Stutz erwähnte mehrere Fälle, bei denen die Pflegefamilien nur am Geld oder an einer billigen Arbeitskraft interessiert gewesen seien: «Mehrere Anmeldungen mussten wir ablehnen, weil bei den Gesuchstellern offensichtlich der Wunsch, eine billige Arbeitskraft und dazu noch ein Pflegegeld zu erhalten, die altruistischen Gedanken allzu sehr in den Hintergrund drängten.»[247] Eine sorgfältige Begleitung der Familien und der Kranken durch die Anstaltsärzte sei erforderlich, um die in die Familienpflege gesetzten Erwartungen zu erfüllen: «Es kommt immer wieder vor, dass die Armenpfleger von sich aus, aus rein finanziellen Gründen Kranke bei fremden Leuten unterbringen. Ich halte das für falsch und mache sogar die Beobachtung, dass diese wilde Familienpflege die von den Psychiatern geleitete Familienpflege diskreditiert.»[248]

Somit pochte Dr. Georg Stutz sowohl gegenüber den Behörden wie auch im Umgang mit den Pflegefamilien auf das Expertenwissen der Psychiater. Die psychiatrische Familienpflege sollte unter der Kontrolle der Anstaltspsychiater bleiben.[249]

Allgemein wurde die Familienpflege in der Psychiatrie eher zögerlich aufgegriffen. Dr. Georg Stutz gehörte jedoch zu ihren Anhängern. Therapeutisch könne der Kranke durch Teilnahme am Familienleben wieder sozialisiert werden, hielt er fest. Unumwunden gab er

Todesursachen.

	Männer	Frauen	Total
Pneumonie	2	2	4
chronische Bronchitis	1	—	1
Myodegeneratio cordis	2	—	2
Status epilepticus	—	1	1
Hirntumor	1	1	2
Gallenblasenkarzinom	—	1	1
Lungenembolie	—	3	3
Sinusthrombose	—	1	1
Hirnblutung	2	—	2
Schrumpfniere	1	—	1
Lungentuberkulose	1	—	1
Knochentuberkulose	1	—	1
Lebercirrhose	1	—	1
	12	9	21

Personal-Bewegung.

	Pfleger	Schwestern	Total
Bestand am 1. Januar 1934	20	19	39
Eintritte	9	10	19
	29	29	58
Austritte	5	3	8
Bestand am 31. Dezember 1934	24	26	50

Die *Familienpflege* hat sich weiter bewährt. Wir haben weit mehr angemeldete Plätze als wir je besetzen können. Mehrere Anmeldungen mußten wir ablehnen, weil bei den Gesuchstellern offensichtlich der Wunsch, eine billige Arbeitskraft und dazu noch ein Pflegegeld zu erhalten, die altruistischen Gefühle und Gedanken allzu sehr in den Hintergrund drängten.

Familienpflege.

	Männer	Frauen	Total
Bestand am 1. Januar 1934	4	17	21
Eintritte	2	12	14
	6	29	35
Austritte	1	8	9
Bestand am 31. Dezember 1934	5	21	26

FREIERE FORM DER FÜRSORGE: DIE FAMILIENPFLEGE Ohne die Anstaltspsychiatrie grundsätzlich in Frage zu stellen, wurde zu Beginn der 1930er-Jahre mit der Familienpflege eine neue Behandlungsform eingeführt, bei der die psychisch Kranken ausserhalb der Anstalt betreut wurden. Neben therapeutischen waren hierfür organisatorische und ökonomische Aspekte ausschlaggebend. Die Pflegeverhältnisse standen unter Kontrolle der Anstaltspsychiater, die alle Modalitäten regelten und die ärztliche Betreuung sicherstellten. Nie befanden sich mehr Patienten in der externen Familienpflege als 1934, wie dem Jahresbericht entnommen werden kann. Im selben Jahr wurde die neue Heil- und Pflegeanstalt eröffnet. Die ärgste Raumnot konnte damit überwunden werden. Als Folge nahm die Bedeutung der Familienpflege wieder ab.

jedoch auch zu, dass neben therapeutischen auch organisatorische und ökonomische Aspekte bestimmend waren und diese Behandlungsart nicht nur im gesundheitlichen Interesse der Patienten lag, sondern zudem wegen der Überfüllung der Anstalt und für die Kostenentlastung der Armenbehörden notwendig war.[250] Letztere waren immerhin bei 90–95 % der Patientinnen und Patienten die Kostenträger.[251]

So rasch im Kanton Basel-Landschaft der Aufschwung der Familienpflege Anfang der 1930er-Jahre eingesetzt hatte, so harzig verlief die weitere Entwicklung dieser alternativen Versorgungsform. Hatten sich 1931 sechs Patientinnen in Familienpflege befunden, so waren es 1932 bereits 19 Patientinnen und zwei Patienten. Die Zahl wuchs bis 1934 auf insgesamt 35 Patienten an, davon 29 Frauen und sechs Männer. Danach gingen die Zahlen stetig zurück, sodass sich Ende 1942 noch neun Frauen und zwei Männer in Familienpflege befanden.[252] In den folgenden Jahresberichten wurde die Familienpflege nicht mehr separat aufgeführt. 1944 wurde immerhin darauf hingewiesen, dass neu das Amt einer Fürsorgerin geschaffen werden konnte, mit dem u. a. die Betreuung der in der Familienpflege untergebrachten Patienten ermöglicht werden konnte.[253]

Die Versorgungsform der Familienpflege war inzwischen offenbar derart marginal geworden, dass man sie nun getrost den Laien überlassen konnte. Der Rückgang kann im Zusammenhang mit der deutlich höheren Zahl von Entlassungen von Patienten als «geheilt» oder «gebessert» gesehen werden. Diese steht mit dem Aufkommen neuer Behandlungsmethoden – insbesondere der Insulin- und Cardiazolkuren sowie ihrer Kombination, die weiter unten beschrieben werden – seit der Mitte der 1930er-Jahre in Verbindung. Der Druck auf die Anstalt nahm dadurch etwas ab, und es mussten weniger Patienten bei Pflegefamilien versorgt werden.

Ob in diesem Pflegemodell die direkten Vorboten späterer sozialpsychiatrischer Bestrebungen zu erblicken sind, in deren Zusammenhang insbesondere der Ausbau der psychiatrischen Dienste ausserhalb der Klinikmauern und inmitten der Bevölkerung näher postuliert wurde, muss offenbleiben; denn im Vordergrund der extramuralen psychiatrischen Versorgung steht heute anstelle der Familienpflege das betreute Wohnen. Jedenfalls wurde bereits mit der Familienpflege die Notwendigkeit einer medizinischen Behandlung in der Klinik in Frage gestellt, nachdem sich in der zweiten Hälfte des 19. Jahrhunderts die Psychiater als offizielle Experten durchgesetzt hatten, psychisch Kranke in eigens dafür eingerichteten Anstalten zu behandeln.[254]

DIE BEHANDLUNGSMETHODEN IN DER HEIL- UND PFLEGEANSTALT HASENBÜHL: VON DEN SCHOCKKUREN UND HIRNOPERATIONEN ZUR «CHEMISCHEN REVOLUTION»

Durch eine Individualisierung der Arbeitstherapie konnte unter Dr. Georg Stutz schon bald erreicht werden, dass der überwiegende Teil der Patientinnen und Patienten an dieser Therapieform teilnehmen konnte. Der Chefarzt der Heil- und Pflegeanstalt Hasenbühl gehörte auch zu den bedingungslosen Verfechtern der Psychotherapie. Stutz unterschied wie andernorts grundsätzlich die kollektive und die individuelle Psychotherapie, wobei letztere alle seelischen Behandlungsweisen beinhaltete, die sich vom Arzt direkt auf den Patienten richteten. Zudem setzte er neben Fieber- und Dauerschlafkuren auf die neu entwickelten Schockkuren. So wurden unter Schizophrenie leidende Patientinnen und Patienten im «Hasenbühl» seit 1936 mit Insulin- und Cardiazolkuren bzw. mit kombinierten Insulin-Cardiazol-Kuren behandelt. Diese Therapien waren nichtmedikamentöser Art und entfalteten ihre Wirkung indirekt, d. h. über eine therapeutisch gesetzte Störung. Wegen ernsthafter Zwischenfälle wurde insbesondere nach Alternativen für die Cardiazolkur gesucht. Verdrängt wurde sie durch die Elektroschock-Kur, die in Liestal ab Januar 1941 praktiziert wurde. Elektroschock- und kombinierte Insulin-Elektroschockkuren kamen in den folgenden Jahren immer häufiger zum Einsatz. In zahlreichen Ländern war auf die «grossen» körperlichen Kuren wie Fieber- und Schlafkuren sowie Schocktherapien die sogenannte Leukotomie, ein operativer Eingriff ins Frontalhirn, gefolgt. In Liestal gelangte diese risikoreiche und einschneidende Massnahme im Jahr 1947 erstmals zur Anwendung. Leukotomien wurden meist bei schwer kranken Patientinnen und Patienten durchgeführt, die auf andere Massnahmen nicht ansprachen und deshalb als unheilbar galten. Dabei ging es nicht um die Heilung der eigentlichen psychischen Störung, sondern um die Beseitigung oder Abschwächung bestimmter Symptome, um die Patientinnen und Patienten wieder in eine Gemeinschaft mit einer bestimmten Ordnung integrieren zu können. Durch das Aufkommen der Neuroleptika wurde die Psychochirurgie jedoch nicht mehr weiter praktiziert. Nachdem 1953 mit dem Neuroleptikum Largactil das erste Psychopharmakon in Liestal eingesetzt worden war, nahm die Zahl der Kuren mit Psychopharmaka bei akuten und chronischen Psychosen von Jahr zu Jahr stark zu. Verschiedentlich wurden auch Medikamentenprüfungen mit nicht zugelassenen Präparaten durchgeführt. Trotz unerwünschter Nebenwirkungen stand bei der Beurteilung der Psychopharmaka insbesondere die positive Beeinflussung des Klinikalltags im Vordergrund.
Wie an anderen Kliniken waren eugenische Motive neben sozialmedizinischen Aspekten im Zusammenhang mit Abtreibung und Geburtenregelung dafür verantwortlich, dass an der Psychiatrischen Klinik Liestal Sterilisationen an Frauen durchgeführt wurden.

Neben der Arbeits- und Psychotherapie wurden die Patientinnen und Patienten der Heil- und Pflegeanstalt Hasenbühl mit verschiedenen Methoden behandelt. So wurden depressive Erkrankungen beispielsweise mit Eigenblut oder medikamentös mit dem seit den 1920er-Jahren bekannten Antidepressivum Haematoporphyrin oder speziell bei «Leberdepressionen» mit dem Lebermittel Decholin behandelt. Bei Kranken, die an einer arteriosklerotischen Gehirnerkrankung oder unter einem Delirium litten, wurden therapeutische Venenpunktionen – also Blutentnahmen – durchgeführt. Zudem wurden Schlaf- und Fieberkuren und speziell bei Arteriosklerose, Epilepsie und Nieren- oder Stoffwechselkrankheiten auch Diätkuren angeordnet. Kranke wurden auch mit der Quarzlampe bestrahlt oder es wurden Bäder von mehreren Stunden angewandt.[255] Mitte der 1930er-Jahre kamen mit den Schockkuren neue Therapien zu den «grossen» körperlichen Kuren wie Schlaf- und Fieberkuren hinzu. Diese waren nicht medikamentöser Art und entfalteten ihre Wirkung indirekt. Bei Patienten, die schwer krank waren und auf diese Massnahmen nicht ansprachen, wurden seit 1947 zudem auch Hirnoperationen durchgeführt.

OBERPFLEGER STÖBE MIT PATIENT UND BESUCHERIN Stolz zeigt der als Folge seiner Krankheit «in einer anderen Welt lebende Patient» einer Besucherin und Oberpfleger Stöbe seine aus der Fremdenlegionärszeit stammenden Tätowierungen. Bei Patientinnen und Patienten wie ihm kamen statt Zwangsmitteln nun vermehrt Arbeits- und Psychotherapie und verschiedene andere Methoden zum Einsatz. Depressionen wurden beispielsweise mit Eigenblut oder medikamentös behandelt. Bei Kranken, die an einer Gehirnerkrankung oder unter einem Delirium litten, wurden Blutentnahmen durchgeführt. Fieberkuren, bei denen künstliches Fieber durch den Malariaerreger ausgelöst wurde, wurden bei verschiedenen Geistes- und Nervenkrankheiten eingesetzt. Mit der Dauerschlafmethode wurde insbesondere Schizophrenie behandelt. Durch die Verabreichung von Schlafmitteln wurde der Kranke bis zu 14 Tagen im Schlaf gehalten.

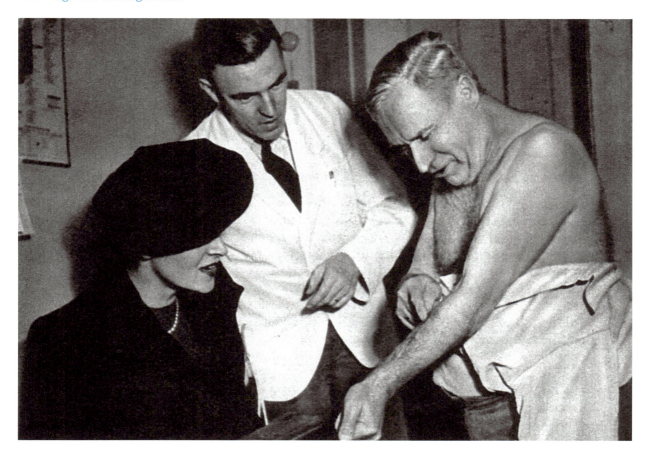

Malaria- und Schlafkuren

Fieberbehandlungen wurden damals in der Psychiatrie bei verschiedenen Geistes- und Nervenkrankheiten verbreitet eingesetzt. Für Liestal wird insbesondere die erfolgreiche Behandlung der Paralyse mit künstlichem Fieber erwähnt, während es beispielsweise bei der Schizophrenie nur ausnahmsweise gelungen sei, mit dem Heilfieber Erfolge zu erzielen. Bei der Paralyse handelt es sich um eine «organische Geisteskrankheit», genauer um eine durch die Syphilis entstandene Spätererkrankung des Gehirns, die zu deutlichen Veränderungen des Gehirngewebes führt. Bei dieser Erkrankung treten in der Regel zuerst seelische Veränderungen auf, später entwickeln sich Körperlähmungen. Gemäss den damaligen Angaben führte diese Krankheit ohne Behandlung bei 95 % der Patientinnen und Patienten in 1 bis 3 Jahren zum Tod, wobei höchstens 5–8 % aller Syphilitiker an diesem schweren Leiden erkrankten. Behandelt wurde die Paralyse durch künstliches Fieber, das durch verschiedene Mittel wie etwa dem Malariaerreger ausgelöst wurde. Häufig sei es möglich gewesen, Paralytiker vollständig zu heilen – die Behandlung sei jedoch sehr eingreifend und nur ein sonst gesunder Körper könne sie ertragen, wie Dr. Stutz ausführte: «Während des Fiebers muss der Patient, der auch körperlich krank ist, als schwer Fieberkranker mit Herz- und Gefässmitteln behandelt werden, um Kollapsen vorzubeugen. Das Fieber wird durch ein Medikament abgebrochen.» Mit dem Fieber könne der Körper umgestimmt werden und eine neue Widerstandskraft gegen die Krankheit schaffen.[256] Da in den ärztlichen Berichten der Heil- und Pflegeanstalt Hasenbühl über den Einsatz der verschiedenen Behandlungsmethoden nicht systematisch Buch geführt wurde, ist eine Aussage, wie häufig Patienten mit Heilfieber behandelt wurden, nur eingeschränkt möglich. 1942 findet sich ein Eintrag, in welchem fünf Behandlungen erwähnt werden.[257] Bei insgesamt 543 behandelten Patientinnen und Patienten in diesem Jahr[258] standen demzufolge andere Behandlungsformen im Vordergrund.

Schizophrenie wurde eher mit der Dauerschlafmethode behandelt, die um 1920 vom Schweizer Psychiater Jakob Klaesi entwickelt worden war.[259] Durch die Verabreichung von Schlafmitteln wurde der Kranke tagelang, oft bis 14 Tage, im Schlaf gehalten. Er wurde nur zur Absetzung der Ausscheidungen geweckt und erhielt die Nahrung in Form von hochkonzentrierten Zucker- und Salzlösungen durch den Dickdarm und durch Infusionen.

«Durch einen solchen Schlaf wird bei diesen Kranken die ewige Wiederkehr der kranken und schädlichen Gedanken unterbrochen. Das Seelenleben und das Gehirn erholen sich während der Schlafdauer, häufig braucht auch der Körper diese Ruhe. In dieser Zeit des Schlafes und dann besonders auch beim Erwachen besteht eine grosse Pflegebedürftigkeit, in der sich vor allem auch psychisch verkrampfte Kranke gefühlsmässig öffnen und dem seelischen Einfluss besser oder überhaupt erst wieder zugänglich werden», beschrieb Dr. Georg Stutz die Schlafkur, welche in der Aufwachphase einen zuvor nicht möglichen psychotherapeutischen Kontakt zum Patienten oder zur Patientin ermöglichte. Die ersten Tage nach dem Erwachen waren daher besonders wichtig. Mit allen Mitteln musste vermieden werden, dass die Kranken wieder in ihre alten Gewohnheiten, Gedanken und Gemütsregungen zurückfielen. «Arzt und Pflegepersonen müssen zur Verfügung des Kranken stehen und seinen tastenden Versuchen, sich der Welt wieder anzupassen, zum Erfolg verhelfen», so Stutz. Wohl könne Lebensgefahr durch Versagen des Herzens, der Nieren oder der Lungen entstehen, sie sei aber nicht grösser als bei einer mittleren Operation. Sorgfältige Überwachung, gute Spezialkenntnisse und zweckmässige Einrichtungen würden den Gefahren vorbeugen und sie in kurzer Zeit beseitigen.[260] Angesichts der häufigen Komplikationen und einer Letalität von 5 % wurde die Behandlung jedoch allgemein wieder aufgegeben[261] und durch die Insulinkur ersetzt.

Die Periode der Schockkuren – Insulin- und Cardiazolkuren

Unter Schizophrenie leidende Patientinnen und Patienten wurden im «Hasenbühl» seit 1936 mit Insulin- und Cardiazolkuren bzw. mit kombinierten Insulin-Cardiazol-Kuren behandelt. Auch wenn diese Behandlungsarten kein Universalheilmittel darstellten, seien die Erfolgsaussichten bei frischen Erkrankungen doch vielversprechend gewesen, so Dr. Stutz.[262]

Diesen in den 1930er-Jahren entdeckten Therapien war gemeinsam, dass sie nichtmedikamentöser Art waren und ihre Wirkung indirekt entfalteten, d. h. über eine therapeutisch gesetzte Störung wie hypoglykämisches Koma, Krampfanfall oder Hirnläsion. Schon bald nach der Isolierung des Insulins im Jahr 1920 wurde das Hormon auch in der Psychiatrie eingesetzt, nachdem wiederholt beobachtet worden war, dass im Fall eines unbeabsichtigten hypoglykämischen Komas – eines akuten Schockzustands – unerwartet eine Besserung der Psychose eintrat. Aus dieser Erfahrung entstand die Insulinkomabehandlung, «Insulinkur» genannt. Dieser Therapie waren aber deutliche Grenzen gesetzt: Die Durchführung war sehr aufwendig, es traten Komplikationen wie ein zu niedriger Blutzuckerspiegel mit Bewusstseinstrübungen bis hin zum Koma sowie Anfälle auf, die Mortalität lag bei ca. 3%. Zudem stellte sich auch die erhoffte Langzeitwirkung nicht ein. Nach der Einführung der ersten Psychopharmaka im Jahr 1952 wurde die Insulinkomabehandlung bald aufgegeben.[263]

Mit der Insulinkur rückte am «Hasenbühl» die Dauerschlafmethode in den Hintergrund, da die neue Therapie mehr Erfolg zeitigte. Dabei erhielten die Kranken wochenlang, aber höchstens ein Vierteljahr, steigende Dosen von Insulin-Injektionen, bis eine Besserung

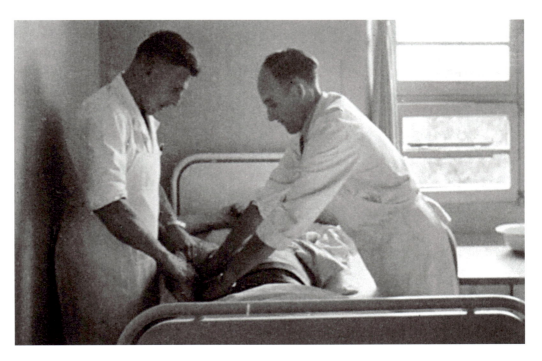

PFLEGER BEIM EINWICKELN IN NASSE TÜCHER Angesichts der Komplikationen und der hohen Letalität wurde die Dauerschlafmethode in den 1930er-Jahren durch die Insulinkur ersetzt. Doch auch bei den Insulin-Injektionen traten massive Komplikationen auf. Deshalb wurde die Insulinkomabehandlung nach Einführung der ersten Psychopharmaka zu Beginn der 1950er-Jahre aufgegeben. Parallel zur Insulinkur war bei Psychosen die Cardiazolbehandlung eingeführt worden. Wegen ernsthafter Zwischenfälle wurde diese pharmakologische Krampftherapie durch die Elektroschocktherapie ersetzt, vor der die Kranken jedoch grosse Angst hatten, zumal sie auch in Liestal zu Beginn ohne Narkose durchgeführt wurde.

eintrat. «Schwitzen, Zittern, Krämpfe, epilepsieähnliche Anfälle und schlafähnliche Bewusstseinstrübungen entstehen und erfordern ärztliche Überwachung. Durch Zuführung von grossen Mengen von Zucker wird dieser Schockzustand unterbrochen», erklärte Dr. Georg Stutz die Kur. Während der Behandlung, die in der Regel den ganzen Vormittag in Anspruch nahm, lag der Kranke im Bett, am Nachmittag konnte er aufstehen und arbeiten.[264]

Die Entdeckung der Cardiazolkur stand in engem Zusammenhang mit der Insulinkur. Während der Insulinbehandlung kam es zuweilen unbeabsichtigt zu einem Krampfanfall, dessen therapeutischer Effekt bei einer Psychose unübersehbar zu sein schien. Die Suche nach einem geeigneten krampfauslösenden Mittel führte zum Cardiazol, einem in den 1920er-Jahren weit verbreiteten Kreislaufmittel. Die Therapie mit diesem Mittel hatte aber erhebliche Nachteile. So gingen dem Cardiazol-Anfall regelmässig schwere Angstattacken voraus. Zudem war die Dosierung schwer zu steuern, während des Anfalls kam es auch zu Knochenbrüchen. Trotzdem konnte vielen Kranken mit der Cardiazolbehandlung geholfen werden – in den 1930er-Jahren stand praktisch keine andere Möglichkeit zur Behandlung akuter schizophrener oder depressiver Zustände zur Verfügung.[265] Das Cardiazol wurde den Patientinnen und Patienten intravenös gespritzt, es traten dann «sofort, oder seltener nach einiger Zeit, epilepsieähnliche Anfälle auf», schilderte Dr. Stutz seine Erfahrungen beim Einsatz des Mittels. Oft trat die Besserung im Sinne einer Reduktion der Symptome der Schizophrenie oder der Depression wie bei der Insulinkur schlagartig, andere Male allmählich auf. Eine Kur bestand aus 20 bis 30 Anfällen, wöchentlich sollten aber nicht mehr als zwei bis drei Anfälle hervorgerufen werden, «denn der Kranke muss sich an das normale Fühlen und Denken wieder gewöhnen», so der Chefarzt der Liestaler Klinik.[266] Wissenschaftliche solide Erklärungen für die Heileffekte der Cardiazolbehandlung wie auch der anderen Schockkuren gab es nicht. Diese waren zum grössten Teil in der klinischen Forschung entwickelt worden. Sie beruhten auf «ein[em] gefühlsmässige[n] Tasten ohne empirische und theoretische Grundlage» sowie auf Versuchen, «in der Praxis beobachtete, an zufällige äussere Entwicklungen […] sich anschliessende spontane Heilungsvorgänge künstlich nachzuahmen».[267] Ein negativer Schluss auf die Wirksamkeit der Behandlungsmethoden wurde aus Sicht der zeitgenössischen Ärzte daraus jedoch nicht gezogen.[268]

Die Elektroschockkur

Immer wieder waren in den psychiatrischen Kliniken ernsthafte Zwischenfälle beim Einsatz von Cardiazol zu verzeichnen, es kam auch zu Todesfällen. Deshalb wurde nach Alternativen für die pharmakologische Krampftherapie gesucht. Verdrängt wurde sie durch die Elektroschock- oder Elektrokrampftherapie, die durch den italienischen Psychiater Ugo Cerletti im Jahr 1938 entdeckt wurde. Dabei wurde das Cardiazol durch elektrischen Strom ersetzt. Vorteile gegenüber der bisherigen Krampfauslösung wurden in der leichteren Handhabung und Dosierbarkeit, der Verlässlichkeit des Anfalls und insbesondere in der sofortigen Bewusstlosigkeit der Patientinnen und Patienten gesehen. Nach der Einführung der Neuroleptika und der Antidepressiva in den 1950er-Jahren wurde der Anwendungsbereich der Elektroschocktherapie wie bei allen anderen Schocktherapien erheblich eingeschränkt, ohne jedoch ganz zu verschwinden.[269]

In einem Porträt der Heil- und Pflegeanstalt Hasenbühl von 1947 wurde beiläufig erwähnt, dass die «Elektroschocktherapie seit Jahren eingeführt» sei.[270] Tatsächlich war diese Therapie in Liestal seit Januar 1941 praktiziert worden. Bis März 1942 waren bereits 30 Patientinnen und Patienten damit behandelt worden, 12 Männer und 18 Frauen,[271] zudem wurden auch kombinierte Insulin- und Elektroschockkuren durchgeführt. Insulin sei «das Mittel der Wahl bei allen frischen Schizophrenien» gewesen, wobei

ELEKTROSCHOCKBEHANDLUNG
Die Elektroschocktherapie bestand in der künstlichen Auslösung epileptischer Anfälle bei Depressionen oder Schizophrenie. Wie auf dem Bild aus dem «Hasenbühl» von 1945 zu sehen ist, wurden die Elektroden an die Schläfen des Patienten angesetzt. Der Arzt am Schaltpult löste den epileptischen Anfall mit einem Stromstoss von etwa 80 Volt aus. Die Veröffentlichung des Bildes in der zur Ringier-Presse gehörenden *Sie und Er* war als «sachliche Aufklärung des Publikums» gedacht, wie es Dr. Georg Stutz ausdrückte. Dr. Friedrich Braun, der ärztliche Direktor der Schweizerischen Anstalt für Epileptische in Zürich, reagierte hingegen abweisend und ungehalten auf den Beitrag. Er berichtete von Patienten, die wegen des Berichts der Elektroschockbehandlung ferngeblieben seien.

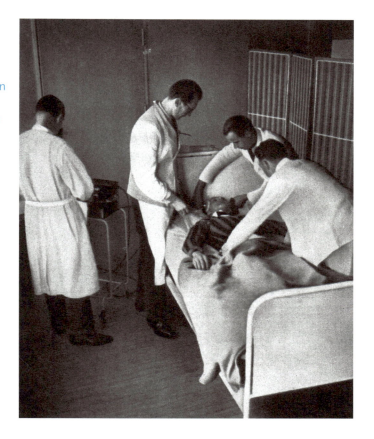

dessen Wirkung in verschiedenen Fällen mit dem Elektroschock gesteigert wurde. Hingegen wurde ab 1941 in Liestal vollständig auf die Anwendung von Cardiazol verzichtet. Die vorher bei dieser Therapie störenden Angstzustände seien bei der Elektroschockbehandlung nicht mehr aufgetreten. Letztere habe sich «bei allen Schwermutsformen bei uns wie auch an anderen Orten bewährt. Auch alte Depressionen und depressive Zustände bei älteren Kranken wurden sehr vorteilhaft beeinflusst», wie Dr. Georg Stutz seine Erfahrungen nach dem ersten Jahr zusammenfasste.[272]

Elektroschock- und kombinierte Insulin-Elektroschock-Kuren kamen in den folgenden Jahren immer häufiger zum Einsatz. 1946 beispielsweise wurden in Liestal alleine 55 Elektroschockkuren durchgeführt. Die steigenden Zahlen können sowohl auf den laufenden Erfahrungszuwachs wie auf den Behandlungserfolg zurückgeführt werden. Es habe sich erwiesen, «dass nicht alle Formen der Depression auf Elektroschock gleich gut ansprechen. Die besten Resultate wurden bei den klimakterischen Psychosen erreicht», hielt der Chefarzt in seinem Resümee fest. Bei der Schizophrenie sei die Katatonie – also jene Unterform dieser Krankheit, bei der das klinische Bild insbesondere durch psychomotorische Störungen beherrscht wird – am besten durch Elektroschock «zu bekämpfen».[273] Zudem sei die Technik inzwischen so ausgebaut, dass auch Komplikationen erfolgreich bekämpft werden könnten.[274]

Operationen am Gehirn

Auf die «grossen» körperlichen Kuren wie Fieber- und Schlafkuren sowie die Schocktherapien war um 1940 in zahlreichen Ländern die sogenannte Leukotomie gefolgt. Dieser Eingriff war 1935 vom portugiesischen Neurologen Egas Moniz entwickelt und von den US-Amerikanern Walter Freeman und James W. Watts modifiziert worden. Für die Heil-

und Pflegeanstalt Hasenbühl berichtete der Chefarzt Dr. Georg Stutz im Jahr 1947 erstmals, dass diese risikoreiche und einschneidende Massnahme auch in Liestal zur Anwendung gelangt sei: «Erstmals haben wir bei 3 Patienten die Leukotomie durchführen lassen, eine Operation, die bei erregten, depressiven und von Zwängen geplagten Schizophrenen noch Erfolge bringt, die mit anderen Mitteln nicht erreicht werden können.» Über die Ergebnisse dieser Operation, bei der mit einem Schnitt durch das weisse Hirngewebe Verbindungen zwischen Frontalhirn und Thalamus durchtrennt wurden, hielt der Chefarzt fest: «Wenn auch keine Heilung erreicht wurde, so waren doch diese Kranken nachher ruhiger und der Psychotherapie zugänglicher als vorher.»[275]

Es ging bei dieser Operation am Gehirn also nicht um die Heilung der eigentlichen psychischen Störung, sondern um die Beseitigung oder Abschwächung bestimmter Symptome wie Erregungszustände oder Zwangshandlungen. Durch den Eingriff sollten die Patientinnen und Patienten «sozial» geheilt oder wenigstens so gebessert werden, dass sie wieder in eine Gemeinschaft mit einer bestimmten Ordnung integriert werden konnten.[276] «Bei allen trat nach der Rückkehr in unsere Anstalt eine leichte Besserung des psychischen Zustandes und damit auch eine bessere Anpassung an die Umgebung ein», fasste Dr. Stutz im Jahr 1948 die Erfahrungen nach vier weiteren Leukotomien zusammen.[277] Da unheilbare Patienten eine schwere finanzielle Belastung darstellten, bot die Psychochirurgie also die Chance, etwas gegen diese Belastung zu tun, da die Betreuung erleichtert wurde. Gleichzeitig wurde versucht, mit der Operation die grosse Zahl «unheilbarer» Patienten zu verringern und Überbelegungen insbesondere bei den «Unruhigen» zu verhindern.[278]

Erklärung.

Nachdem wir über die Aussichten und Gefahren der vorgesehenen Gehirnoperation aufgeklärt worden sind, geben wir die Erlaubnis zur Vornahme dieses Eingriffes bei Frau ▬▬▬▬▬▬▬▬▬▬▬▬ von Läufelfingen.

Für die Verwandten:

Der Beistand:

HIRNOPERATIONEN: EINWILLIGUNGSERKLÄRUNG Ab 1947 wurden bei Schizophrenie-Patienten, die prinzipiell als unheilbar galten, Operationen am Gehirn vorgenommen. Die Eingriffe erfolgten nicht in Liestal, sondern in der neurochirurgischen Abteilung des Kantonsspitals Zürich. Die eigentliche psychische Störung konnte dabei nicht geheilt werden. Vielmehr ging es bei der Operation um die Beseitigung oder Abschwächung bestimmter Symptome wie Erregungszustände oder Zwangshandlungen. Die «sozial» geheilten Patienten sollten wieder in eine Gemeinschaft mit einer bestimmten Ordnung integriert werden können. Die Operation stellte eine risikoreiche und einschneidende Massnahme dar. Deshalb war die Einwilligung der Patienten oder der Angehörigen notwendig, um die Operation durchzuführen.

Der durch die hauptsächlich zur Psychiatriegeschichte der Schweiz forschenden Historikerin Marietta Meier gewonnene Eindruck, dass Leukotomien meist bei schwer kranken Patientinnen und Patienten durchgeführt wurden, die auf andere Massnahmen nicht ansprachen und deshalb als unheilbar galten, wird im «Hasenbühl» bestätigt. Wenn man die Liste der in Liestal Leukotomierten[279] mit der Liste der Patientinnen und Patienten vergleicht, die hier zuvor beispielsweise mit einer Elektroschockkur behandelt worden waren, ergeben sich grosse Überschneidungen. Der Chefarzt hielt dazu fest: «Diese Operation, die wie bei jedem grösseren chirurgischen Eingriff mit gewissen Gefahren verbunden ist, wird erst ausgeführt, wenn die anderen Behandlungsmethoden wie Elektroschock- und Insulinkuren, Schlafmittelbehandlungen und Psychotherapie ohne Erfolg geblieben sind.»[280] Zudem seien die einzelnen Patientinnen und Patienten sorgfältig ausgelesen worden.[281]

Im April 1947 hatte sich Dr. Georg Stutz wegen der Leukotomierung eines Patienten aus Liestal erstmals an Dr. Manfred Bleuler, Professor für Psychiatrie und Direktor der Psychiatrischen Universitätsklinik Zürich, gewandt. Die beiden kannten sich aus Stutz's Anfangszeit in Liestal, wo Bleuler von 1928 bis Mitte 1932 als Assistent im Krankenhaus als Chirurg tätig war, um sich anschliessend schwergewichtig der Psychiatrie zu widmen. Bleuler verfügte zum Zeitpunkt der Anfrage von Stutz über Erfahrungen an zwölf operierten Patientinnen und Patienten, wovon zwei Patientinnen an den Folgen einer postoperativen Hirnblutung gestorben waren. Die Methode war in seiner Anstalt im Oktober 1946 als einer der ersten in der Schweiz eingeführt worden.[282] Bleuler empfahl, die Operation «nur bei schweren, sicher mit harmlosen Mitteln unheilbaren Zuständen» (wie zum Beispiel «nicht sicher zu bekämpfende Selbstgefährlichkeit, Selbstverstümmelungs-Tendenz oder höchste Erregung») vorzunehmen, denen an sich schon eine lebensgefährliche Wirkung zukomme. Denn die Operation sei «nämlich sicher ein sehr gefährliches Verfahren, namentlich zufolge Hirnblutungen». In Frage kämen vor allem gewisse schizophrene Zustände, Involutionsdepressionen, schwerste Zwangsneurosen oder chronische Formen des «manisch-depressiven Irreseins». Zu den Erfolgsaussichten hielt Bleuler fest, dass bei geeigneter Auswahl der Fälle mit einer Wahrscheinlichkeit von über 50 % gehofft werden könne, dass eine wesentliche Besserung der zwanghaften, dysphorischen – d. h. verstimmten – und erregten Erscheinungen auftrete. Bleuler musste aber auch einräumen, dass eine günstige Wirkung auf die Schizophrenie nur in dem Masse zu erwarten sei, als sie auch durch weniger gefährliche Schockbehandlung zu erreichen scheine.[283] Wie bereits gesagt: Es ging hauptsächlich um die Beseitigung oder Milderung bestimmter Symptome, nicht der Krankheit selbst – und dies bei hohem Risiko und schweren körperlichen Nebenwirkungen für die Patientinnen und Patienten.

Vorgenommen wurden die Eingriffe in der neurochirurgischen Abteilung des Kantonsspitals Zürich durch Bleulers Freund Hugo Krayenbühl, Professor für Neurochirurgie. Zum Effekt des Eingriffs, der sich vor allem im «sozialen Verhalten» der Patientinnen und Patienten zeigte, hielt dieser fest: «In schweren Fällen bringt der psychochirurgische Erfolg nicht Heilung, aber eine wohltuende affektive Entspannung des Zustandsbildes. […] Dadurch können die früher erregten Kranken wieder sozial werden, die Pflegebedürftigkeit innerhalb der Anstalt wird geringer, die Kranken können in die Fürsorge der Angehörigen entlassen und auch mehr und mehr wieder erwerbsfähig gemacht werden.»[284]

Die operierten Patientinnen und Patienten hatten jedoch oft einen hohen Preis für den psychochirurgischen Eingriff zu zahlen. Um die erwähnten Ziele zu erreichen, wurden Persönlichkeitsveränderungen bzw. -defekte im Sinne einer «Senkung des allgemeinen Persönlichkeitsniveaus», schwere körperliche Nebenwirkungen – beispielsweise epileptische Anfälle – und Todesfälle in Kauf genommen.[285]

Wie die Insulinkomabehandlung wurden auch die psychochirurgischen Eingriffe in den 1950er-Jahren aufgegeben, als die Neuroleptika aufkamen. Mit ihnen konnten meist dieselben Ziele erreicht werden, ohne derart grosse Risiken eingehen zu müssen. Die letzten Leukotomien in Liestal wurden im Jahr 1953 durchgeführt. Auch wenn die durchgeführten Hirnoperationen in den Jahresberichten der kantonalen Heil- und Pflegeanstalt Hasenbühl nicht immer beziffert wurden, ist von einer tiefen zweistelligen Zahl auszugehen. Verglichen mit anderen Schweizer Anstalten – insgesamt rechnet Marietta Meier mit mindestens 1000 Leukotomien, die in der Schweiz vorgenommen wurden[286] – sind in Liestal also relativ wenig Eingriffe durchgeführt worden.

Die «chemische Revolution» – die ersten Psychopharmaka

Ab Mitte 1953 wurde das seit zwei Jahren in Frankreich bereits bei verschiedensten Körper- und Nervenkrankheiten angewandte Neuroleptikum Largactil® auch in Liestal eingesetzt. Largactil® war als erster Vertreter der neuen Psychopharmaka in der Schweiz auf den Markt gekommen. Hier waren die ersten klinischen Versuche mit dem Medikament in der «Friedmatt» in Basel durchgeführt worden. Nach einer Tagung im Juni 1953, an der über die ersten Erfahrungen mit dem Medikament berichtet worden war, verbreitete sich das Verfahren in wenigen Wochen im ganzen Land[287] – so auch in Liestal, wo der Anstaltsdirektor Dr. Georg Stutz ohnehin gute Beziehungen zur Psychiatrischen Universitätsklinik Basel unterhielt. Dieses Psychopharmakon, das vor allem das vegetative Nervensystem dämpfte und regulierte, sei insbesondere bei schizophrenen Patientinnen und Patienten wirksam, «deren Krankheit schon sehr alt und bei denen die anderen, modernen somatischen Kuren nur geringe Erfolge hatten», fasste Dr. Stutz die ersten Erfahrungen mit dem synthetischen Medikament zusammen.[288]

Die klassische Largactilkur®-Kur wurde in der Anstalt durchgeführt, da während der ersten zwei bis drei Wochen die Kur mit Injektionen bei vollständiger Bettruhe und sorgfältiger Überwachung durchgeführt werden musste. Allmählich wurden die Injektionen durch Tabletten ersetzt. Die «kleine» Largactilkur®-Kur mit Tabletten wurde ambulant durchgeführt, wobei auch hier genaue ärztliche Kontrollen und sorgfältige Dosierung erforderlich waren. Durch die sogenannte Erhaltungsdosis – d. h. die weitere, monatelange regelmässige Einnahme des Medikaments – sollte einem raschen Rückfall der Krankheit vorgebeugt werden. Dr. Georg Stutz betonte, dass Largactil® jedoch kein Gewöhnungsmittel sei, weshalb eine Suchtgefahr bei diesem Medikament ausgeschlossen sei. Das Mittel sei auch deshalb wertvoll, weil es «in Fällen, bei denen eine Heilung des Gemütsleidens nicht erzielt werden kann, bisweilen die Resozialisierung des Kranken mit Einreihung ins Berufsleben ermöglicht». Er erwähnte aber auch die Nebenwirkungen wie erhebliche Gewichtszunahme, vorübergehend auftretendes Händezittern, allergische Hautausschläge und vorübergehende Leberfunktionsstörungen. Deshalb müssten die Largactilkur®-Kuren auch nach der Entlassung aus der Klinik unter ärztlicher Kontrolle durchgeführt werden.[289]

In Erfahrungsberichten aus verschiedenen Kliniken wurden die Verhaltensweisen und Eigenschaften der Patienten geschildert, die mit Largactil® behandelt wurden. Diese lägen in einem apathischen, entspannten Zustand im Bett, seien tagsüber wach und klar, gleichmütig oder gleichgültig, zeigten keine Initiative, führten spontan keine Gespräche und wirkten psychisch und motorisch etwas verlangsamt. Die Willensimpulse seien abgeschwächt, die intellektuellen Funktionen aber voll erhalten. Das Mittel habe somit die «Wirkung einer chemischen Lobotomie».[290] Wie bereits weiter oben erwähnt, wurde dieser Eingriff ins Frontalhirn durch das Aufkommen der Neuroleptika immer seltener ausgeführt oder – wie in Liestal – ganz abgelöst.

Auch der Einsatz der Elektroschocktherapie war nun bei Schizophreniekranken, bei denen der Erkrankungsbeginn einige Zeit oder sogar Jahre zurücklag, nicht mehr erste Wahl. Dank der Largactilkur®-Kur hätten mehrere Kranke nach langjährigem ununterbrochenem Klinikaufenthalt in geheiltem oder in wesentlich gebessertem Zustand entlassen werden können.[291] Mit dem neuen Medikament konnte somit die Zahl der Entlassungen erhöht werden. In der Folge stieg die Zahl der Kuren mit Psychopharmaka bei akuten und chronischen Psychosen von Jahr zu Jahr stark an, wobei die medikamentöse Behandlung oft noch mit Schlaf-, Insulin- oder Elektroschockkuren kombiniert wurde. Daraus lässt sich schliessen, dass es nicht zu einem derart radikalen Bruch im Behandlungsalltag kam, wie hätte erwartet werden können. Parallel dazu machte die Psychopharmakologie selbst laufend Fortschritte – die Produktpalette war Ende der 1950er-Jahre bereits breiter. 1955 kamen in der Heil- und Pflegeanstalt Hasenbühl das Neuroleptikum Serpasil der Basler Firma Ciba[292] und 1957 die Tranquilizer Atarax®, Miltown, Mellerli® und Trilafon® hinzu.[293]

Das Mittel Serpasil war in den Jahren 1953/54 in der inneren Medizin und in der Psychiatrie eingeführt worden. Das Heilmittel wirke auf die vegetativen Zentren des Hirnstammes, das Resultat sei Blutdrucksenkung, Entspannung und weitgehende Beruhigung, fasste Dr. Georg Stutz die Wirkungen zusammen. Die klinischen Erfahrungen hätten gezeigt, dass Serpasil ein sehr wirksames Mittel sei «zur Bekämpfung von schizophrenen Erregungszuständen, maniformen Schizophrenien, seniler und arteriosklerotischer sowie deliranter Verwirrtheitszustände», so der Chefarzt weiter.

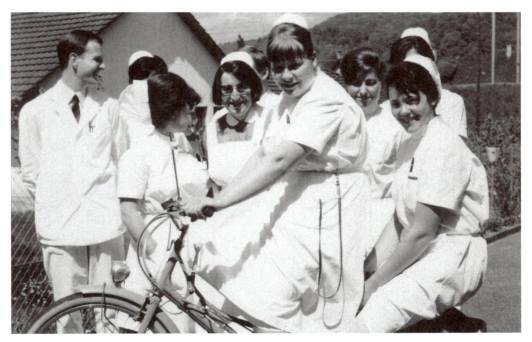

SCHÜLERINNEN UND SCHÜLER DER PSYCHIATRISCHEN KRANKENPFLEGE Ab Mitte 1953 wurden Schizophrenie-Patienten mit dem Neuroleptikum Largactil® behandelt. Die «chemische Revolution» hielt damit auch in Liestal Einzug. In der Folge verbreiterte sich die Produktepalette stetig, immer mehr Kuren wurden mit Psychopharmaka durchgeführt. Die neuen Mittel beeinflussten den Anstaltsalltag stark. Die Atmosphäre wurde insgesamt ruhiger. Zudem veränderte die Einführung der Psychopharmaka die pflegerische Praxis und damit auch das Bild des Pflegeberufs. Die engere Verbindung des Pflegeberufs mit Medikamenten und Medizin führte zu einer Professionalisierung und zu einer neuen Rollendefinition. An die Stelle der «Wärter» traten «Psychiatrieschwestern» und «Psychiatriepfleger», die wie die Schülerinnen und Schüler auf dem Bild aus den frühen 1970er-Jahren ihre Ausbildung in Liestal absolvierten.

Zudem war der «ärztliche Behandlungsschatz» inzwischen auch durch die Gruppe der sogenannten Tranquilizer bereichert worden – also um Mittel, welche Angst- und Spannungszustände «der grossen Gruppe der Nervösen» unter den Patientinnen und Patienten ohne narkotische Nebenwirkungen beseitigten. Eine solche Wirkung scheine «vielen Menschen in den zivilisierten Ländern erstrebenswert, um den abnormen psychischen Belastungen des heutigen nervösen Lebens zu entgehen». Körperliche und seelische Überlastung führe zu einer Erschöpfung der vegetativen und psychischen Reserven. Trockener Mund, Kopfschmerzen, Pupillenerweiterungen, abnorme Schweissabsonderungen, Magen-Darm-Störungen ohne organische Grundlage, abnorm reizbare Haut mit Ausschlägen: So schilderte Dr. Georg Stutz die Symptome der entsprechenden Funktionsstörungen und psychischen Veränderungen. Insbesondere klagten die Patientinnen und Patienten über intensives Angstgefühl, Launenhaftigkeit, gesteigerte Reizbarkeit, Appetitlosigkeit und Schlafstörungen, Depressionen und als deren Folge über Müdigkeit und Erschöpfung.[294] Gegenüber der früher üblichen Behandlung mit Beruhigungsmitteln, die keine restlos befriedigenden Resultate ergaben, vermochten die Tranquilizer die in sie gesteckten Erwartungen besser zu erfüllen.

Generell wurde – trotz erheblicher Funktionsstörungen und anderer unerwünschter Nebenwirkungen der Psychopharmaka, unter denen die Patienten litten – vor allem die positive Beeinflussung des Anstaltsalltags durch die neuen Mittel betont. Diese veränderten neben der Atmosphäre in den Anstalten, die insgesamt ruhiger wurde, insbesondere auch die pflegerische Praxis und in der Folge auch das Bild des Pflegeberufs. Es war nun weniger körperliche Kraft als bisher notwendig, da erregte und laute Patientinnen und Patienten seltener wurden. An die Stelle der «Wärter» traten in der Folge «Psychiatrieschwestern» und «Psychiatriepfleger». Parallel zur engeren Anknüpfung der Berufsgattung der Psychiaterinnen und Psychiater durch die modernen Psychopharmaka an die Medizin führte die engere Verbindung des Pflegeberufs zum medizinischen Feld zu einer Professionalisierung und zu einer neuen Rollendefinition.[295]

Bei der Rekrutierung von Psychiatrieschwestern wurden die zu dieser Zeit klassischen weiblichen Rollenstereotypen Hausfrau und Mutter mit der engeren Anbindung an die Medizin kombiniert. Die neue Psychiatrieschwester hatte somit nicht nur die ganze Bandbreite an weiblichen Rollen abzudecken, sondern wurde nun auch zur «ausführenden Instanz» der medikamentösen Behandlung. Die Pflegenden, die schon zuvor mit der Durchführung der (Schock-)Kuren betraut waren, sahen sich durch die neuen, hochpotenten Psychopharmaka mit neuen Anforderungen bezüglich Genauigkeit und medizinischer Kenntnisse konfrontiert. Bereits kleine Dosisänderungen konnten die Wirkung beeinflussen. Die Pflegenden mussten auch sicherstellen, dass die Patientinnen und Patienten die Mittel wirklich einnahmen. Zudem wurden neue Mess- und Beobachtungsprozeduren erforderlich, um die Wirkung der Medikamente zu kontrollieren und um Nebenwirkungen frühzeitig zu erkennen.[296]

Doch bei allen noch so «wirksamen neuzeitlichen medikamentösen Behandlungsmethoden» war für Dr. Georg Stutz die begleitende psychotherapeutische Behandlung unerlässlich. So hielt er in einer Abhandlung «in Anbetracht der umwälzenden Entdeckungen neuer, sehr wirksamer Psychopharmaka» fest, dass letztlich «die individuelle und kollektive Psychotherapie zusammen mit der Arbeitstherapie die Heilung und die Sozialisierung des Kranken» ermögliche.[297]

Dr. Arnold Tschudin, der oben erwähnte langjährige Oberarzt und Nachfolger von Dr. Georg Stutz, begrüsste die Entwicklung und den Einsatz der Psychopharmaka: «Allgemein und wohl auch vor allem im Interesse der Mitpatienten und des Pflegepersonals»

Dr. A Tschudin
Schweiz. Ob.pfleger Fortbildungskurs
Int. Laken

22./10. 1969

Der Zugang zum psychisch Kranken

Dieses Thema wurde mir gestellt von der Redaktion der in der Universitätsklinik Friedmatt Basel herausgegebenen Zeitschrift "Beiträge zur Psychiatrie und Seelsorge" und soll in einem der nächsten Hefte erscheinen. Ich habe mich bei dieser Gelegenheit entschlossen, dieses Thema auch meiner heutigen Betrachtung zugrundezulegen. Mehr als eine Betrachtung und Umreissung kann es wohl nicht werden bei der Weite und Fülle der Fragen, die sich hinter diesem Thema verbergen.

Wenn man vom Zugang zu etwas spricht, so drängt sich wohl am ehesten eine bildliche Darstellung örtlicher Begebenheiten auf, wobei auf einen bestimmten Punkt zugegangen werden soll. Zu der Vorstellung, ob es sich um einen breiten oder schmalen, einen überdeckten oder offenen, einen übersichtlichen oder verstohlenen Zugang handelt, oder was der Prädikate noch mehr sein könnten, kommt etwa noch die Qualität des Ortes, auf den er hinführen soll. So kann es sich z.B. um einen gewundenen Pfad zu einem versteckten Ort oder um eine breite, überdimensionierte Strasse handeln, die zu einem Palast hinführt. Damit zusammenhängend wird die unterschiedliche Art verknüpft sein, wie dieser Zugang begeh- oder befahrbar sein soll, und der Zweck der Begehung wird die Gestaltung des Zuganges ebenso beeinflussen wie unzählige andere Forderungen. So wird z.B. die Feuerwehr andere Forderungen zur Erfüllung ihrer Aufgabe stellen als etwa Instanzen des Kurvereins, denen es mehr um die landschaftliche Schönheit und ansprechende Lösung zu tun ist. Wer auf breiter Strasse gesehen werden will, hat eine andere Vorstellung, als wer sich auf ver-

CHEFARZT ARNOLD TSCHUDIN ÜBER UNERWÜNSCHTE NEBENWIRKUNGEN DER PSYCHOPHARMAKA
Auf der einen Seite wurden Patienten durch Psychopharmaka besser zugänglich für einzel- und gruppentherapeutische Angebote. Andererseits bewirkten diese Medikamente jedoch auch erhebliche Funktionsstörungen und andere unerwünschte Nebenwirkungen. Ohne Psychopharmaka als «chemische Zwangsjacke» grundsätzlich abzulehnen, wies Chefarzt Arnold Tschudin in einem Referat an einem Fortbildungskurs für Oberpfleger aus der ganzen Schweiz ausdrücklich auch auf die Kehrseiten hin. So bedeute das Verschwinden von Erregung und Aggressivität durch die Psychopharmaka gleichzeitig auch das Wegfallen von Äusserungen der Kranken, die speziell in der Psychotherapie eine Begegnungsmöglichkeit geboten hätten.

sei man froh, dass «uns die Psychopharmaka zuhilfe kamen». In seinem Referat an einem Fortbildungskurs für Oberpfleger ging er zunächst auf die veränderte Atmosphäre in den Kliniken ein. Die Kliniken seien «ruhiger und in jeder Beziehung menschlicher gestaltet worden», es habe «in dieser Art ein wesentlicher Schritt auf den Patienten zu getan» werden können. Mit einem Vergleich versuchte er die Wirkung der Psychopharmaka zu veranschaulichen: «Ähnlich wie der Teer» hätten diese «bei uns die Strassen zum Patienten gangbar» gemacht. Ausführlich legte er vor den aus der ganzen Schweiz angereisten Oberpflegern dar, weshalb er diesen Vergleich zog. «Wie früher die Strassen durch Staub und Kot unwegsam» gewesen seien und «durch die modernen Mittel des Betons und Teers salonfähiger» geworden seien, so seien «auch in der Psychiatrie sozusagen Staub und Kot in Form von Erregung und Aggressivität, die uns den Zugang zu den Kranken erschweren, verschwunden». Wie ein Schutzschild ermöglichten es die beruhigenden Psychopharmaka, den Patienten «in anderer Art als Mitmenschen» zu begegnen, schilderte Tschudin die Wirkung der Psychopharmaka: «Der Kranke gewinnt in eigentümlicher Art Distanz von seinen wahnhaften Trugerlebnissen, findet ruhig bessere und raschere Bereitschaft, sich von uns helfen zu lassen.» Verkörpert wurde diese Hilfe für Dr. Arnold Tschudin wie schon bei seinem Vorgänger Dr. Georg Stutz insbesondere durch die Psychotherapie und die Beschäftigungstherapie. «Wir können die Mittel unserer einzel- und gruppentherapeutischen Bemühungen rascher und besser einsetzen.» Dr. Arnold Tschudin zeigte deutlich, welche Zustände damit abgelöst werden konnten. Die Zeiten der «allzulangen notwendigen Isolierung, was letztendlich doch einer Entfernung aus greifbarer Distanz» gleichgekommen sei, seien vorüber, fasste er den Fortschritt zusammen. Nun könne dem Patienten bereits kurz nach Klinikeintritt begegnet werden, mit ihm in «nutzbringende Beziehung» getreten werden und die «Wohltat» des Therapieangebots auf den Patienten wirken gelassen werden.

   Ausdrücklich wies Dr. Arnold Tschudin seine Zuhörer jedoch im Sinne eines gewichtigen Vorbehalts auch auf die Kehrseiten der Entwicklung hin. Für die Diagnose und die Interpretation der Verhaltensweisen der Kranken sei im Hinblick auf die Therapie und das allgemeine Verständnis alles wichtig, «was der Kranke produziert und was sozusagen auf uns zukommt». Man müsse sich deshalb fragen, ob das Verschwinden von Erregung und Aggressivität durch die Verabreichung von Psychopharmaka in der Psychiatrie wirklich so gut sei «oder ob nicht auch diese Äusserungen der Kranken eine Begegnungsmöglichkeit boten», speziell in der Psychotherapie. Tschudin setzte dem Zerrbild des tobenden und unnahbaren Irren früherer Zeiten ein neues Zerrbild des psychisch kranken Menschen gegenüber. So habe sich unter dem Einfluss der Psychopharmaka der psychisch Kranke «irgendwie uniformiert». Konkret beschrieb er diese Nebenwirkungen: «Unter dem Erscheinungsbild mehr oder weniger ausgeprägter parkinsonistischer Züge ist der Patient ruhig, aber irgendwie doch lahm, z. T. unbeteiligt und wie scheinbar chronifiziert geworden.» Auch nach der Genesung sei man durch die Vorsicht daran gehindert, den «Schutzschild der Psychopharmaka allzu rasch zu entfernen».

   Zusammenfassend stellte Dr. Arnold Tschudin seine Ausführungen unter das übergeordnete Thema des Zugangs zum psychisch Kranken. In Anbetracht der neuen Entwicklung könne in der Psychiatrie nicht mehr geltend gemacht werden, dass Aggression und Erregung «den Zugang zum Kranken zum vornherein verwehren würden». Ob jedoch die Psychopharmaka den Zugang nur erleichtern oder ob sie ihn «durch unerwünschte Nebenwirkungen nicht erschweren können, scheint mir noch nicht endgültig gelöst». Trotz allem aber wogen für Tschudin die positiven Möglichkeiten der besseren psychotherapeutischen Beeinflussung die Nachteile der Nebenwirkungen der Medikamente bei weitem auf.[298]

Man muss sich vor Augen halten, dass Ende der 1960er-Jahre – also zum Zeitpunkt des erwähnten Referats von Arnold Tschudin – die Anti-Psychiatrie-Bewegung das Bild der Psychopharmaka mit der Auffassung und Wertung als «chemische Zwangsjacke» stark beeinflusste und die Medikamente grundsätzlich ablehnte. Tschudin war insgesamt weit entfernt von einer solchen Positionierung und erwies sich als Verfechter einer traditionellen Psychiatrie. Diese zeichnet sich dadurch aus, dass sie psychische Störungen nach einem naturwissenschaftlich-medizinischen Modell erklärt und behandelt, psychiatrische Anstalten befürwortet, an klaren Hierarchien und Rollen festhält und im Auftrag der Gesellschaft die Einhaltung sozialer Normen sicherstellt.[299] Trotzdem soll erwähnt werden, dass sich Tschudin gegenüber einzelnen Aspekten einer kritischen Psychiatrie offen zeigte – etwa, wenn er das Verschwinden von Erregung und Aggressivität durch die Verabreichung von Psychopharmaka hinterfragte. Damit war er mit gewissen Überlegungen punktuell nicht so weit entfernt von der fundamentalen und breit rezipierten Kritik des italienischen Psychiatriereformers Franco Basaglia, der dafür plädierte, Aggressivität und Auflehnung der Patienten zuzulassen und therapeutisch fruchtbar zu machen. Es gibt allerdings keine Hinweise, die darauf hindeuten würden, dass unter Dr. Arnold Tschudin der Gebrauch von Psychopharmaka an der Psychiatrischen Klinik Liestal konkret eingeschränkt worden wäre.

Medikamentenprüfungen an der Psychiatrischen Klinik Hasenbühl

Seit 1956 wurde in Liestal auch die Testsubstanz Neuroplegicum Geigy eingesetzt, die ab November 1957 als Tofranil® auf den Markt kommen sollte und sich vor allem bei Depressionen als wirksam erwies: Neun Zehntel der Depressionen seien unter dieser Medikation abgeheilt, vermeldete Dr. Stutz begeistert,[300] nachdem die Bekämpfung der Melancholie und der anderen Depressionen bis vor kurzem ein ausserordentlich schwieriges Problem geboten habe. Besonders bei klimakterischen Depressionen sei auch die sonst gut wirksame Elektroschockkur ohne Erfolg geblieben. Deshalb «waren wir freudig überrascht, als die Firma ‹Geigy› Basel ein hochwirksames Bekämpfungsmittel dieses schweren Leidens, das nicht selten zu Selbstmord führte», synthetisch hergestellt hat. Bereits in den ersten Monaten nach Einführung des Mittels sei man von der «Promptheit der Heilungen» überrascht gewesen, und auch später hätten die Heilerfolge alle Erwartungen übertroffen.[301]

Die Substanz war seit März 1955 unter dem Psychiater Dr. Roland Kuhn, dem damaligen stellvertretenden Direktor der Irrenheilanstalt des Kantons Thurgau in Münsterlingen, getestet worden. Das Präparat wurde zunächst nur an schizophrene Patienten verteilt. Parallel dazu begannen die Medikamentenversuche auch an anderen Orten. Jedoch zeigte der Stoff der Basler Firma J. R. Geigy überall nur eine schwache neuroleptische Wirkung. Deshalb wurde beschlossen, die Substanz auch bei Patienten mit anderen psychiatrischen Indikationen – beispielsweise bei Depressionen – zu testen. Anfang 1956 testete Kuhn die Substanz zunächst an drei Patientinnen und Patienten mit depressiven Symptomen, die allesamt positiv auf das Medikament ansprachen. Bis Mitte 1957 erfolgten weitere Versuche in Münsterlingen mit insgesamt 300 Patienten, von denen 40 depressive Patienten eine «gute Besserung» gezeigt haben sollen.[302]

Tofranil® – das Antidepressivum, das ursprünglich ein neues Neuroleptikum hätte werden sollen – wurde nach den klinischen Studien erstmals im November 1957 in der Schweiz verkauft. Die dem Medikament zugrunde liegende Substanz Imipramin wurde in Liestal hingegen seit 1956 eingesetzt, sodass ein Einbezug in die Medikamentenversuche und die experimentelle Suche nach einem neuen Wirkstoff erwiesen ist. Dieser

Wirkstoff trug zu diesem Zeitpunkt keinen Handelsnamen. Unter dem Industriekürzel G 22355 war das Präparat seit 1957 u. a. auch an der Psychiatrischen Universitätsklinik Basel geprüft worden.[303]

Einer der Assistenten von Dr. Georg Stutz, der Oberarzt und nachmalige Chefarzt der Klinik, Dr. Arnold Tschudin, war 1942 Assistenzarzt und 1944–1948 Oberarzt in Münsterlingen gewesen. Von dort kannte er Dr. Roland Kuhn, der bereits im Jahr 1939 als Oberarzt an die Irrenheilanstalt des Kantons Thurgau gekommen war. Tschudin gehörte zu den Ärzten, die Prof. Dr. Roland Kuhn rückblickend als «positiv» beschrieben hat.[304] In Münsterlingen führte Kuhn selbst ab 1950 bis Mitte der 1970er-Jahre an über 1600 Menschen klinische Tests durch. Dies unter ethisch fragwürdigen und wissenschaftlich zweifelhaften Bedingungen, insbesondere ohne Einwilligung der Patienten.

Dr. Georg Stutz wies im Anschluss an die Versuchsphase mit dem Prüfpräparat an der Anstalt in Liestal auf die enge Zusammenarbeit von Medizin und Chemie bei der Entwicklung der modernen Psychopharmaka hin. Chemische Substanzen seien systematisch an Tieren geprüft worden, und sobald sich ein Effekt gezeigt habe, sei durch Variationen der Zusammensetzung das Maximum der Wirkung bei vollständig fehlender Giftigkeit herausgearbeitet worden. Dabei habe sich herausgestellt, dass die Erfahrungen im Tierexperiment für den Menschen nicht immer gültig seien, was mit den erheblichen Abweichungen beim Stoffwechsel von Mensch und Tier zusammenhänge. «Deswegen erfordern die experimentellen Versuche jahrelange Erprobung», so Dr. Georg Stutz zu den klinischen Versuchen über Wirkungen und Nebenwirkungen der Präparate, «erst dann können die Medikamente therapeutisch angewandt werden, wenn man mit absoluter Sicherheit von der völligen Ungiftigkeit und den geringen Nebenwirkungen des neuen Mittels überzeugt ist.»[305]

Medikamentenprüfungen fanden an der Psychiatrischen Klinik Hasenbühl auch unter Chefarzt Dr. Arnold Tschudin statt. Es war generell eine Phase, in der sich die Wirkstoffe rasch vermehrten, vom Labor in die Kliniken drängten und die von damaligen Psychiatern etwa als «chaotisch» oder «unüberblickbar» bezeichnet wurde.[306] 1962 wurde in Liestal an 28 Patientinnen und Patienten das Präparat N 746 der dänischen Firma H. Lundbeck & Co. AS geprüft. Positive Erfahrungen anderer Kliniken, wie z. B. der Landesheilanstalten Marienthal und Gütersloh oder der Bodelschwingschen Anstalten von Bethel in Deutschland, gaben den Anstoss, das Prüfpräparat auszuprobieren. Der Wirkstoff, ein Thioxanthen-Derivat, gelangte kurz darauf als Clopenthixol unter dem Handelsnamen Sordinol auf den Markt. Seit 1960 war bereits das erste Präparat dieser Gruppe, das Chlorprothixen, unter dem Namen Truxal® eingeführt worden. Man habe erlebt, welche erstaunlichen Wirkungen die modernen Psychopharmaka zu entfalten vermochten, man könne deshalb «diese Substanzen nicht mehr aus der Therapie der Psychosen wegdenken» – es sei denn, sie würden «eines Tages durch noch bessere Stoffe abgelöst», wurde im Erfahrungsbericht der Psychiatrischen Klinik Hasenbühl einleitend festgehalten.[307] Herausgestrichen wurde die dämpfende Wirkung der Mittel auf Antrieb und Affektivität, ohne gleichzeitig das Bewusstsein der Patienten zu beeinträchtigen. Gleichzeitig jedoch führten Neuroleptika wie Largactil® zu Nebenwirkungen wie Blutdruckbeeinflussung, Temperaturschwankungen und Mundtrockenheit oder Parkinsonismus, d.h. dem Auftreten von parkinsonartigen Symptomen wie langsamen Bewegungen und unwillkürlichem Zittern.

Gesucht wurde deshalb intensiv nach Substanzen, auf die bei geringerer Dosis und gleichzeitig besserer Wirkung möglichst viele Patienten gut und ohne unerwünschte Begleiterscheinungen ansprechen sollten. Für die betroffenen Patientinnen und Patienten stellten die Nebenwirkungen eine grosse Belastung dar. Zudem dämpften diese den Enthusiasmus sowohl der behandelnden Psychiater wie auch des Pflegepersonals. Deshalb waren die Klinikärzte an neuen Wirkstoffen interessiert. Dazu kam das kommerzielle Interesse der Industrie, wachsende Märkte für Psychopharmaka zu schaffen.[308]

Die klinische Erprobung des Psychopharmakons N 746, die im Folgenden als Fallbeispiel dargestellt wird, war in der Psychiatrischen Klinik in Liestal vollständig in den Behandlungsalltag integriert. Dementsprechend waren die Grenzen zwischen Therapie und Experiment fliessend. Methodisch war die klinische Wirksamkeitsprüfung – wie es nach damaligen Massstäben auch an anderen Kliniken üblich war – nur rudimentär ausgebildet, sodass nicht von einer standardisierten und randomisierten Befunderhebung mit hoher Validität gesprochen werden kann. Im Vordergrund standen die Beobachtungen durch die behandelnden Psychiater, die durch die Aussagen bzw. Klagen der Patientinnen und Patienten selbst ergänzt wurden. Die Befunde wurden in einer einfachen Tabelle zusammengefasst, die über die Diagnose, die bisherige Behandlung sowie die Wirkung, Nebenwirkungen und Dosierung mit N 746 bei den einzelnen Patientinnen und Patienten

ERFAHRUNGSBERICHT ÜBER DIE ERPROBUNG EINES NOCH NICHT ZUGELASSENEN PRÜFPRÄPARATES

Neuroleptika wie Largactil® führten zu Nebenwirkungen wie Blutdruckbeeinflussung, Temperaturschwankungen und Mundtrockenheit oder Parkinsonismus. Für die Patientinnen und Patienten stellten diese Begleiterscheinungen eine grosse Belastung dar. Deshalb wurde intensiv nach besser wirkenden und gleichzeitig verträglicheren Substanzen gesucht. Die klinische Erprobung neuer, noch nicht zugelassener Prüfpräparate war weit verbreitet. So wurde beispielsweise 1962 in Liestal an 28 Patientinnen und Patienten das Präparat N 746 der dänischen Firma H. Lundbeck & Co. AS geprüft. Die klinische Erprobung war vollständig in den Behandlungsalltag integriert, dementsprechend fliessend waren die Grenzen zwischen Therapie und Experiment.

SEPARATDRUCK AUS DER «PRAXIS»
SCHWEIZERISCHE RUNDSCHAU FÜR MEDIZIN
51. Jahrgang . N° 30, 774—781 . 26. Juli 1962

Aus der Psychiatrischen Klinik Hasenbühl, Liestal
(Chefarzt Dr. A. Tschudin)

Erfahrungen mit dem Psychopharmakon N 746 (Sordinol)

Von K. Gartner

Die chemische Beeinflussung der Geistes- und Gemütskranken, die sogenannte Pharmakotherapie der Psychosen, hat in den letzten Jahren eine immer grössere Bedeutung erlangt. Man hat erlebt, welche erstaunlichen Wirkungen die modernen Psychopharmaka zu entfalten vermögen, und man kann schon heute diese Substanzen nicht mehr aus der Therapie der Psychosen wegdenken; es sei denn, sie werden eines Tages durch noch bessere Stoffe abgelöst.

Man bezeichnet diese Mittel allgemein mit dem Namen Neuroplegika/Neuroleptika und versteht unter ihnen Stoffe, die mehr oder weniger elektiv auf Antrieb und Affektivität dämpfend wirken, ohne gleichzeitig das Bewusstsein zu beeinträchtigen. Daneben zeigen sie noch somatische Symptome, und zwar vegetative (Blutdruckbeeinflussung, Temperaturschwankungen, Mundtrockenheit usw.) und striäre Erscheinungen (Parkinsonismus).

Von den drei grossen Gruppen der Neuroplegika Reserpin-, Butyrophenon- und Phenothiazin-Derivate ist es der Firma H. Lundbeck & Co. AS, Kopenhagen, gelungen, eine

Auskunft erteilte. Als Referenzpräparat stand Largactil® im Vordergrund, mit dem die Patientinnen und Patienten bisher behandelt worden waren. Bei den Männern war teilweise auch mit Serpasil behandelt worden, bei den Frauen mit Truxal®. Mit dem neuen Mittel wurde zwei bis drei Tage nach Absetzen der alten Medikation in verhältnismässig hoher Dosierung eingesetzt. Der Wirkungsvergleich der neuen mit der alten Medikation wurde in der Tabelle in einfachen Stufen (unverändert, besser, viel besser) angegeben.

Die Patientengruppe, die an der Psychiatrischen Klinik Hasenbühl in die klinische Erprobung einbezogen wurde, setzte sich aus chronischen Patientinnen und Patienten mit einer langen Krankheits- und Hospitalisierungsdauer zusammen. Sie umfasste 11 Männer und 17 Frauen. Während die Männer alle dem «schizophrenen Formenkreis» angehörten, wurden bei den Frauen neben den Schizophrenen auch «Schwachsinnige aller Grade» behandelt. Die Psychiater steckten die Indikationsbereiche somit nicht klar ab, sondern gingen eher tastend vor. Der Haupteffekt des neuen Neuroleptikums mit dem Industriekürzel N 746 lag in seiner sedierenden Wirkungsrichtung, d. h. in der Dämpfung oder Beruhigung der psychischen Störung. Die antipsychotische Wirkung stand eher im Hintergrund.

Die Sedierung wirkte bei der männlichen Testgruppe besonders anfangs so stark, dass die Patienten müde und schläfrig wurden und teilweise antriebslos herumsassen. Zudem gab es anfänglich viele Klagen über Kopfdruck und Benommenheit. Aus diesem Grund weigerten sich zwei Patienten schon nach kurzer Zeit, das Medikament weiterhin einzunehmen. Der eine Patient bekam deshalb wieder Largactil®, während sich der andere weigerte, überhaupt noch Medikamente zu sich zu nehmen. «Ist jetzt ohne Mittel angepasst», lautet der lapidare Eintrag bei ihm.[309] Durch Anpassung der Dosen an die Reaktion der übrigen Patienten wurde im zweiten Monat der Therapie der Sedierungseffekt so stabilisiert, dass die Patienten ruhig und angepasst, aber nicht mehr bis zur Schläfrigkeit gedämpft waren. Diese Erhaltungsdosen lagen unter den vorher benötigten Dosen anderer Medikamente. In Bezug auf die antipsychotische Wirkung war es – besonders im Hinblick auf Wahninhalte – schwierig, überhaupt eine Einschätzung abzugeben. Eine positive Wirkung auf Halluzinationen war festzustellen, auch äusserte spontan kein Patient mehr psychotische Inhalte, was natürlich ihr Nichtvorhandensein nicht beweisen konnte, aber doch auf eine geringere Aktualität schliessen liess. Auch eine Wirkung auf die Affektlage der Patienten wurde festgestellt. Diese erweckten allgemein den Eindruck, aufgeschlossener, gelockerter und zugänglicher zu werden. Nebenwirkungen waren, neben den bereits erwähnten Begleiterscheinungen wie Müdigkeit, Antriebslosigkeit und Kopfdruck, bei den Patienten gering. In zwei Fällen stellte sich ein Fingertremor – d. h. ein parkinsonähnliches Zittern der Finger – ein, der aber nicht zur Absetzung des Medikamentes zwang. Zusammenfassend konnte festgestellt werden, dass, abgesehen von den zwei erwähnten «Verweigerern», eine Besserung des Gesamtzustandes bei allen Patienten eingetreten war und Nebenwirkungen gering waren. Ein Patient habe sogar entlassen werden können.

Ein weit weniger gutes Ergebnis ergab sich bei der Behandlung der weiblichen Testgruppe. Die Frauen reagierten bedeutend empfindlicher auf das Mittel als die Männer. Verschiedene Nebenwirkungen sowie die «subjektive Einstellung» – gemeint ist eine negative Einstellung gegenüber dem Prüfpräparat aufgrund unangenehmer Begleiterscheinungen – und die Wirkung auf das Allgemeinbefinden zwangen in 12 von 17 Fällen zur Absetzung der Therapie mit N 746. Zwar zeigte sich ebenfalls die gute sedative Wirkung des Mittels. Bereits zu Beginn gab es jedoch häufig Klagen über einen zu starken Dämpfungseffekt und damit verbundene Beschwerden wie Müdigkeit, Schlappheit und

Antriebslosigkeit. Die Patientinnen waren sehr verlangsamt, zum Teil schwach und hinfällig und sahen bleich und elend aus. Nachdem bei diesen Patientinnen auch nach einer Senkung der Dosis keine Besserung eintrat, wurde das Prüfpräparat abgesetzt – zudem «konstatierten diesen Zustand auch fast alle und weigerten sich dann, das Medikament weiter zu nehmen».[310] Es ist in diesem Zusammenhang durchaus bemerkenswert, dass ein wesentlicher Teil der Patientinnen ihren kritischen Willen äussern und durchsetzen konnte. Ob die Patientinnen und Patienten wussten, dass es sich bei diesem Mittel um ein noch nicht zugelassenes Prüfpräparat handelte, muss offenbleiben.

Wie bei den Männern liess sich auch bei den Frauen eine antipsychotische Wirkung feststellen. Diese schien bei den schizophrenen Patientinnen eine spezifische Eigenschaft des Prüfpräparates zu sein und nicht von dessen sedierender Wirkung abzuhängen. Bei anderen Medikamenten waren die Patientinnen auch unter starker Dämpfung stark psychotisch gewesen – auch wenn sie durch den Beruhigungseffekt oft zu lethargisch waren, um Wahnideen überhaupt zu äussern. Bei den «erethisch Schwachsinnigen» – d. h. geistig behinderten Patientinnen, die hochgradig motorisch unruhig waren – wurde die Wirkung auf die Affektlage insgesamt positiv beurteilt. Diese «verhielten sich viel angepasster, machten weniger Schwierigkeiten und wirkten auf ihre Umgebung nicht mehr so störend». Jedoch führte bei ihnen die Senkung der Dosis immer wieder zu «Unruhen und unangepasstem Verhalten», sodass sich die Sedierung speziell dieser Patientinnen als nicht ganz einfach herausstellte.[311]

Die Dosis lag bei den Frauen im Durchschnitt höher als bei den Männern, womit das vermehrte Auftreten von Nebenwirkungen zusammenhängen konnte. Zu diesen Nebenwirkungen gehörten auch vermehrter Speichelfluss, rote Augen, Schweissausbrüche, Zittern der Finger und der Füsse, Störungen der Bewegungskoordination oder des Ganges. Der Speichelfluss sei «zwar keine gefährliche, aber etwas unangenehme Nebenwirkung» gewesen, «die unsere Patientinnen ziemlich unappetitlich werden liess».[312] Gefährlich wurde es im Fall eines Kollapses, der bereits nach wenigen Tagen bei einer 52-jährigen, seit dem 25. Lebensjahr an Schizophrenie leidenden Patientin auftrat und zur sofortigen Absetzung des Medikaments führte. Sieben Wochen später verstarb die Patientin.

Bei den verbleibenden fünf Patientinnen, bei denen das Prüfpräparat nicht abgesetzt werden musste, war eine Besserung des Gesamtzustandes festzustellen. Auch die Patientinnen, bei denen das Mittel abgesetzt werden musste, seien «während der Medikation besser» gewesen als vorher. Bei sehr vorsichtiger und individueller Dosierung liessen sich die unangenehmen Begleiterscheinungen «sicher noch vermindern».[313] Für den therapeutisch besten Effekt mit den geringsten Nebenwirkungen wurde deshalb zum Abschluss des Erfahrungsberichtes eine Dosierungsempfehlung abgegeben. Noch vor der Drucklegung des Berichts gelangte N 746 in der Schweiz in den Handel, sodass der Bericht offensichtlich nicht als Wirksamkeitsnachweis für die Zulassung diente. Vielmehr scheint es darum gegangen zu sein, in einer Fachpublikation möglichst rasch über die Wirkungsprüfung zu berichten – wohl im Gegenzug für die von der Herstellerfirma üblicherweise kostenlos zur Verfügung gestellten Prüfpräparate.[314]

Ein weiterer «therapeutischer Versuch» an der Psychiatrischen Klinik Liestal betraf den Wirkstoff Centrophenoxin. Dieser wurde an 24 Patienten, die an Alkoholkrankheit oder einem Alkoholdelirium litten, bei Halluzinationen oder delirösen Zuständen verabreicht, die sich günstig beeinflussen liessen.[315] Ob mit den erwähnten Wirkungsprüfungen die Forschungstätigkeit der Psychiatrischen Klinik Liestal vollständig abgebildet werden kann, muss offenbleiben. Wie die zahlreichen Publikationen von klinischen Studien aus dem In- und Ausland zeigen, war die Prüfung neuer Wirkstoffe damals weit verbreitet.

Mit der Arbeitstherapie gegen die Wachsaalpsychiatrie

Ende November 1945 erschien in der zum Ringier-Konzern gehörenden Zeitschrift *Sie und Er* eine Reportage über die Heil- und Pflegeanstalt Hasenbühl. Einige Nummern zuvor war in derselben Zeitschrift eine Reportage über eine französische Irrenanstalt erschienen, wobei Zwangsjacken und Polsterzellen abgebildet worden waren. Dr. Georg Stutz kritisierte den «Skandalbericht» mit grosser Betroffenheit, da er nicht den Verhältnissen in den schweizerischen Anstalten entspreche, wo Deckelbad, Zwangsjacke und Gummizellen nicht mehr zur Anwendung gelangten. Da ihm an einer sachlichen Aufklärung des Publikums gelegen war, gelangte er an die Redaktion, um sie für eine Reportage nach Liestal einzuladen.[316] Die Redaktion, die an seiner Kritik interessiert war, reagierte rasch und rückte eine reich bebilderte Reportage in die *Illustrierte*: «Den geistig Verwirrten, der dank ärztlicher Kunst und menschlicher Güte wieder als vollwertiges Glied seinen Weg in die soziale Gemeinschaft zurückfindet, wählten wir zum Hauptthema unseres Berichtes.» Dies sei auch in der Absicht erfolgt, «unberechtigten Vorurteilen und falschen Vorstellungen, die in der Öffentlichkeit zurzeit in der Anstaltsdiskussion um sich greifen und die vielleicht durch eine früher in unserer Zeitschrift erschienene Reportage über Verhältnisse in französischen Heilanstalten noch weiter genährt worden sein mögen, den Boden zu entziehen.»

Die fortschrittliche Heil- und Pflegeanstalt habe nicht die Rolle eines Zuchthauses zu spielen, sondern sie beschränke sich auf die ärztliche und pflegerische Überwachung nach dem Grundsatz, dass die gute Anstalt den Patienten heile, die schlechte hingegen Schaden stifte, betonte Dr. Stutz. Der Chefarzt skizzierte für die Leserinnen und Leser die wichtigsten Behandlungsmethoden wie Psychotherapie, medikamentöse Therapie, Schlaf-, Fieber- und Wasserkuren («keine Dauerbäder mehr und nur in Körperwärme von 37 Graden!»), Insulinkur, Quarzbestrahlung und Elektroschockkur. Zudem hob er hervor, dass die schweizerischen Anstalten neben der Milieutherapie, die auf den Kranken durch eine ihm angepasste gesellschaftliche Umgebung einen beruhigend-heilenden Einfluss auszuüben vermöge, besonderen Wert auf die «Gesundung durch Arbeit» legten. Den Leserinnen und Lesern der Reportage sollte speziell durch die in der Reportage abgedruckten Bilder «von dieser erfolgreichen Heilmethode ein lebendiger Eindruck» vermittelt werden, beschrieb der «speziell für schweizerische Fragen» zuständige *Sie und Er*-Redaktor Dr. Kurt Flückiger ein weiteres Ziel der Reportage. Er und der ihn begleitende Fotograf Paul Senn seien erstaunt gewesen, «dass selbst Chronische und asozial Scheinende unter kundiger Anleitung oft erstaunlich qualifizierter Leistung fähig sind».[317]

Die Reportage liess deutlich werden, dass unter Dr. Georg Stutz alle Patientinnen und Patienten in Liestal systematisch zur Arbeit angehalten wurden. Durch die Einführung von Arbeiten, die auch durch Patientinnen und Patienten mit eingeschränkter Leistungsfähigkeit ausgeführt werden konnten, wurde der Anteil der Beschäftigten auf 85–95 % gesteigert. Das Problem des bisherigen Konzepts war oft gewesen, dass viele Anstaltspatientinnen und -patienten von der Arbeitstherapie nicht profitieren konnten. Sie waren schlicht und einfach nicht in der Lage, die Arbeiten auszuführen – oder nicht willens, dass ihre Arbeit der Anstalt zugutekommen sollte. Durch sein Vorgehen konnte Stutz den Anteil der Beschäftigten in Liestal erheblich steigern: «Durch die Neueinführung des Schuhmachens, des Korb- und Teppichflechtens konnte die Patientenarbeit den Anforderungen des ganzen Spitals nachkommen.»[318] Will heissen: Die durch ihre Krankheit im normalen Lebensrhythmus gestörten Patientinnen und Patienten sollten durch einen geordneten Tagesablauf mit Arbeit und Erholung wieder an die normalen Lebensbedingungen herangeführt werden. Um diese Zielsetzung zu erfüllen, wurden ein Jahr später zusätzlich noch die Finken- und Bürstenfabrikation, das Weben von Schuhbändeln und die Anfertigung von Schachfiguren und Baukasten eingeführt.[319]

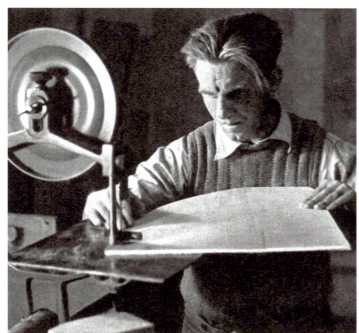
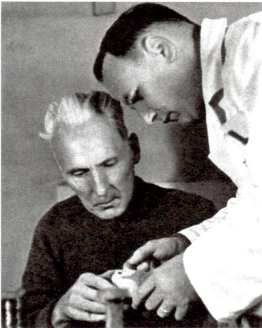

INDIVIDUELL ANGEPASSTE ARBEITSTHERAPIE Bei der Arbeitstherapie wurde die Tätigkeit für die Patientinnen und Patienten nun individuell ausgewählt, sie musste deren Gesundheitszustand und Fähigkeiten entsprechen. Dadurch konnten deutlich mehr Patientinnen und Patienten von der Arbeitstherapie profitieren und durch einen geordneten Tagesablauf wieder an die normalen Lebensbedingungen herangeführt werden. Dr. Stutz legte grossen Wert auf die Beschäftigung. Das Pflegepersonal war deshalb sehr gefordert, sich zu überlegen, welche Arbeiten sie den Patientinnen und Patienten geben konnten. Der Mann an der Säge, ein ehemaliger Landarbeiter, der an Schizophrenie litt, stellte in der Arbeitstherapie Spielsachen her, während der Mann auf dem zweiten Bild, der wegen einer schweren Depression in Behandlung war, in der Pflegeanstalt lernte, Bürsten zu binden.

Mit diesen Aktivitäten setzte sich Dr. Stutz für einen neuen Stil der Arbeitstherapie ein. Sie konnte in Liestal grundsätzlich auf eine lange Tradition zurückblicken – wie früher führten die Insassen noch immer Gartenarbeiten durch, die Frauen wurden zudem in der Lingerie und in der Nähstube beschäftigt. Einsätze in der Landwirtschaft hingegen fanden unter Stutz nicht mehr statt, da jeglicher Eindruck eines Frondienstes vermieden werden sollte.[320] Stutz orientierte sich stark an den Überlegungen der Promotoren einer «aktiveren Krankenbehandlung» und der «sozialen Heilung». Diese hatten stets betont, dass sich die Beschäftigung nicht mehr – wie zu Zeiten der alten Anstaltspsychiatrie – am ökonomischen Nutzen und Wert der geleisteten Arbeit orientieren dürfe. Vielmehr müssten der therapeutische Wert und die Eignung der Beschäftigung als therapeutisches Hilfsmittel ausschlaggebend sein.[321]

Pionier der neu einsetzenden Entwicklung bei der Arbeitstherapie war Hermann Simon in den westfälischen Heil- und Pflegeanstalten Warstein und Gütersloh gewesen. Die Behandlung nach dem Prinzip der aktiveren Krankenbehandlung müsse individuell orientiert sein und am Gesunden im Kranken ansetzen, wie Simon in den 1920er-Jahren propagierte. Der Kranke solle sich als verantwortlicher Mensch ansehen, der zu einer geordneten Lebensführung in der Lage ist. Das Anliegen Simons war nicht die Arbeitstherapie allein, sondern allgemein eine grössere therapeutische Aktivität angesichts der inzwischen erstarrten Formen der Anstaltsbehandlung, der Isolierung und Inaktivität der Patienten. Er wandte sich entschieden gegen die Bettbehandlungen in grossen Wachsälen und gegen das Dauerbad zur Beruhigung der Kranken.[322] Die arbeits- und beschäftigungstherapeutischen Überlegungen Simons fanden auch in der Schweiz bis in die Nachkriegszeit weite Beachtung: Die anhaltenden Bemühungen, die Arbeitsmöglichkeiten auszubauen und den Beschäftigungsgrad der Patientinnen und Patienten zu erhöhen, wurden weitergeführt und erweitert.[323]

Dr. Georg Stutz nahm diese Überlegungen voller Überzeugung auf und postulierte auch in Liestal, dass jeder und jede Kranke arbeiten müsse: «Er hat eine sinnvolle produktive Arbeit zu leisten, die immer an die Grenze seiner Leistungsfähigkeit geht. Sobald eine Versandung oder Automatisierung zu entstehen droht, werden durch neue Anregungen und Forderungen die geistigen Kräfte wieder geweckt und die Verbindungen mit der Mitwelt wieder angeknüpft.»

Diese Arbeit hebe das Selbstwertgefühl, deshalb dürfe mit Lob nicht gespart werden und Kritik und Korrekturen seien behutsam anzubringen. Zudem werde der Kranke von seinem Innenleben abgelenkt: «Seelische Energien, sexuelle und andere Erregungen werden in Arbeit verwandelt», so Dr. Stutz zu den Wirkungen der Arbeitstherapie. Konkret wurden Arbeitsgruppen gebildet, damit die Patientinnen und Patienten Kontakt zu den anderen erhielten und sich über ein neutrales Thema unterhalten konnten. Den gemeinschaftlichen Aspekt betonte Stutz ganz speziell: «Mit der Arbeit zwingt man den Kranken, seine Krankheitssymptome zu ignorieren und sich wie ein Gesunder zu benehmen. […] Diese Arbeitstherapie stellt also eine Form der zudeckenden Psychotherapie dar, die umso intensiver wirkt, weil sie in der Gemeinschaft stattfindet. […] Diese Überführung des Kranken in die Gemeinschaft weckt in ihm wieder das Interesse für den Mitmenschen und damit kann er wieder der realen Welt zurückgegeben werden.»[324]

Mit anderen Worten: Es fand eine Allianz oder Gleichsetzung von Arbeit und Therapie statt, die Anstaltsarbeit wurde als erster Schritt zur Heilung bzw. zur Entlassung aus der Anstalt angesehen. Schon Simon hatte diese «aktivere Krankenbehandlung» als symptomatisch wirkende «Psychotherapie» bezeichnet. Er ging davon aus, dass sich Krankheitssymptome wie «Manieren, Stereotypien, Unfug, Sammeln, planloses Umherlaufen, Belästigung der Umwelt» zugunsten der gesunden Persönlichkeitsanteile zurückdrängen liessen und die Kranken zum «geordneten Einfügen in eine soziale Gemeinschaft» erzogen werden konnten.[325]

In der Arbeitstherapie gearbeitet wurde in Liestal täglich von 8 bis 11 Uhr und von 13 bis 17 Uhr. Am Samstagnachmittag und am Sonntag wurde nicht gearbeitet.[326] Insbesondere an den Samstagnachmittagen wurden vermehrt auch gesellige Anlässe und regelmässige Spaziergänge mit Gruppen von 20 bis 30 Patienten veranstaltet, verschiedene Vereine und Privatpersonen organisierten auch Konzerte oder Tanzabende in der Anstalt. Ganz besonders bewährt habe sich bei den Männern die systematische Anleitung zum Schachspielen, speziell geschätzt worden seien von vielen Anstaltsinsassen die Turnstunden in den Sommermonaten.[327] Mit den aus der Patientenarbeit erzielten Erträgen konnte die Anstaltsbibliothek vervollständigt werden, in allen Abteilungen wurden Radiolautsprecher mit Anschluss an den «Landessender» installiert. Der Ertrag der Arbeitstherapie kam somit den Patientinnen und Patienten – zumindest in einem gewissen Ausmass – selbst zugute.

Nicht nur die Arbeitstherapie gehörte zur aktiveren Behandlung der Patientinnen und Patienten, sondern auch die Freizeitgestaltung. Besonders die Anregungen der Kranken zum Spielen, Lesen, Bilderbetrachten, zur Unterhaltung, zu Musik und Tanz sind als psychotherapeutische Behandlung durch gemeinschaftliche Aktivitäten zu sehen.[328] Dieser Ansatz konnte in Liestal mit Dr. Georg Stutz auf einen überzeugten Anhänger zählen.

Die Psychotherapie – der Arzt als «Künstler»

Seit Beginn des 20. Jahrhunderts liessen sich Psychiater mehr und mehr auf die Psychoanalyse ein und nutzten sie für ihre Behandlungen. Das Denken an den Kliniken wurde dadurch mehr oder weniger stark beeinflusst.[329]

In Liestal herrschten unter Dr. Georg Stutz klare Verhältnisse – der Chefarzt der Heilanstalt gehörte ohne Wenn und Aber zu den bedingungslosen Verfechtern der Psychotherapie. Hier blühte er als Spezialarzt regelrecht auf und lief bei der Schilderung der therapeutischen Formen und Möglichkeiten zur Hochform auf. Was für die Sprechstunde in der Praxis des Psychiaters richtig sei, gelte mindestens in gleichem Masse für die Klinik, so sein eindeutiger Befund: «Das Wort Psychotherapie heisst Heilung der Seele und bedeutet gleichzeitig Heilung durch seelische Kräfte. Sie besteht in einem beständigen Beeinflussen des Patienten. […] Wenn die Erziehung Arbeit eines gesunden Menschen an einem anderen Menschen bedeutet, so ist die Psychotherapie die Arbeit eines gesunden Menschen an einem kranken Menschen.»

Die Persönlichkeit des Arztes sei bei der Behandlung noch viel wichtiger als beim Arzt für körperliche Krankheiten, stellte Dr. Stutz klar, als er die speziellen Anforderungen an den Therapeuten formulierte: «Der Psychotherapeut muss eine innere Aktivität und Erlebnisbereitschaft besitzen, sodass er sich bei jedem Kranken neu einfühlen und jeden Kranken als neue Welt auffassen kann. Daneben braucht es aber genügend Distanz, um den Patienten überlegen führen zu können und ihn dann schliesslich wieder selbständig werden zu lassen. Hier gilt ganz besonders der Grundsatz, dass die Medizin wohl eine Wissenschaft ist, dass der Arzt aber ein Künstler sein muss. Der Arzt muss auch Lebenserfahrung und genügend Energie besitzen, damit er den Kampf gegen die Krankheit des Patienten erfolgreich aufnehmen kann.»

Stutz unterschied wie andernorts grundsätzlich die kollektive und die individuelle Psychotherapie. Die kollektive Psychotherapie könne am ehesten mit der Erziehung und speziell mit der Heilpädagogik verglichen werden, versuchte er anschaulich zu erklären. Sie wolle durch Gemeinschaftsbildung auf den Kranken einwirken. Sie erfasse mehrere Kranke gleichzeitig und wirke gesundheitsfördernd durch Arbeit, Rücksichtnahme auf andere, Freizeitbeschäftigung und Zusammenleben. Kollektive Psychotherapie könne nur in Heimen, Anstalten, Sanatorien und geeigneten Pflegefamilien durchgeführt werden.[330]

Es sei in den meisten Fällen richtig, wenn der Kranke mit anderen Kranken zusammen in einer Gemeinschaft lebe und nicht allzu sehr isoliert sei, hielt Stutz als einen zentralen Grundsatz seines therapeutischen Verständnisses fest. Für dieses Leben in der Patientenfamilie wurden klare Regeln aufgestellt, die er ausführlich beschrieb: «Jede Abteilung bildet eine Gemeinschaft, eine Familie, die am ehesten mit einem Pensionat verglichen werden kann. Eine Schwester ist die Leiterin, sie ist für den Geist der Abteilung verantwortlich und hat dafür zu sorgen, dass kein Patient durch Grobheiten oder unangenehme Manieren die anderen belästigt. Jeder weiss, dass er das Recht auf eine ruhige, ihm zuträgliche Atmosphäre hat und die Pflicht, sie seinerseits nicht zu stören. Deshalb wird öffentliches Schimpfen nicht geduldet. Jeder Patient kann aber jederzeit unter vier Augen die Beschwerden und Bitten dem Arzt vorbringen. Jeder weiss, dass er innerhalb der Anstalt für alles, was er tut, verantwortlich gemacht wird. Denn es werden ihm bei Störungen Vergünstigungen wie Teilnahme an Festlichkeiten, an Spaziergängen, Essenszulagen und ähnliches mehr entzogen. Wer stört wird sofort aus der Gemeinschaft entfernt. Er wird entweder kurze Zeit, eine Viertelstunde bis eine Stunde in einem Einzelzimmer gehalten, oder aber er wird auf eine weniger nette und freie Abteilung versetzt.»

Je nach Zustand der Patientinnen und Patienten werde ihnen mehr oder weniger Freiheit gewährt, so Stutz weiter, da immer ähnliche Patientinnen und Patienten eine Gemeinschaft bildeten, könne ein eigentliches Zusammengehörigkeitsgefühl entstehen, das die Vorbereitung für die Rückkehr ins normale Leben bilde. Dem Pflegepersonal kam dabei eine besondere Rolle zu. Dieses habe einerseits die Aufgabe, den Kranken anzuleiten und ihm in jeder Beziehung zu helfen, andererseits müsse es den Geist der Abteilung erhalten. Deshalb könne nur noch ausgebildetes Personal eingesetzt werden.[331]

Aufdeckende und zudeckende Psychotherapie

Ebenso ausführlich wie mit der kollektiven Psychotherapie befasste sich Dr. Georg Stutz mit der individuellen Psychotherapie. Diese umfasse alle seelischen Behandlungsweisen, die vom Arzt direkt auf den Patienten gerichtet seien: «Sie besteht hauptsächlich in wiederholten Aussprachen von einer halben bis einer Stunde Dauer, in denen der Patient selbst und angeregt durch zielgerichtete Fragen seine seelischen Konflikte äussert und sie mit dem Arzt bis in alle Zusammenhänge bespricht. Der Arzt muss dabei verstandesmässig und gefühlsmässig mitgehen und fähig sein, auch Verschwiegenes zu erkennen und an die Oberfläche zu schaffen, damit es der Patient selbst erkennen kann.»

Häufig steckten im Kranken Widerstände gegen dieses Bewusstwerden von Unangenehmem, er habe seine Konflikte und Komplexe verdrängt und wehre sich gegen ihr Hervorzerren in das Licht des Bewusstseins, wie Stutz beredt festhielt. Der Arzt helfe dem Patienten, seine Widerstände zu überwinden, denn es herrsche im Patienten ein

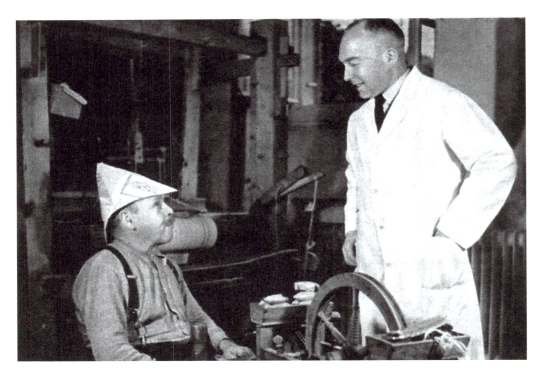

VERFECHTER DER PSYCHOTHERAPIE Dr. Georg Stutz – auf dem Bild anlässlich der Arztvisite im Gespräch mit einem Patienten, der als vormaliger Landwirt in der Anstalt als Weber arbeitete – gehörte zu den klaren Verfechtern der Psychoanalyse. Die individuelle Psychotherapie umfasste alle seelischen Behandlungsweisen, die vom Arzt direkt auf den Patienten ausgerichtet waren. Die kollektive Psychotherapie wirkte durch Gemeinschaftsbildung auf den Kranken ein und sollte durch Arbeit, Rücksichtnahme auf andere, Freizeitbeschäftigung und Zusammenleben in der Patientenfamilie nach strengen Regeln gesundheitsfördernd wirken. Dem Pflegepersonal kam dabei eine besondere Rolle zu. Verpönt war nun insbesondere auch die körperliche Züchtigung der Insassen.

Kampf zwischen gesunden und kranken Regungen, in den der Arzt eingreife – was er jedoch nur könne, wenn der Patient zu ihm Vertrauen habe und jene intensive Gefühlsbeziehung entstehe, die man als Übertragung bezeichne. Diese Form von aufdeckender Psychotherapie bestehe in einem Herausholen, Ans-Tageslicht-Bringen, Abreagieren, Durchsprechen und Verarbeiten von seelischen Verwundungen. Der Patient müsse allmählich dazukommen, die seinem Charakter und seinen Lebensverhältnissen gemässe Lösung zu finden, wobei er nicht einfach die Lösung des Arztes annehmen dürfe und der Arzt sich hüten müsse, seine Meinung einfach durchsetzen zu wollen; denn dann werde der Patient nicht geheilt. Der Arzt müsse dem Patienten aber helfen, auch einen Kompromiss als Lösung anzunehmen und sich mit den Anforderungen des praktischen Lebens abzufinden.

Im Gegensatz zur aufdeckenden hat die zudeckende Psychotherapie das «Hinunterdrücken, Vergessen, Verdrängen und Absperren von unangebrachten Wünschen und Trieben, von peinlichen Erlebnissen und Erinnerungsstoffen, von Konfliktstoffen überhaupt zum Ziel», erklärte Stutz den Unterschied, den er mit folgendem Vergleich noch stärker herauszuarbeiten versuchte: Die aufdeckende Psychotherapie entferne den Fremdkörper durch eine Operation, die zudeckende wende alles ab, damit der Fremdkörper einheile. Bei der zudeckenden Methode werde durch direktes Zusprechen das Selbstbewusstsein des Patienten gehoben. Durch vernunftgemässe Aufklärung werde an die Einsicht, an den Gesundungswillen und an die Pflichtgefühle appelliert. Durch wiederholte Sitzungen werde versucht, den Patienten aufzuklären und zu überzeugen, was an seinem Leiden nervös bzw. nur in der Vorstellung und was organisch bedingt sei. Intelligente und kultivierte Menschen liessen sich dadurch heilen. Diese Methode sei hauptsächlich dann von Erfolg gekrönt, wenn der Arzt eine kraftvolle, imponierende Persönlichkeit sei und mit seiner Autorität wirke.

Stutz betonte damit die wichtige Rolle, die dem Arzt bei dieser Therapie zukommt, um im Weiteren unmissverständlich festzuhalten: «Bei diesen Suggestionsmethoden hängt alles von der Persönlichkeit des Arztes ab. Jeder Arzt handelt psychotherapeutisch, wenn er es versteht, im rechten Moment die richtigen Worte zu finden und damit den Patienten auf dem Gesundungsweg zu fördern.»[332]

Zwangssterilisationen zwischen Eugenik und Sozialmedizin

In der bereits erwähnten *Sie und Er*-Reportage von 1945 über die Heil- und Pflegeanstalt Hasenbühl war ein Passus bewusst weggelassen worden, der es in sich gehabt hätte: Es ging um Äusserungen von Dr. Georg Stutz über die Notwendigkeit der Sterilisation bei psychischen Erkrankungen. Die Redaktion verzichtete jedoch «wegen ernstlicher Bedenken» auf den Abdruck. Es sollte verhindert werden, dass in der Öffentlichkeit Staub aufgewirbelt würde.[333] Die gestrichenen Passagen des Gesprächs wären deshalb brisant gewesen, weil dadurch die Verbindungen des Themas Sterilisation zur Eugenik – im Sinne einer Verhinderung der Fortpflanzung von Menschen, die als «erblich minderwertig» eingestuft wurden – offenkundig geworden wären. Die Redaktion befürchtete Reaktionen und Kritik insbesondere aus den religiös geprägten Leserkreisen.

Tatsächlich wurden seit den 1920er-Jahren Sterilisationen ohne medizinische oder psychiatrische Indikation – die nur wegen sozialer oder eugenischer Gründe vorgenommen wurden – im schweizerischen Sterilisationsdiskurs allgemein zurückhaltender als früher beurteilt. Sterilisationen aus eugenischen Gründen sollten deshalb nur auf formal «freiwilliger» Basis erfolgen dürfen, d. h. nur bei Vorliegen einer freiwilligen Zustimmung der Patienten oder ihrer allfälligen Vertreter. Dies muss nicht heissen, dass die Sterilisationen nicht trotzdem gegen den Willen der Patientinnen und Patienten erfolgten, indem erzwungene

Einwilligungen vorlagen. Jedenfalls bedurften Sterilisationen auf dieser Basis gemäss damals etablierter Ansicht keiner gesetzlichen Regelung. Vielmehr sollte die Ausgestaltung der Sterilisationspraxis der medizinischen Fachwelt unterliegen. So wurde in der Praxis bei Sterilisationen aus eugenischen Gründen darauf Wert gelegt, dass sie eine medizinische Angelegenheit seien, wenn die Indikation genau festgelegt und nach dem Stand der Wissenschaft ärztlich vertreten werden kann. Oft fand eine Durchmischung sozialer und eugenischer Sterilisationsmotive statt, die ihrerseits an medizinische Sinnzusammenhänge angebunden wurden. Dies zeigen die umfangreichen Untersuchungen der Historikerin Roswitha Dubach zur Sterilisationspraxis in der Schweiz und insbesondere in Zürich – jenem Ort, wo rund um den «Zürcher Kreis» eugenisches Gedankengut auf die Psychiatrie übergesprungen war.[334]

Dabei begründete die medizinische Indikation in der Regel therapeutische oder vorbeugende Eingriffe, um einem Schaden an der Gesundheit der Schwangeren vorzubeugen. Im Bereich der Psychiatrie ging es u. a. um die Verhinderung von Schwangerschaftspsychosen oder einer Verschlimmerung psychischer Krankheiten. Unter die soziale Indikation fielen Sterilisationen oder Abtreibungen, die aufgrund der sozialen Situation der Betroffenen vorgenommen wurden. Die eugenische Indikation bezog sich auf Fälle, bei denen eine erbliche Belastung der Kinder zu erwarten sei.[335]

Wie die verschiedenen Indikationen ineinander übergingen, zeigt beispielhaft für die damalige Zeit der Fall einer Frau aus der Praxis von Prof. Dr. Hans Wolfgang Maier, der von 1927 bis 1941 an der Spitze der psychiatrischen Universitätsklinik Burghölzli in Zürich stand. Maier vertrat als einer der Wortführer eugenisches Gedankengut und hatte – wie seine beiden Vorgänger Auguste Forel und Eugen Bleuler – grossen Einfluss auf die politisch Verantwortlichen und die medizinische Fachwelt in der Schweiz. So werde im konkreten Fall eine soziale Indikation nicht deshalb gestellt, «weil Geldmangel vorhanden» sei, «sondern weil Verelendung auf den sonst schon schwachen Organismus der betreffenden Frau» sich «dermassen verheerend» auswirke, «dass durch weitere Schwangerschaften die Integrität der Persönlichkeit und die Gesundheit, häufig gleichzeitig in physischer und psychischer Richtung, aufs schwerste gefährdet würden». In solchen Fällen sei vielfach auch eine «schlechte Erbprognose» zu erwarten.[336] Wie dieses Beispiel zeigt, griffen die medizinischen, psychiatrischen, sozialen und eugenischen Indikationen zumeist eng ineinander. Damit war grundsätzlich ein relativ breiter Handlungsrahmen für die Sterilisationen gegeben.

Seit dem Ende des 19. Jahrhunderts, vor allem aber in der Zwischenkriegszeit, vertraten zahlreiche Schweizer Politiker, Wissenschaftler und Behördenvertreter eugenische Positionen und propagierten Sterilisationen von Personen, deren Fortpflanzung im Interesse des «Volkskörpers» verhindert werden sollte.[337] So deckte auch eine in der oben erwähnten Reportage aus Liestal enthaltene Passage den Bezug des Themas Sterilisationen zu eugenischem Denken auf – wenn auch in verklausulierter Form, da die breite Öffentlichkeit dem Thema eher skeptisch gegenüberstand. Viel verbreiteter als gemeinhin angenommen, berichtete Dr. Kurt Flückiger in der Reportage, grassiere in der Schweiz das «Spaltungsirresein», die Schizophrenie. Die «aufschlussreiche Statistik» zeige auf, dass von rund 17'000 in den Jahren 1929–1932 erstmalig aufgenommenen Kranken in den schweizerischen Anstalten mehr als 5200 Patienten, d. h. 24,5 %, an Schizophrenie litten. Neben seelischen Konflikten bilde Vererbung die wesentliche Grundlage dieser «Volkskrankheit». Eine «sorgfältige Prüfung erbhygienischer Fragen» dränge sich insbesondere deshalb auf, da die «geistig-seelischen Zerrüttungen des zweiten Weltkrieges auch auf unser Land hinüberstrahlten» und die Zahl der chronisch Kranken in den schweizerischen

Anstalten einen progressiven Anstieg erlebt habe. Es liege an den verantwortlichen Instanzen von Bund und Kantonen, «frei von anrüchigen Edelmenschen-Zuchtgedanken der schweizerischen Erbhygiene die gesetzlichen Grundlagen zu schaffen».[338] Dieser letzte Satz enthielt die Aufforderung zum Kampf gegen die Erbkrankheiten im Sinne der Volkswohlfahrt.

Wie erwähnt, hatte in der Schweiz bis anhin kein Gesetz zur Regelung der Sterilisationen bestanden – und sollte bis 2004 auch nicht geschaffen werden. Dies sicherte in der Praxis einen erheblichen Spielraum; denn wenn über eine gesetzliche Regelung der Sterilisationen aus eugenischen oder sozialen Gründen und der Zwangssterilisationen abgestimmt worden wäre, so wäre diese in einer Gesetzesabstimmung sehr wahrscheinlich vor dem Volk gescheitert. Zu stark divergierten die verschiedenen Ansichten und standen so einer Legalisierung im Weg. Es wurde deshalb vor allem von den tonangebenden Zürcher Psychiatern um Prof. Maier als geschickter angesehen, von einer gesetzlichen Regelung abzusehen.[339]

Dass der *Sie und Er*-Redaktor in der Reportage über die Liestaler Heil- und Pflegeanstalt Hasenbühl trotzdem eine gesetzliche Grundlage forderte, konnte damals grundsätzlich zwei verschiedene Stossrichtungen haben. Entweder ging es um die Forderung nach einem funktionierenden Schutz der Grundrechte der Patientinnen und Patienten bei Sterilisationen auf «freiwilliger» Basis angesichts steigenden Widerstandes der Betroffenen, oder es sollten im Gegenteil Zwangssterilisationen sowie Sterilisationen aus eugenischen und sozialen Gründen legalisiert werden. Aufgrund des pro-eugenischen Standpunktes von Dr. Georg Stutz stand Letzteres zweifelsfrei im Vordergrund, auch wenn dies in der von ihm angeregten Reportage nicht allzu offensichtlich werden sollte.

Im Jahr 1942 hielt Georg Stutz einen rund einstündigen Vortrag bei der «Arbeiterbildungsgruppe» zum Thema Vererbung. Dabei zeigte er sich als überzeugter Propagandist der Eugenik, der in bestimmten Fällen auch die Zwangssterilisation nicht ausschliessen wollte. Ein Einfluss des deutschen Rassenhygienikers Prof. Ernst Rüdin lässt sich zumindest vermuten: Als junger Arzt hatte Stutz in der Friedmatt in Basel unter Rüdin als Direktor (1925–1927) gearbeitet. Rüdin war nach seiner Rückkehr nach Deutschland im Auftrag der Reichsregierung u. a. für den amtlichen Kommentar zum «Gesetz zur Verhütung erbkranken Nachwuchses» vom 14. Juli 1933 zuständig. Mit diesem Gesetz sollte «biologisch minderwertiges Erbgut» durch Zwangssterilisation ausgeschaltet werden.

Der Liestaler Chefarzt hatte zunächst die Frage aufgeworfen, ob die Beschäftigung mit Vererbung etwa nur eine mehr oder weniger interessante Spielerei sei, wie das etwa beim Stammbaumzeichnen der Fall sei, oder ob bereits Schlüsse gezogen und in die Praxis umgesetzt werden könnten. «Sind wir schon so weit, dass wir Gesetze erlassen können, wie dies schon in einigen Staaten geschehen ist?», fragte der Chefarzt rhetorisch, um sogleich mit einem überzeugten «Ja» zu antworten.

Als Erbkrankheiten bezeichnete er zunächst etwas kryptisch jene «Leiden, bei denen die Bedeutung der Anlage im Verhältnis zu den äusseren Verhältnissen sehr gross ist». In der Folge führte er näher aus, was er konkret damit meinte. So zähle zu den Erbkrankheiten insbesondere «die grosse Mehrzahl der organischen Nerven- und Rückenmarksleiden sowie die Gemüts- und Geisteskrankheiten wie Epilepsie, Schizophrenie, manisch-depressives Irresein, Schwachsinn». Die entsprechenden Anlagen hätten alle eine mehr oder weniger grosse Durchschlagskraft, wohingegen «die Vererbung der Psychopathien noch recht wenig erforscht» sei. Trotzdem war sich Dr. Stutz sicher genug, um diese «Durchschlagskraft» auch in den folgenden Fällen anzunehmen: «Neigungen zu Schwindeleien treten oft familiär auf, auch die nervösen Zwangserscheinungen haben

2.3.42.

55 Minuten

Vortrag: Vererbung   5.3.42. Arbeiterbildungsgruppe.

Meine Damen und Herren,

Im Januar dieses Jahres gab die Schweizerische Gemeinnützige Gesellschaft ein Merkblatt heraus mit der Ueberschrift " Gesunde Kinder, gesundes Volk ! Zur Weckung der Verantwortung !
Es führt aus:

Jeder weiss, dass es Vererbung gibt. Er braucht sich nur mit seinen Eltern, Grosseltern, blutsverwandten Tanten und Onkeln zu vergleichen, um herauszufinden, dass in seinem Wuchs, seiner Haarfarbe, seinen Augen manches gleich ist, wie bei ihnen.

Aber auch in seiner Art zu sprechen und sich zu geben, in seinen Interessen und Liebhabereien entdeckt er Aehnlichkeit oder Gleichheit- und zwar auch mit Blutsverwandten, die er selber nie gesehen hat und die er erst aus späteren Schilderungen kennen lernte. Also: Körperliches und Seelisches hängt von körperlichen Erbanlagen ab und ist insofern vererbbar.

Aber nicht nur Gesundes wird vererbt, auch Krankes kann im Erbgut verankert sein.

Gesundes Vererben bedeutet: Freude, Glück säen.

Krankes Vererben heisst dagegen: Unglück, Leid und Schmerz in die Welt bringen, und zwar allen, dem der die Krankheit ererbt, seinen Eltern, seiner Familie, seinem Volk und seinem Vaterland.

Von je 100 Einwohnern der Schweiz leiden mindesten 4 unter Geisteskrankheiten oder schweren geistigen Störungen. Bei 85 % der Schwachsinnigen zum Beispiel entsteht die Krankheit durch Vererbung, und gerade die grossen Kinderzahlen der Schwachsinns

---

VORTRAG VON CHEFARZT GEORG STUTZ ZUM THEMA VERERBUNG Vor allem in der Zwischenkriegszeit vertraten zahlreiche Schweizer Politiker, Wissenschaftler und Behördenvertreter eugenische Positionen. Sie propagierten Sterilisationen von Personen, deren Fortpflanzung im Interesse des «Volkskörpers» verhindert werden sollte.
Auch Dr. Georg Stutz, der Chefarzt der Heil- und Pflegeanstalt Hasenbühl, vertrat einen pro-eugenischen Standpunkt. Gemäss einem Vortrag von 1942 wollte er in bestimmten Fällen auch die Zwangssterilisation nicht ausschliessen. Neben den sozialmedizinischen Aspekten von Abtreibung und Geburtenregelung waren tatsächlich auch eugenische Motive dafür verantwortlich, dass in Liestal wie an anderen Kliniken Sterilisationen an Frauen durchgeführt wurden.

erbliche Ursachen und ebenso die hysterischen Charaktere.» Die Zwillingsforschung habe gezeigt, dass «die Entwicklung zum rückfälligen Schwerverbrecher fast ausschliesslich durch Erbeinflüsse zustande kommt». Sie alle gehörten laut Stutz «mehr oder weniger zu den Psychopathen, sicher aber nicht zu den Geisteskranken». Dies gelte auch für die Homosexuellen, die «unter den Sexualverbrechern noch am ehesten eine einheitliche Gruppe darstellen, bei der Erbeinflüsse erkennbar sind».

Im Folgenden entwickelte Dr. Georg Stutz seine eugenische Sterilisationspolitik: «Bei den erblich Belasteten», führte er aus, sei «die Erbhygiene ganz besonders wichtig. Sie will bei der einzelnen Familie und damit im ganzen Volke den wertvollen Erbanlagen zur besseren Entfaltung verhelfen und die Krankheitsanlagen immer mehr reduzieren.» Das Notwendige müsse «hauptsächlich durch Aufklärung der Träger krankhafter Anlagen erreicht werden». Der behördliche Druck sollte dabei so gering wie nur möglich sein, so Dr. Georg Stutz – um allerdings sogleich einzuschränken: «Ganz allerdings können vielleicht Zwangsmassnahmen und damit auch Gesetze mit behördlich beaufsichtigter Ausführung nicht umgangen werden, wenn das Ziel erreicht werden soll.» Damit meinte Stutz die operative Unfruchtbarmachung aus eugenischen Gründen. Zwar plädierte er für den weitgehenden Verzicht auf eine gesetzliche Regelung und für das Einholen «freiwilliger» Zustimmungen der Patienten – wobei er klar schilderte, wie man sich den entsprechenden Vorgang konkret vorstellen musste: «In der Schweiz kam man in der Praxis bisher ohne Gesetz aus. Der behandelnde Nervenarzt muss den Weg und den richtigen Moment finden, um seinen Patienten die Sterilisation zu raten. Wenn sie sich dann freiwillig zur Operation entschliessen, wird auf das Zeugnis des Psychiaters der Chirurg den Eingriff vornehmen.» Ganz komme «man mit der Freiwilligkeit jedoch nicht aus», und «zwar besonders bei Schwachsinnigen und bei Gewohnheitsverbrechern nicht. Früher oder später sollte hier einmal ein gesetzlicher Zwang ausgeübt werden.»[340]

Man wird aus diesem Plädoyer von Georg Stutz für eugenisch motivierte (Zwangs-)Sterilisationen mit einer gewissen Berechtigung auf eine entsprechende Praxis in Liestal schliessen, zumal er darauf verwies, dass in Liestal schon vor Jahrzehnten die chirurgischen Chefärzte einzelne Fälle operiert hätten: «Die Gründe waren aber nicht so klar, wie das heute der Fall ist.»[341] Um ein vollständiges Bild über die Eingriffe und die ihnen zugrunde liegenden Ursachen und Begründungen zu erhalten, müssen jedoch die Operationsstatistiken aus dieser Zeit beigezogen werden. Die Sterilisationen wurden auch in dieser Zeit nicht in der Heil- und Pflegeanstalt Hasenbühl selbst, sondern in der benachbarten kantonalen Krankenanstalt vorgenommen. Dort wurden zwischen 1930 und 1960 insgesamt 576 sogenannte «Tubensterilisationen» – also die operative Unterbindung der Eileiter bei der Frau – vorgenommen. Im gleichen Zeitraum waren insgesamt 592 Abtreibungen zu verzeichnen.[342]

Die Zahl ist in diesem Zusammenhang angesichts der praktizierten Koppelung von Abtreibung und Sterilisation von Interesse. So müssen die in Liestal vorgenommenen Sterilisationen, über den gesamten Zeitraum gesehen, in den meisten Fällen als Geburtenregelung und im Kontext der Abtreibungsfrage gesehen werden. Mit anderen Worten: Von der Sterilisationsfrage waren wie an anderen Orten in der Regel Frauen betroffen, die wegen ungewollter Schwangerschaften abtreiben wollten. Weil sie ein Abtreibungszeugnis benötigten, wandten sich die Frauen an die Psychiatrische Klinik.[343] Sie mussten also nicht zwingend zu den Patientinnen gehören, die in der Psychiatrischen Klinik interniert waren und zur Sterilisation ins Krankenhaus verlegt worden waren.

Wie Untersuchungen zur Geburtenkontrolle im benachbarten Kanton Basel-Stadt gezeigt haben, hatten sich seit den 1920er-Jahren eine institutionelle Zusammenarbeit zwischen Gynäkologie und Psychiatrie und ein spezifisches Verfahren bei Schwangerschaftsabbruch und Sterilisation herausgebildet. Ein Gynäkologe musste die Schwangerschaft bestätigen und eine Zuweisung an die Psychiatrie vornehmen, wenn keine medizinisch-somatische Krankheit eine Abtreibung begründete. Der Psychiater klärte dann im Rahmen eines Gutachtens ab, ob der Eingriff im Rahmen einer medizinisch-psychiatrischen Indikation durchgeführt werden könne. Wurden der Abort und gleichzeitig eine Sterilisation empfohlen, wurde der Eingriff zumeist im Basler Frauenspital vorgenommen. Die Psychiatrie konnte sich damit als geburtenregulierende Instanz etablieren. Dies hatte seinen Grund auch darin, dass der psychiatrische Gesundheitsbegriff weiter gefasst war als ein strikt medizinisch-körperlicher. Soziale und eugenische Begründungen unterstützten in der Mehrzahl der Fälle die medizinische Indikation, wobei Letztere als primäre Indikation jedoch im Vordergrund stand.[344] Die entsprechenden Begutachtungen wurden vorwiegend an der psychiatrischen Poliklinik «Friedmatt» vorgenommen. Aus seiner Zeit als Oberarzt und Leiter der Basler Poliklinik war der Liestaler Chefarzt Dr. Georg Stutz mit dieser Praxis und den zugrunde gelegten Begründungen bestens vertraut.

In den Jahresberichten 1930–1939 der kantonalen Krankenanstalt in Liestal war die später nicht mehr weitergeführte Rubrik «Mikrosectio und Tubensterilisation» enthalten. «Mikrosectio» als kleiner Schnitt kann grundsätzlich viel bedeuten. In Verbindung mit den Sterilisationen ist darin jedoch eine vorgängig vorgenommene Abtreibung zu erkennen – im konkreten Fall die operative Entfernung des Embryos aus der Gebärmutter. Die 47 Abtreibungen in diesem Zeitraum waren gemäss Operationsstatistik alle mit einer Sterilisation verbunden – bei insgesamt 152 Sterilisationen entspricht dies rund einem Drittel.[345] Bei allen Aborten war die Einwilligung somit an die Bedingung einer Sterilisation geknüpft worden. Es muss davon ausgegangen werden, dass Patientinnen – trotz der erforderlichen «freiwilligen» Einwilligung von ihrer Seite – auch dazu gedrängt wurden, sich gleichzeitig sterilisieren zu lassen, da sie sonst kein Abtreibungszeugnis erhalten hätten. Die Historikerin Roswitha Dubach spricht in diesem Zusammenhang von «Zwang auf systemischer Ebene»: Entweder willigten die betroffenen Frauen in eine Sterilisation ein, oder sie wurden genötigt, ein unerwünschtes Kind zu gebären.[346]

Wie viele Aborte in diesem Zeitraum von den Liestaler Psychiatern verweigert wurden oder wie viele Frauen nicht auf das Vorgehen eingingen, lässt sich der vorliegenden Statistik nicht entnehmen. Die unabhängig von einer Abtreibung vorgenommenen Sterilisationen – im Zeitraum von 1930 bis 1939 weist die Statistik 105 Fälle aus – können in unterschiedlichen Handlungszusammenhängen stehen. Analog zur damaligen Sterilisationspraxis an der psychiatrischen Poliklinik Zürich können es Fälle von verhinderten Abtreibungen, aber gutgeheissenen Sterilisationen sein: Lagen neben psychischen Symptomen keine oder nur leichte eugenische Bedenken vor und wurden keine misslichen sozioökonomischen Verhältnisse festgestellt, bewogen die Psychiater die Frauen in der Regel zum Austragen des Kindes bzw. lehnten die gewünschte Abtreibung als «rein sozial» motiviert ab – bei insgesamt ungenügender psychiatrischer Indikation. Hingegen wurde eine Sterilisation nach der Geburt befürwortet.[347] Es kann sich aber auch um Sterilisationen handeln, die nicht von den psychiatrischen Gutachtern, sondern von den Gynäkologen im Krankenhaus beurteilt worden waren. In diesen Fällen lag eine somatisch-medizinische Indikation vor, mit der Sterilisation sollten körperliche Erkrankungen oder deren Verschlimmerung infolge einer Schwangerschaft verhindert werden.

Im Zeitraum von 1940 bis 1950 wurden in Liestal insgesamt 146 Abtreibungen vorgenommen, wovon 133 mittels herkömmlichen Schnitts und 13 ab dem Jahr 1948 mittels «Curettage» – d. h. mittels Ausschabung der Gebärmutter mit einem löffelartigen

Instrument (Curette). Wie viele dieser Abtreibungen mit einer Sterilisation verbunden waren, lässt sich der Operationsstatistik ab 1940 im Gegensatz zum vorhergehenden Jahrzehnt nicht mehr entnehmen. Die Rubrik «Mikrosectio und Tubensterilisation» wurde ohne Angabe von Gründen nicht weitergeführt. Die Zahl der vorgenommenen Sterilisationen in diesem Zeitraum beträgt 233.[348] Die Zahl der Abtreibungen nahm in diesem Zeitraum somit nicht nur absolut, sondern auch im Verhältnis zur Zahl der vorgenommenen Sterilisationen stark zu. Es ist anzunehmen, dass der Widerstand von Patientinnen gegen eine Sterilisation nun erfolgreicher war und aufgrund einer medizinisierten Abtreibungspraxis die Koppelung mit einer Sterilisation zurückging.

Von 1951 bis 1960 nahm die Zahl der Abtreibungen nochmals stark zu, insgesamt weist die Operationsstatistik 399 Abtreibungen aus. In den meisten Fällen geschah dies mittels der oben erwähnten «Curettage», die sogenannte «Microsectio» wurde nur noch bei 60 Fällen angewandt. Hingegen ging die Zahl der Sterilisationen hinter die in der Vorperiode ausgewiesene Zahl zurück. Sie wurde in 191 Fällen vorgenommen. Bemerkenswert ist jedoch insbesondere die Entwicklung bei der Vasektomie, d. h. der operativen Durchtrennung des Samenleiters des Mannes. Diese Operation war in Liestal seit 1953 stark aufgekommen, bis 1960 wurden insgesamt 340 Vasektomien vorgenommen.[349] Im vorhergehenden Zeitraum von 1930 bis 1952 waren in den Operationsstatistiken lediglich 14 Fälle verzeichnet worden. Damit wurde ab 1953 das bisher bestehende eklatante Geschlechterungleichgewicht zulasten der Männer verschoben. Nun wurden nicht mehr grösstenteils Frauen, sondern mehr Männer sterilisiert.

Dass zuvor vor allem Frauen sterilisiert worden waren, hatte neben den Rahmenbedingungen, die in der Schweiz Sterilisationen ermöglichten, mit der Verwechslung von Kastration und Sterilisation bei den Männern zu tun: Die formal erforderliche «freiwillige» Zustimmung zu einer Sterilisation war von den Männern in der Regel selten zu erhalten, da sie u. a. infolge der Assoziation mit einer Kastration um ihre Potenz fürchteten. Frauen waren, wie Roswitha Dubach feststellte, wegen ihrer unterprivilegierten politischen, sozialen und ökonomischen Stellung sowie ihrer Schwangerschaftsfähigkeit leichter zu einer Zustimmung zu bringen – insbesondere wenn sie der Unterschicht angehörten.[350] Ab den 1950er-Jahren setzte sich infolge neuer Wert- und Ordnungsvorstellungen eine moderne Familienplanung durch. Sogenannte «Verhütungssterilisationen», die freiwillig auf sich genommen bzw. beantragt wurden, etablierten sich nun als Mittel der «selbstbestimmten» Geburtenkontrolle – zumal sich auch die Anerkennung einer rein sozialen Indikation verbreiten konnte. In der Folge stieg die Zahl der Sterilisationen aus familienplanerischen Gründen rasch an. Bei diesem «Selbstmanagement der Verhütung» übernahmen zunehmend auch Männer die Verantwortung für die Familienplanung und liessen eine Vasektomie durchführen.[351] In Bezug auf Liestal kann festgestellt werden, dass mehr Männer als Frauen sterilisiert wurden, als sich Sterilisationen als Mittel der «selbstbestimmten» Geburtenkontrolle etablierten.

Ohne einer «Eugenik-Dominanz-These» (Dubach) das Wort zu reden, kann zusammenfassend festgehalten werden, dass neben den sozialmedizinischen Aspekten im Zusammenhang mit Abtreibung und Geburtenregelung auch eugenische Motive dafür verantwortlich waren, dass Sterilisationen von Frauen bis zu Beginn der 1950er-Jahre überwogen haben. Auch wenn das eugenische Paradigma – wie es etwa im oben erwähnten Vortrag von Dr. Georg Stutz von 1942 zum Ausdruck gelangte – nicht den einzigen Ansatz zum Verstehen der Sterilisationspraxis darstellt, hat es an der Psychiatrischen Klinik in Liestal eine wichtige Rolle gespielt.

DER NEUBAU DER PSYCHIATRISCHEN KLINIK VON 1974 UND DIE «PSYCHIATRIE DES VERSTEHENS»

Seit den 1960er-Jahren klafften die baulichen Verhältnisse und die Auffassungen einer zeitgemässen Psychiatrie immer deutlicher auseinander. Die gesellschaftlichen Einstellungen gegenüber den psychisch Kranken wurden toleranter. Institutionelle und psychologische Schranken, die psychisch Kranke umgaben, sollten beseitigt werden. Gleichzeitig wandten sich die ärztlichen Konzepte im Sinne einer «Psychiatrie des Verstehens» vermehrt den individuellen Bedürfnissen der Patientinnen und Patienten zu. Die Heilung der Patienten und ihre Wiedereingliederung in die Gesellschaft rückten in den Vordergrund. Mehr und mehr setzte sich dabei die Erkenntnis durch, dass für die Erreichung dieses Ziels auch die Umgebung einbezogen werden musste. Kasernierung und Aufhebung der Intimität und Privatsphäre sollten deshalb der Vergangenheit angehören. Insbesondere die Abteilung für die chronisch Kranken in den Flügelbauten des alten Pfrundgebäudes verfehlte mit ihrem Zellencharakter die gewandelten Ansprüche. Aber auch das «Hasenbühl», die 1934 eröffnete kantonale Heil- und Pflegeanstalt, konnte mit den grossen Schlaf- und Wachsälen und den ungenügenden Therapieräumen den Anforderungen nicht mehr genügen. Ein moderner Erweiterungsbau, mit dem bestehenden Bau auf dem «Hasenbühl» zu einer Ganzheit verschmolzen, sollte eine zeitgemässe Unterbringung und Betreuung ermöglichen. 1974 konnte der Neubau, der den Kanton bei der psychiatrischen Versorgung gemäss den damals geäusserten Ansprüchen in die Gruppe der «Spitzenkantone» führen sollte, nach langer Planung feierlich eröffnet werden. Mit der Klinikgestaltung wurde der Vielfalt der Erkrankungs- und Therapieformen so weit als möglich Rechnung getragen. Die Abteilungen für schwere Fälle wiesen ausgesprochenen Spitalcharakter auf. Demgegenüber hatten die Abteilungen für leichte Fälle oder die offene Übergangsstation für weitgehend geheilte Patienten eher Heimcharakter. Im Erweiterungsbau wurden auch eine Privat- und eine Kinderstation errichtet. Den sowohl psychologisch-analytischen wie auch körperlich-neurologischen Diagnosen entsprachen differenzierte Behandlungsmethoden. Neben psychotherapeutischen Behandlungsverfahren wurden auch medikamentöse Behandlungen – insbesondere mit den seit den 1950er-Jahren eingesetzten Psychopharmaka – erprobt und durchgeführt. Soziale und biologische Psychiatrie ergänzten sich gegenseitig. Der Neubau war ursprünglich als erste Etappe einer grösseren Erweiterung geplant, riesige Bedarfszahlen standen im Raum. Im Zuge neuer konzeptioneller Entwicklungen und Therapien zu Beginn der 1980er-Jahre erübrigte sich dann jedoch eine weitere bauliche Ausdehnung.

Eilends musste Dr. Arnold Tschudin, seit 1961 Chefarzt der Psychiatrischen Klinik Liestal und Nachfolger von Dr. Georg Stutz, im Februar 1975 einen Bericht über die Entweichung eines Patienten erstellen. Verlangt hatte den Bericht Regierungsrat Dr. Clemens Stöckli, der Vorsteher der Justiz- und Polizeidirektion, in dessen Zuständigkeitsbereich der Patient gehörte. Beim Entwichenen handelte es sich um den Untersuchungshäftling Bengt Salven, der in Ziefen im Auftrag eines Geschäftsfreundes einen Tötungsversuch unternommen hatte und im Hotel Engel in Liestal verhaftet worden war. Stöckli hatte zwei parlamentarische Vorstösse auf dem Tisch, die Auskunft über den Ausbruch des «Verbrechers» aus der Psychiatrischen Klinik verlangten. Ein lautstarkes Echo erzeugten auch verschiedene Pressemeldungen.

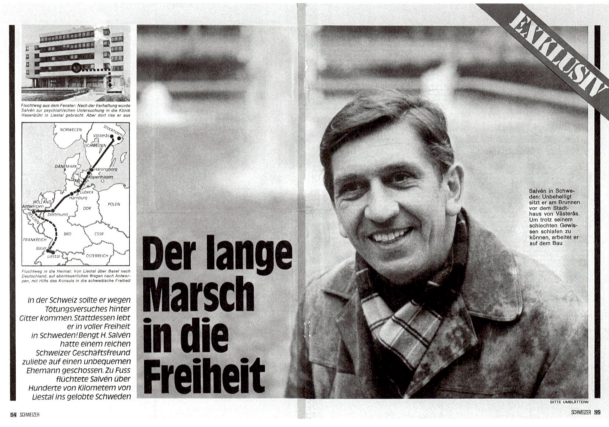

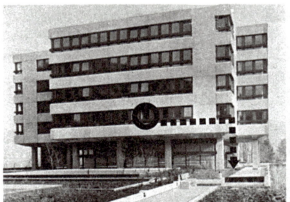

Fluchtweg aus dem Fenster: Nach der Verhaftung wurde Salvén zur psychiatrischen Untersuchung in die Klinik Hasenbühl in Liestal gebracht. Aber dort riss er aus

AUSBRUCH AUS DER KLINIK Der Ausbruch eines schwedischen Untersuchungshäftlings aus dem Erweiterungsbau der Psychiatrischen Klinik kurz nach dessen Eröffnung im Jahr 1974 schüttelte das politische Baselbiet durcheinander. Er habe sich der Strafe nicht entziehen wollen, gab der Flüchtige gegenüber der *Schweizer Illustrierten* später zu Protokoll, aber er habe es in der Psychiatrischen Klinik schlicht nicht mehr ausgehalten. Der Fall zeigte ganz klar auf: Strafgefangene gehörten nicht in die Psychiatrische Klinik, umgekehrt waren psychisch Kranke keine Strafgefangenen. Deshalb entsprachen die Sicherheitsvorkehrungen im Erweiterungsbau selbst in der geschlossenen Abteilung nicht denjenigen einer Strafanstalt.

Im Morgenrock am Morgenstreich

Salven war auf Anordnung des Statthalteramtes zur Begutachtung in die Klinik eingewiesen worden, da er selbstmordverdächtig erschien. Dort wurde er im Neubau, der kurz zuvor eröffnet worden war, zunächst auf der Intensivstation der geschlossenen Abteilung ins Bett gelegt. Später wurde er in ein Zweierzimmer der geschlossenen Abteilung verlegt, da er dem begutachtenden Oberarzt nicht suizidal erschien und sein Verhalten unverdächtig gewesen sei. Der zweite Patient wurde bald aus dem Zimmer genommen, da er wegen seines Zustands störend gewesen sei. In der Ausbruchsnacht war Salven deshalb allein im Zimmer 129. Wie üblich wurde er vom Nachtwach-Pfleger viermal kontrolliert. Dieser hatte stets den Eindruck, dass sich der Patient im Bett befinde, und es fiel ihm auch sonst nichts auf. Wie sich nachher herausstellte, hatte der Patient Gegenstände so ins Bett gelegt, dass der Eindruck erweckt wurde, es liege jemand im Bett. Salven hatte das als sicher geltende Fenster aufgebrochen, sich entlang der Hausfassade bis an die Ecke des Hauses bewegt und war von dort mit einem Sprung auf die fünf Meter tiefer liegende Terrasse entwichen.[352] Er habe in der Fluchtnacht nur Finken, lange Unterhosen, einen Pullover und einen blauen Morgenrock getragen, gab Salven später zu Protokoll. Von Liestal sei er der Ergolz und dem Rhein entlang nach Basel gewandert. In Basel, wo wegen des Morgenstreichs bereits die ersten Fasnächtler unterwegs waren, sei er in seiner Bekleidung überhaupt nicht aufgefallen. Ein siebentägiger Gewaltmarsch und die Hilfe des königlich schwedischen Konsuls in Antwerpen liessen die Flucht erfolgreich enden, indem er den rettenden Boden seiner schwedischen Heimat erreichte. Dort traf ihn der Reporter der *Schweizer Illustrierten* zu dessen Erstaunen in voller Freiheit an – die schwedische Staatsanwaltschaft hatte die Untersuchungsakten aus Liestal noch nicht gelesen. Er habe ein Verbrechen begangen und sich der Strafe nicht entziehen wollen, erklärte Salven in einem ausführlichen Gespräch, aber er habe aus der Psychiatrischen Klinik einfach weggemusst.

«Ich hatte Angst, verrückt zu werden. Ich fürchtete, dass ich es nicht durchstehen würde. Die Klinik ‹Hasenbühl› ist zwar sehr modern eingerichtet, aber es fehlt hier das menschliche Verständnis den Patienten gegenüber. Kranke, die menschliche Anteilnahme benötigen, werden mit Spritzen und Tabletten abgespeist.»[353]

Clemens Stöckli soll getobt haben, als er von der Flucht erfuhr, schrieb Hans Handschin, Direktionssekretär der Sanitätsdirektion, der nie um einen Spruch oder eine treffende Bemerkung verlegen war. Er stellte den Bericht Tschudins zunächst seinem Chef, Regierungsrat und Sanitätsdirektor Ernst Löliger, zur Begutachtung in die Skiferien zu. «Toben und es besser machen sind zwei Paar Stiefel!», schrieb dieser lakonisch zurück. Etwas später sah er sich einem ausführlichen Fragenkatalog Stöcklin gegenüber, welcher neben dem Statthalteramt und der Polizeidirektion auch die Sanitätsdirektion in der Verantwortung sah. Es stelle sich insbesondere die Frage, ob in der neuen Klinik die erforderlichen Sicherheitsvorkehrungen errichtet worden seien.[354] Auch in der Presse wurden verschiedene Fragen aufgeworfen. Klinikleitung und Spitalplaner hätten noch vor wenigen Monaten behauptet, die Fensterfront der geschlossenen Abteilung im Neubau der Psychiatrischen Klinik in Liestal sei absolut ausbruchssicher. Nun habe Bengt Salven das Gegenteil bewiesen. Daraus seien die Konsequenzen zu ziehen, hielt etwa die *National-Zeitung* fest.[355]

Klinik statt Gefängnis

Gegenüber der Polizeidirektion versicherte Sanitätsdirektor Löliger, dass aufgrund des «Vorfalls Salven» die Sicherheitsvorkehrungen inzwischen überprüft und verbessert worden seien. Die Fenster gewisser Zimmer seien ausbruchssicher gemacht worden. Er stellte sich aber auch klar vor seine Leute und wies auf ein zeitgemässes Verständnis der

Psychiatrie hin, das beim Neubau der Klinik massgebend gewesen sei: «Die Sicherheitsvorkehrungen für psychisch Kranke sind vor Betriebsübernahme des Neubaus sorgfältig geprüft worden. Mit der Einführung moderner Behandlungsmethoden, welche nicht mehr den ‹eisernen Kasernierungsmassnahmen› entsprechen, wird jedoch bewusst ein gewisses Risiko in Kauf genommen. Man muss sich daher immer wieder vor Augen führen, dass eine psychiatrische Klinik keine Strafanstalt ist und dementsprechend nicht die gleichen Sicherheitsvorkehren trifft wie diese.»

Einen Abschnitt weiter wurde Löliger noch deutlicher, die Psychiatrie nicht für Kasernierungen zu missbrauchen: «Es wäre unverantwortlich, die Isolierzimmer der Intensivstation für längere Zeit mit Leuten zu besetzen, die nicht wegen schwerer psychischer Störungen dort ‹versenkt› werden müssen. Gerade eine solche Kasernierung könnte Voraussetzung sein, aus einem verhältnismässig einfachen Fall einen schwierigen zu machen. Wofür dann die Klinikleitung die Verantwortung übernehmen müsste.»[356]

Auch Dr. Arnold Tschudin wehrte sich gegen die Vorwürfe, die insbesondere im Landrat und in der Presse erhoben worden waren, beim Neubau die Sicherheitsvorkehrungen vernachlässigt zu haben. Zudem berichtete er anschaulich von Selbstversuchen, die durch die 15-köpfige Baukommission unternommen worden waren, um die Ausbruchssicherheit zu erproben: «Wir haben seinerzeit vor Bestellung der Fenster ein Musterzimmer errichtet und haben uns in der Baukommission in Vielzahl an die Fenster gehängt und daran herumgerissen, ohne dass es möglich gewesen wäre, das Fenster aufzubrechen. Wieso es jetzt möglich war, scheint mir nach wie vor rätselhaft. Wir werden die Sache auch von der baulichen Seite noch verfolgen.»

Mit Nachdruck wies er zudem darauf hin, dass Pflege- und Ärztepersonal der Klinik keine Polizisten seien und die Klinik kein Gefängnis sei. Von den im Jahr 1973 eingetretenen Patientinnen und Patienten seien zum Beispiel lediglich elf durch die Polizei und drei durch Behörden, aber 117 freiwillig und 355 mit üblichem ärztlichem Zeugnis ohne jegliche kriminelle Tendenz eingetreten. «Dies verpflichtet uns nach wie vor, unsere Klinik als möglichst offene Klinik zu betreiben», so Dr. Tschudin.[357] Im Rückblick auf das Jahr 1975 ging Dr. Tschudin nicht mehr direkt auf den publizitätsträchtigen «Fall Salven» ein, der so viel Ärger verursacht und grundsätzliche Fragen über den Umgang mit strafrechtlich Eingewiesenen aufgeworfen hatte. Vielmehr strich er nochmals das grundsätzliche Dilemma zwischen Offenheit und Geschlossenheit hervor, das bei der Einweisung von Untersuchungs- und Strafgefangenen entstand, die vor dem Ausbruch gesichert werden sollten. Im Klinikbetrieb ergäben sich «insofern Schwierigkeiten, wenn man entweder die strafrechtlich eingewiesenen Patienten absondert und isoliert oder dann mit den andern Patienten, bei denen man eine möglichst freie Behandlung durchführt und praktisch keinerlei Schwierigkeiten hat, vermengt». Deshalb entwickelte sich die Praxis, dass zumindest Untersuchungsgefangene nur dann aufgenommen wurden, wenn ihr Gesundheitszustand es tatsächlich verlangte oder eine besondere Beobachtung erforderte. In allen anderen Fällen strebte man nun eine ambulante Abklärung an.[358]

Offenere soziale Einstellung gegenüber psychisch Kranken

Im Herbst 1974 bereiteten sich die Sanitätsdirektion und die Baudirektion des Kantons Basel-Landschaft auf einen grossen Festakt vor. Ein Jahr nach der Inbetriebnahme des Kantonsspitals Bruderholz stand mit der Eröffnung des Erweiterungsbaus der Psychiatrischen Klinik Liestal ein weiterer, wesentlicher Schritt im Ausbau des Gesundheitswesens des Kantons bevor. Auf der offiziellen Gästeliste für den Eröffnungsanlass befanden sich 126 Personen.[359] Dr. Tschudin schrieb seinem Kollegen Prof. Felix Labhardt,

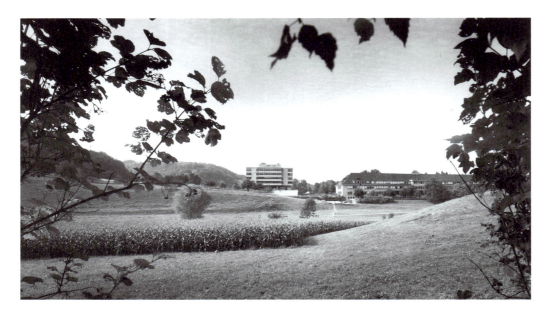

DER NEUBAU DER PSYCHIATRISCHEN KLINIK 1974 Der fünfgeschossige Neubau des Jahres 1974 neben dem «Hasenbühl»-Bau von 1934 galt als wichtiger Markstein in der Spitalgeschichte von Baselland. Er konnte ein Jahr nach der Eröffnung des Bruderholzspitals realisiert werden. Die Inbetriebnahme einer psychiatrischen Klinik gehörte in der Schweiz zu den seltenen Ereignissen. Der Neubau war seit Beginn der 1960er-Jahre gefordert worden. Regierungsrat Paul Manz wünschte sich bei der Eröffnung ein freieres Verhalten den Patienten gegenüber – mehr Betten und bessere Klinikbauten allein genügten nicht. Die eher zögerlichen Verbesserungen auf diesem Gebiet waren symptomatisch für eine Gesellschaft, die als Ganzes immer noch grosse Mühe hatte, ohne falsches Mitleid und ohne Scheu psychisch kranken Mitmenschen zu begegnen.

Vizedirektor der Psychiatrischen Klinik Friedmatt in Basel und Mitglied der Baukommission für den Liestaler Neubau, dass er gerne mehrere Kollegen aus Basel zur Einweihung eingeladen hätte. Der Regierungsrat sei jedoch sehr zurückhaltend, um den Anlass für den «Steuerzahler» nicht allzu protzig erscheinen zu lassen.[360] Am grosszügigsten dotiert war mit 32 Einladungen das Kontingent für die Pressevertreter. Allerdings rechnete Direktionssekretär Handschin nicht mit einem derart grossen Aufmarsch, sodass die ursprünglich vom Regierungsrat festgelegte Gästezahl von 92 Personen nicht gross überschritten werden musste: «Von den Presseleuten werden wohl kaum mehr als 10–12 Nasen erscheinen. Allerdings haben wir keine Anmeldung verlangt, sodass anzunehmen ist, der eine oder andere der Eingeladenen werde noch schwänzen und es werde wohl kaum mehr als 100 Personen geben.»[361]

Einige Pressevertreter müssen dann jedoch trotzdem hingegangen sein. So vermeldete etwa Walo Foster in der *Basellandschaftlichen Zeitung* einen im Sonnenschein bunt aufleuchtenden Herbstwald als Kulisse für die traditionelle Schlüsselübergabe an die Klinikleitung. Umrahmt von genussreichen musikalischen Darbietungen habe ein reichhaltiges Programm für eine stilvolle und informative Einweihungsfeier gesorgt, die mit einem Rundgang durch das Gebäude und einem Imbiss beschlossen worden sei. In seine anekdotischen Schilderungen verpackt war jedoch auch ein Hinweis auf das Psychiatrieverständnis des damaligen Baudirektors und späteren Sanitätsdirektors Paul Manz, welches im Grundsatz bereits enthielt, was in den 1980er-Jahren umgesetzt werden sollte: «Schmunzelnd meinte Baudirektor Paul Manz bei der Schlüsselübergabe an Sanitätsdirektor Ernst Löliger, dass die Erwachsenen sich bei solchen Gelegenheiten benehmen wie die Kinder gegenüber dem Osterhasen: Man weiss zwar, dass es ihn nicht gibt, aber man tut gleichwohl so als ob. Eigentlich sollte es für den Erweiterungsbau überhaupt keinen Schlüssel geben, denn jene, die hier Heilung suchen, sollten nur offene Türen finden.»[362]

Heilung und Wiedereingliederung in das Lebens- und Arbeitsmilieu

Erst mit dem Bau des «Hasenbühls» im Jahr 1934 war die blosse Internierung der psychisch Kranken überwunden worden. Nun rückten die Heilung der Patienten und ihre Wiedereingliederung in die Gesellschaft in den Vordergrund. Mehr und mehr setzte sich dabei die Erkenntnis durch, dass für die Erreichung dieses Ziels auch die Umgebung einbezogen werden musste. Diese sollte dem jeweiligen Stand des Heilungsprozesses angepasst werden und ihn unterstützen. Die Abteilungen für schwere Fälle sollten ausgesprochenen Spitalcharakter besitzen, während die Abteilungen für leichte oder weitgehend geheilte Patienten eher durch Heimcharakter Geborgenheit vermitteln sollten. Mit dem Erweiterungsbau von 1974 sollten diese Anforderungen erfüllt werden und gleichzeitig der traurige Anachronismus der teilweise zellenartigen Räume in den Flügelbauten des Pfrundgebäudes überwunden werden.[363] Während der «Hasenbühl»-Bau trotz erheblicher betrieblicher Mängel grundsätzlich immer noch als betriebsfähig, wenn auch als viel zu klein erachtet wurde, galten die Flügelbauten des Pfrundgebäudes als völlig unzulänglich und nicht mehr einsatzfähig – selbst bei einer Totalsanierung. In der hier angesiedelten Abteilung waren vor allem chronisch Geisteskranke untergebracht, zur Hauptsache «Debile und Senile». Die beiden Gebäudetrakte, rechts für Männer, links für Frauen, atmeten noch «den Geist des letzten Jahrhunderts, der kaum zwischen Gefängnissen und Irrenanstalten unterschied». Im Parterre der beiden Flügel waren Zellen von acht bis neun Quadratmetern Grundfläche für zwei Patientinnen oder Patienten aneinandergereiht.

GERIATRIEPATIENTINNEN IM FLÜGELBAU DER «PFRUND» Wegen des Bevölkerungswachstums wurde ein Ausbau der Psychiatrischen Klinik als unumgänglich erachtet. Es wurde erwartet, dass die Fälle der chronischen Patientinnen und Patienten eher zurückgehen werden, die Zahl der akut Kranken und derer, die wegen nervöser Beschwerden für kürzere Zeit in die Psychiatrische Klinik eintreten, hingegen zunehmen werde. Der «Hasenbühl»-Bau wurde trotz erheblicher betrieblicher Mängel grundsätzlich immer noch als betriebsfähig, wenn auch als viel zu klein erachtet. Die Flügelbauten des Pfrundgebäudes galten hingegen als völlig unzulänglich und selbst bei einer Totalsanierung nicht mehr einsatzfähig. Sie sollten deshalb geschlossen werden.

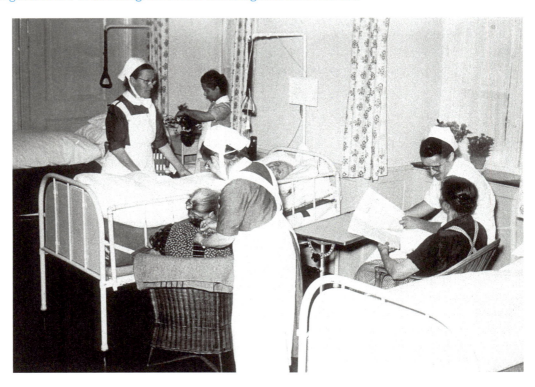

Der ca. vier Meter breite Korridor diente zugleich als Aufenthalts-, Ess- und Arbeitstherapieraum. In den oberen Stockwerken waren die Zellen zu grösseren Zimmern und Sälen erweitert worden, die jedoch stark überfüllt waren. Die sanitären Einrichtungen waren ungenügend.[364] Das Vollstopfen der veralteten Räume konnte nicht mehr weiter verantwortet werden, zudem war auch die Pflege in dieser Abteilung sehr mühevoll.[365]

Dr. Georg Stutz, Tschudins Vorgänger auf dem Posten des Chefarztes, hatte der kantonalen Sanitätsdirektion bereits zu Beginn der 1960er-Jahre seine Überlegungen unterbreitet. Für die Ablösung der längst überholten «Zellen-Abteilungen» im alten Kantonsspital musste endlich Ersatz geschaffen werden. Aber auch wegen des Bevölkerungswachstums wurde ein Ausbau als unumgänglich erachtet. Gemäss damaligem gesamtschweizerisch gültigem Massstab des eidgenössischen Gesundheitsamtes wurde mit 34 Betten pro 10'000 Einwohner gerechnet. Ein anfänglicher Bettenüberschuss in den 1930er-Jahren hatte sich deshalb seit den 1950er-Jahren in einen Mangel verschoben, der im Jahr 1958 konkret 125 Betten betrug. Bei der zukünftigen Entwicklung seiner Klinik ging Dr. Stutz davon aus, dass die Fälle der chronischen über längere Zeit internierten Patientinnen und Patienten eher zurückgehen werden. Die Zahl der akut Kranken und derer, die wegen nervöser Beschwerden für kürzere Zeit in die Psychiatrische Klinik eintreten, werde hingegen zunehmen. Er erklärte dies einerseits mit den Erfolgen der «modernen Kurbehandlung», welche unruhige Patienten immer seltener werden liessen. Andererseits stellte er eine wachsende Tendenz der Bevölkerung fest, sich bei nervösen Beschwerden in Behandlung des psychiatrischen Facharztes zu begeben und im Bedarfsfall auch eher in eine psychiatrische Klinik einzutreten.[366]

Diesen Entwicklungen sollte der Neubau in Liestal Rechnung tragen – so wie sie beispielsweise bereits in den psychiatrischen Kliniken Rosegg im Kanton Solothurn, Münsterlingen im Kanton Thurgau oder Friedmatt in Basel umgesetzt worden waren. Gemäss Dr. Stutz «sollte der psychisch Kranke auch der allgemeinen Abteilung, analog dem somatischen Spital, in Zimmern von einem bis mehreren Betten gehalten werden können, was besonders auch für die tagelang andauernden modernen Kuren absolut notwendig ist». Für einen Teil der Patientinnen und Patienten, vor allem Selbstmordgefährdete, würden wohl noch – wenn auch kurzfristiger als früher – sogenannte Wachabteilungen benötigt. Diese umfassten rund 20 Betten.[367] Die Schlafsäle mit bis zu zwölf Betten[368] sollten jedoch künftig der Vergangenheit angehören.

Offene Übergangsstation und Privatabteilung

Eine weitere Wandlung sah Dr. Stutz darin, dass mit dem Aufkommen der sogenannten sozialen Psychiatrie die Anzahl der Patientinnen und Patienten anstieg, die nach Besserung, aber noch nicht vollständiger Genesung den Kontakt mit Umwelt und Arbeitsplatz wieder aufnehmen, aber noch für eine bestimmte Zeit in der Klinik bleiben und ärztliche Hilfe bekommen. Dieser Gruppe sollte in baulicher Hinsicht ebenso Rechnung getragen werden wie derjenigen der sogenannten psychosomatischen Fälle, für die zu dieser Zeit auch in anderen Kliniken – etwa in der Basler «Friedmatt» unter Direktor Prof. Paul Kielholz[369] – eigene Stationen geplant wurden. Es waren nervös-neurotische Kranke mit nervös bedingten Organstörungen, etwa des Herzens, der Verdauungsorgane (Geschwüre) oder der Lunge (Asthma), deren Behandlung gemäss Dr. Stutz eine primär psychotherapeutische im weitesten Sinn sein müsse. Diese Abteilungen dürften – «aus Rücksicht auf die allgemeine Mentalität», wie der Chefarzt ausführte – nicht innerhalb der Abteilungen der eigentlichen Gemüts- oder Geisteskranken liegen und sollten Heimstatt Spitalcharakter aufweisen.[370]

Auch auf das Fehlen einer Privatabteilung wurde hingewiesen. Die an die Wachsäle angereihten Zimmer im «Hasenbühl» waren für die Erstklass- und Zweitklasspatienten bestimmt, während die Aufenthaltsräume von den Patienten aller Klassen gemeinsam genutzt wurden. Da der Privatpatient zunehmend auf eigenen Aufenthaltsräumen bestehe und aus Diskretionsgründen nicht mit Patienten und Besuchern anderer Abteilungen in Kontakt kommen wolle, dränge sich die Erstellung einer Privatabteilung auf. Aus ökonomischen Gründen sollte verhindert werden, dass die Privatpatienten die gewünschten Verhältnisse nur in ausserkantonalen Staats- oder Privatkliniken vorfanden und diesen den Vorzug gaben.

Schliesslich sollte auch für die «abnormen Rechtsbrecher», die gemäss Strafgesetzordnung zur Behandlung und Versorgung in die Klinik aufgenommen werden mussten, aus «allgemein psychologischen Gründen» eine räumliche Trennung angestrebt werden. Wegen ihrer möglichen Gefährlichkeit und zur Vermeidung grösserer «Ansammlungen derartiger Patienten mit gegenseitiger ungünstiger Beeinflussung und Kollektivbildung» bedürfe ihre Betreuung besonderer Vorsichtsmassnahmen.[371]

Dr. Georg Stutz fasste alle diese Bedürfnisse in folgendem Bauprogramm zusammen: Die alten Abteilungen in den Flügelbauten des Pfrundgebäudes mit den chronischen und teilweise unruhigen Patientinnen und Patienten sollten durch einen Neubau von 200 Betten ersetzt werden. Für ruhige Patientinnen und Patienten sollte es eine Privat-

DR. ARNOLD TSCHUDIN BEIM UNTERRICHT IN PSYCHIATRIEPFLEGE Chefarzt Dr. Stutz appellierte an den Regierungsrat, den Ausbau der Psychiatrischen Klinik dringend vorzunehmen, doch ein Herzschlag riss ihn mitten aus dem Leben und der Arbeit. 1961 folgte auf ihn Dr. Arnold Tschudin, der unter Stutz bereits als erster Oberarzt gearbeitet hatte. Auch er ging von einer starken Strukturveränderung der Psychiatrischen Klinik aus, die sich aus der Zunahme moderner Medikationen und der fortdauernden Entwicklung der Beschäftigungstherapie ergeben werde. Tschudins Ansatz war sowohl von der psychotherapeutischen Richtung wie auch von einer biologischen Psychiatrie geprägt. Auf dem Bild ist er beim Unterrichten in der klinikinternen Schule für Psychiatriepflege zu sehen, die seit 1951 existierte.

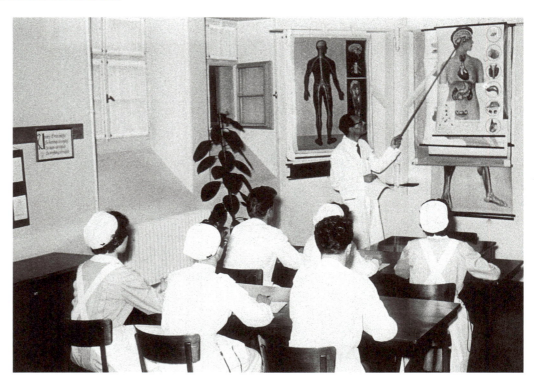

station mit 50 Betten geben. Für psychosomatische Fälle und solche, die übergangsweise von der Klinik aus zur Arbeit gehen, sei eine offene Station mit 30 Betten notwendig. Zudem sei eine Station für kriminelle Männer mit 20 Betten erforderlich. Zusammen mit den im «Hasenbühl» bestehenden 160 Betten für akute, ruhige und unruhige Patientinnen und Patienten ergäbe dies eine Gesamtzahl von 460 Betten.[372] Ein halbes Jahr nach seiner Eingabe an die Sanitätsdirektion – und nur einen knappen Monat bevor er wegen eines Herzschlags mitten aus der Arbeit und dem Leben gerissen werden sollte[373] – fasste Stutz nochmals nach und appellierte an Sanitätsdirektor Heinrich Abegg, den Um- und Ausbau der Psychiatrischen Klinik dringend vorzunehmen. Das bestehende Gebäude auf dem Hasenbühl sollte weiterverwendet und in naher Umgebung ein Neubau erstellt werden.[374] Trotz des Insistierens von Stutz sollte es noch mehr als ein Jahrzehnt dauern, bis ein Neubau errichtet wurde.

Differenzierung der Beschäftigungstherapie

Dr. Arnold Tschudin hatte unter Dr. Georg Stutz als erster Oberarzt gearbeitet. Im Juni 1961 wurde er vom Regierungsrat zu dessen Nachfolger auf dem Posten des Chefarztes gewählt. Von Stutz übernahm er dessen Mission zur Schaffung der baulichen Voraussetzungen zur Umsetzung eines zeitgemässen Psychiatriekonzepts. Er bekräftigte gegenüber der Sanitätsdirektion die vorgegebene Richtung, nahm jedoch am Bauprogramm seines Vorgängers noch Korrekturen vor. Auch er ging von einer starken Strukturveränderung der Psychiatrischen Klinik aus, die sich aus der vermehrten Zunahme moderner Medikationen und der fortdauernden Entwicklung der Beschäftigungstherapie ergeben werde. Es werde sich zunehmend eine Aufteilung der Beschäftigungstherapie in räumlicher Hinsicht aufdrängen, da «die Beschäftigungen von reiner sogenannter mechanischer Arbeit für chronisch Kranke bis zur Gestaltungstherapie im modernen Sinn differenziert werden müssten».[375] Im Gegensatz zum früheren Plan, die alten Abteilungen des Pfrundgebäudes durch den Neubau zu ersetzen, schien es ihm zweckmässiger zu sein, die Patienten, die im «Hasenbühl»-Gebäude untergebracht waren, in einem Neubau mit den Privatpatienten und den Patienten der offenen Abteilung zusammenzufassen. Hingegen war der bestehende «Hasenbühl»-Bau in seinen Augen gut geeignet für die Aufnahme der Patienten der alten Abteilungen des Pfrundgebäudes. Dr. Tschudin sah es insbesondere nicht als zweckmässig an, im Neubau die chronischen und teilweise unruhigen Patienten mit der neu zu schaffenden Privatabteilung und der offenen Übergangsstation zusammenzubringen. Zudem forderte er die Errichtung einer Kinderstation mit 10 bis 15 Betten sowie den Bau eines Schwesternhauses, da sich das Pflegepersonal proportional zur Erhöhung der Bettenzahl ebenfalls erhöhen würde.

1963 stimmte der Landrat dem generellen Erweiterungsprogramm zu und bewilligte einen Kredit für die Ausarbeitung unverbindlicher Skizzen und eines Vorprojekts. Die Bettenzahl sollte in einer ersten Etappe um 335 auf 495 erhöht werden, um in einem späteren Ausbau auf maximal 750 Betten zu kommen. Das Raumprogramm umfasste eine zentrale Abteilung für Administration und ärztlichen Dienst, die Patientenabteilungen – unterteilt in chronische Abteilung, allgemeine Abteilung, Privatstation, offene Übergangsstation und Kinderstation –, ein Gemeinschaftszentrum mit Saal, Gymnastiksaal und Bibliothek, zudem verschiedene Räume für die Arbeitstherapie, eine Küche, Räume für den technischen Betrieb sowie ein Schwesternhaus mit angeschlossener Schule.[376] Um den vorhandenen Bedürfnissen und vor allem den Bedarfsberechnungen zu entsprechen, wurde zudem der Bau einer Klinik mit der gleichen Kapazität auch für den unteren Kantonsteil als notwendig erachtet,[377] die jedoch nie errichtet werden sollte.

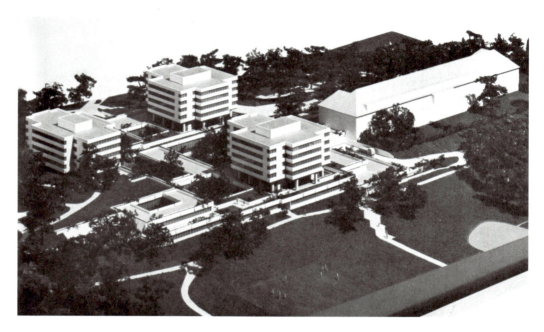

PLANUNGEN FÜR EINEN DREITEILIGEN ERWEITERUNGSBAU Da die staatliche Psychiatrie des Kantons ganz auf ihre Tätigkeit innerhalb der Klinikmauern konzentriert blieb, standen in Verbindung mit dem prognostizierten Bevölkerungswachstum riesige Bettenbedarfszahlen im Raum. Wie das Modell zeigt, war der Neubau von 1974 deshalb ursprünglich als erste Etappe einer grösseren Erweiterung geplant, die maximal 520 Betten aufweisen sollte. Um den Bedarfsberechnungen zu entsprechen, wurde zudem auch der Bau einer Klinik mit der gleichen Kapazität für den unteren Kantonsteil als notwendig erachtet. Diese wurde jedoch nie errichtet, ebenso wenig wie die beiden anderen Bettenhäuser mit je 120 weiteren Betten in Liestal – der Aufbau der extramuralen Psychiatrie sollte ab 1979 für einen markanten Abbau beim stationären Angebot sorgen.

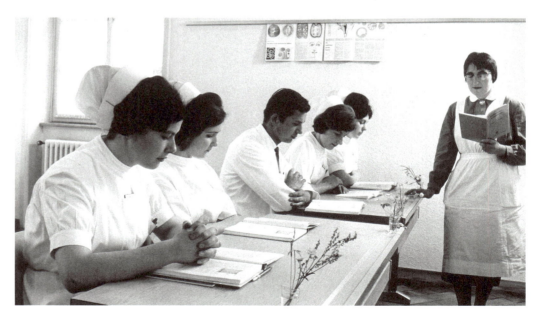

UNTERRICHT BEI DER SCHULLEITERIN Seit 1966 war die Schule für psychiatrische Krankenpflege ausserhalb der Klinik im ehemaligen Absonderungs- und Pockenhaus beim Krankenhaus untergebracht. Die Lehrgänge bestanden aus Praktikums- und Lehrblöcken. Von 1966 bis 1976 war Lotti Roth-Hunziker die Schulleiterin. Sie war für die administrativen und die pflegerischen Fragen zuständig, während der Schularzt der Kantonalen Psychiatrischen Klinik für die medizinisch-psychiatrischen Belange verantwortlich war. Externe Dozentinnen und Dozenten lehrten Biologie, Chemie und Physik sowie Sozialarbeit und Beschäftigungstherapie. Wichtigster Praktikumsort war die Klinik «Hasenbühl», wobei auch externe Praktika, etwa im Diakonat Bethesda in Basel, absolviert wurden.

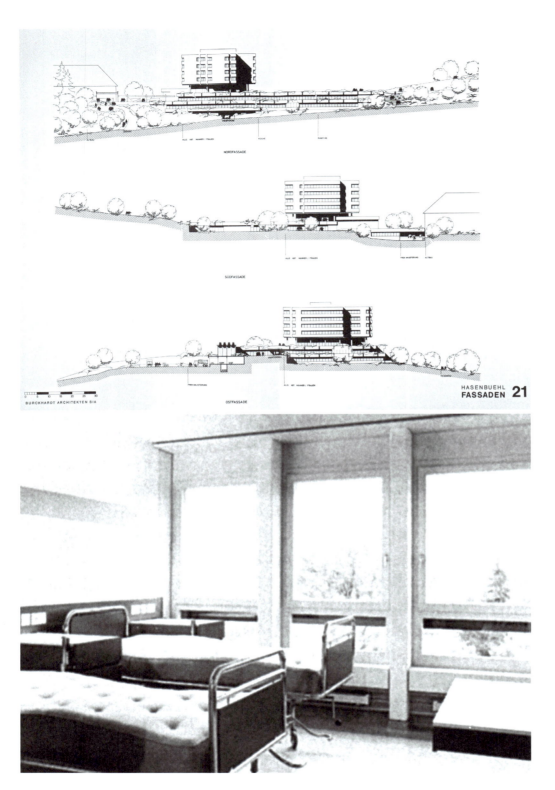

ZWEIERZIMMER IM ERWEITERUNGSBAU VON 1974 Im neuen Bettentrakt wurden auf vier Etagen Pflegestationen mit je 30 Betten gebildet, die in Zweierzimmern, auf der Intensivpflegestation und in einigen wenigen Einzelzimmern standen. Um den individuellen Bedürfnissen der Patientinnen und Patienten möglichst gerecht zu werden, hätten die Architekten eine möglichst dezentrale Anlage mit übersichtlichen Gruppen favorisiert, die den Patienten die notwendige Identifikation mit ihrer Gruppe erleichtern sollte. Dies sollte den psychisch Kranken Selbstsicherheit und Vertrauen zurückgeben, während und nach der Erkrankung als selbstverständliches Glied der Gemeinschaft akzeptiert zu werden. Die Anforderungen an eine leichte Aufsicht bzw. eine rationelle Pflege hätten einen solchen «Dorfcharakter der Bauten» jedoch erschwert.

1967 verabschiedete der Landrat dann gemäss den von Dr. Tschudin unterbreiteten Vorschlägen das Vorprojekt und den Projektierungskredit für die Erweiterung der Psychiatrischen Klinik Hasenbühl auf ca. 520 Betten, wobei sich eine erste Ausbaustufe auf ca. 400 Betten beschränken sollte, sowie für die Schwesternhäuser an der Laubibergstrasse.[378] 1970 erfolgte die Bewilligung des Bauprojekts und des Rahmenkredits für den beabsichtigten Vollausbau, wobei in der ersten Etappe neben den Gemeinschafts-, Therapie-, Wirtschafts-, Betriebs-, Verwaltungs- und Personalräumen ein Bettenhaus mit vier Stationen à 30 Betten, also insgesamt 120 neuen Betten, realisiert werden sollten.[379] Dazu kamen die bestehenden 160 Betten im alten «Hasenbühl»-Bau. Mehr oder weniger stillschweigend blieben jedoch entgegen aller Absichtserklärungen vorerst 120 Betten im Pfrundgebäude bestehen, damit die Bedarfsberechnungen überhaupt aufgingen und die Zahl von 400 Betten erreicht werden konnte.

Die «Psychiatrie des Verstehens»

Bei der Übergabefeier vom 31. Oktober 1974 für den fünfgeschossigen Neubau mit dem ausgedehnten Sockelbau klang aus den Reden unverhohlener Stolz, einen weiteren wichtigen Markstein in der Spitalgeschichte von Baselland gesetzt zu haben – auch wenn der Vollausbau hinter anderen dringenden Bauvorhaben wie der baulichen Ergänzung des Kantonsspitals Liestal zurückstehen musste.[380] Regierungsrat Paul Manz wies darauf hin, dass die Inbetriebnahme einer psychiatrischen Klinik in der Schweiz zu

EIN KLINIKBAU FÜR VIELFÄLTIGE THERAPIEFORMEN Im ausgedehnten Sockelgeschoss wurden die Verwaltung, der ärztliche Dienst und das Sozialzentrum untergebracht. Als eigentliche Kommunikationsebene bildete es eine Art «Dorfplatz». Dem Chefarzt Dr. Arnold Tschudin war es ein wichtiges Anliegen, dass die Klinikgestaltung in erster Linie der Vielfalt an Erkrankungs- und Therapieformen Rechnung trug. Kollektive psychotherapeutische Betreuung in den Aufenthaltsräumen, in Beschäftigungstherapieräumen, in der physikalischen Therapie oder im Gymnastiksaal mussten die Einzelbehandlungen durch den Arzt – sei es am Krankenbett oder vor allem im Sprechzimmer des Arztes «unter vier Augen» – ergänzen.

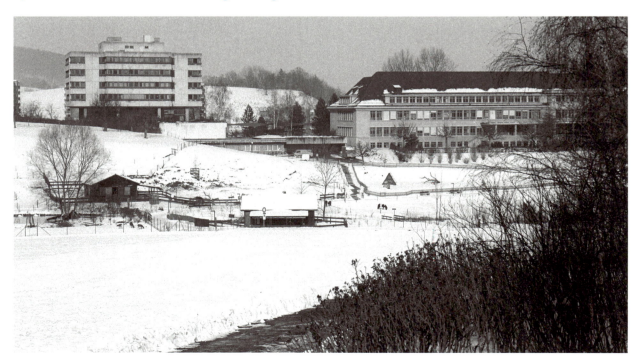

den seltenen Ereignissen zähle. Die eher zögerlichen Verbesserungen auf diesem Gebiet seien symptomatisch für eine Gesellschaft, die als Ganzes immer noch grosse Mühe habe, ohne falsches Mitleid und ohne Scheu psychisch kranken Mitmenschen zu begegnen. Mehr Betten und bessere Klinikbauten allein genügten nicht, zu wünschen bleibe auch ein freieres Verhalten dem Patienten gegenüber.[381]

Eine Standortbestimmung für die psychisch Kranken und die Gesellschaft nahm anschliessend Prof. Felix Labhardt als Tagesreferent vor. Während die Begriffe «psychisch Kranker» und «Gesellschaft» bisher ziemlich genau definiert einander gegenübergestanden hätten, sei neuerdings die Gesellschaft selber zum gebrandmarkten Träger krankhafter Störungen geworden. Das habe zu einer verwickelten Sachlage geführt. Was deshalb nottue, sei eine «Psychiatrie des Verstehens» mit festgelegten Grenzen und Möglichkeiten. Eine generelle, scheinbar umfassende «Psychiatrisierung» der Menschheit erscheine ebenso verfehlt wie die trügerische und übertriebene Hoffnung auf absolute psychische Gesundheit, die jegliche individuelle Originalität vermissen lasse. Psychische Krankheit sei eine Realität – alt wie die Menschheit selbst, so Labhardt weiter. Ihren Ursprung finde sie ebenso sehr in der Existenz eines in seinem Organismus gestörten Menschen wie in den «immer deutlicher spürbaren Einflüssen einer überzüchteten Gesellschaft». Die Behandlung psychischen Krankseins werde am besten in «gegenseitiger, erkenntnisfördernder Partnerschaft gelingen, die auf der Grundlage von Verstehen und Liebe im weitesten Sinne des Wortes aufgebaut ist». Für jede individuelle Situation sei eine sinnvolle Behandlung anzustreben, führte Prof. Labhardt schliesslich einen weiteren Schwerpunkt der verstehenden Psychiatrie aus.[382]

Diese Überlegungen, wie sie auf der politischen und der fachlichen Ebene formuliert wurden, beeinflussten denn auch die bauliche Konzeption des Erweiterungsbaus. Es gehe darum, die institutionellen und psychologischen Schranken, die psychisch Kranke umgeben, zu beseitigen, führten die am Bau beteiligten Architekten K. Aeschbacher und E. Bürgin vom Basler Architektur- und Generalplanungsbüro Burckhardt & Partner aus.

«Es muss das Hauptanliegen sein, eine Atmosphäre der Geborgenheit und des Verständnisses zu schaffen und die Verbindung mit der übrigen Gesellschaft zu erhalten und zu fördern. Die psychiatrische Klinik soll bereits durch ihre bauliche Konzeption mithelfen, dem Patienten seine Selbstsicherheit und das Vertrauen zurückzugeben, dass er während und nach seiner Erkrankung als selbstverständliches Glied unserer Gemeinschaft akzeptiert wird.»[383]

Um diese soziale Funktion zu erreichen, wäre eine möglichst dezentrale Anlage, also eine Art Dorfcharakter der Bauten, die Ideallösung gewesen. «Unter diesen Voraussetzungen ist die notwendige Identifikation mit einer übersichtlichen Gruppe von andern Menschen leichter möglich», so die beiden Architekten. Allerdings stelle diese Lösung, besonders bei einer Klinik von 500 Betten, verschiedene Probleme. Erste Zielkonflikte entstünden, wenn beispielsweise – als unabdingbare Voraussetzung – eine leichte Aufsicht bzw. eine rationelle Pflege durch das Personal zu berücksichtigen sei.

Psychotherapie und Psychopharmakotherapie

Im Fall der Psychiatrischen Klinik konnte auf dem zur Verfügung stehenden Gelände eine Synthese von betrieblich günstigem Blocksystem und medizinisch erwünschtem Pavillonsystem erzielt werden. Das ausgedehnte Sockelgeschoss bildete mit den Abteilungen Verwaltung, ärztlicher Dienst und Sozialzentrum die eigentliche Kommunikationsebene – den «Dorfplatz». Die 120 neuen Betten standen in den Obergeschossen in Zweierzimmern, auf der Intensivpflegestation und in einigen wenigen Einzelzimmern. Je

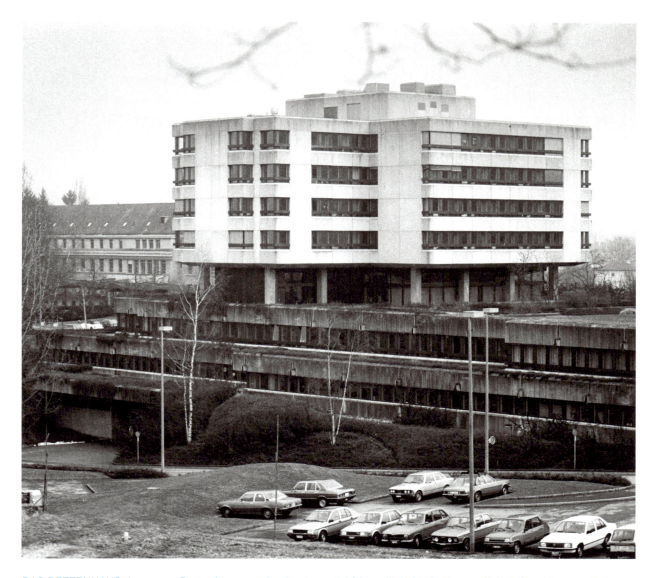

DAS BETTENHAUS Im neuen Bettenhaus wurden insgesamt 120 zusätzliche Betten realisiert. Dazu kamen die bestehenden 160 Betten im alten «Hasenbühl»-Bau. Mehr oder weniger stillschweigend blieben entgegen aller Absichtserklärungen vorerst auch die 120 Betten im alten Kantonsspital bestehen, damit die Bedarfsberechnungen überhaupt aufgingen und die Zahl von 400 Betten erreicht werden konnte. Dr. Georg Stutz hatte schon zu Beginn der 1960er-Jahre mit deutlichen Worten kritisiert, dass die beiden Flügelbauten des Pfrundgebäudes, rechts für Männer, links für Frauen, noch «den Geist des letzten Jahrhunderts» atmeten, der «kaum zwischen Gefängnissen und Irrenanstalten unterschied». Es sollte noch länger dauern, bis diese Verhältnisse endgültig abgelöst werden konnten.

30 Betten waren auf jedem Stockwerk jeweils zu einer Pflegestation zusammengefasst und mit den gemeinschaftlichen, sanitären und für den Klinikbetrieb nötigen technischen Nebenräumen versehen. Alle baulichen Massnahmen, die nach Bewachung der Patientinnen und Patienten aussahen, wurden so weit als möglich vermieden. Auch auf die Wohnlichkeit der Räume wurde grosser Wert gelegt, um mit der Gestaltung und Einrichtung bereits anregende Bedingungen schaffen zu können.[384]

Dr. Arnold Tschudin forderte, dass die Klinikgestaltung in erster Linie der Vielfalt an Erkrankungs- und Therapieformen Rechnung tragen müsse. Kollektive psychotherapeutische Betreuung in den Aufenthaltsräumen, in Beschäftigungstherapieräumen, in der physikalischen Therapie oder im Gymnastiksaal müssten die Einzelbehandlungen durch den Arzt – die sich am Krankenbett oder vor allem im Sprechzimmer des Arztes «unter vier Augen» vollzögen – ergänzen.[385] Tschudins Ansatz war nicht nur von der psychotherapeutischen Richtung geprägt, sondern auch ganz stark von einer biologischen Psychiatrie. Biochemischer Steuerung mass er einen grossen Stellenwert bei und schloss bei verschiedenen Erkrankungen äussere Einflüsse aus. Insbesondere Gehirnstörungen könnten «durch Stoffwechselstörungen und -abnormitäten» hervorgerufen sein: «So kann ein oft familiär auftretendes giftiges Stoffwechselzwischenprodukt zu solchen Hirnstörungen aber auch zu Störungen an andern Orten des Nervensystems mit Lähmungen usw. führen.» Die häufigste Geisteskrankheit, die Schizophrenie, sei nach den Forschungsergebnissen ebenfalls als komplizierte Hirnstoffwechselkrankheit zu bewerten, wie etwa auch die Depression, die deshalb Männer und Frauen in verschiedener Häufigkeit und in verschiedenen Lebensphasen befalle. Für den Chefarzt stand fest, dass «sich diese Erkrankungen prinzipiell nicht von Körperkrankheiten unterscheiden». Damit wandte er sich gegen eine Stigmatisierung der psychisch Kranken, da ihre Erkrankungen ebenso wenig wie körperliche Erkrankungen etwas mit Selbstverschulden oder moralischer Minderwertigkeit zu tun hätten. Bei anderen Erkrankungen beschrieb Dr. Tschudin auch die sozialen Hintergründe der Kranken als Ursache, da «natürlich auch äussere Faktoren wie allzu starke seelische Belastung aus verschiedensten Gründen zu […] Neurosen, Erschöpfungszuständen, ‹Nervenzusammenbrüchen› usw. führen». Gerade die heutige hektische Zeit führe durch Stress und Überbeanspruchung zu solchen Erkrankungsformen, zusammengefasst vor allem unter dem Begriff der psychosomatischen Medizin.[386]

Dr. Tschudin leitete aus dieser Einteilung der psychischen Erkrankungsmöglichkeiten eine entsprechende spitalmässige Einrichtung und Klinikgestaltung ab. Nicht nur eine psychologisch-tiefenanalytische oder körperlich-neurologische Diagnosestellung und Abklärung, sondern auch eine differenzierte Behandlung müsse möglich sein. Diese müsse nicht nur alle psychotherapeutischen Behandlungsverfahren wie analytische Therapie, Suggestionstherapie etc. umfassen, sondern auch alle Kurbehandlungen und vielfältigen medikamentösen Behandlungen.[387] Damit meinte Dr. Tschudin die Psychopharmakotherapie, die nach zahlreichen untauglichen Versuchen in den 1950er-Jahren aufkam und seither als Heilmittel bei psychischen Krankheiten eingesetzt wurde.[388] Wie weiter oben bereits erwähnt, konnten damit die früheren Insulin-, Schlaf- oder Elektroschockkuren abgelöst werden. Man kann die Äusserungen Tschudins durchaus so verstehen, dass er das Verhältnis von Psychopharmakotherapie und Psychotherapie nicht konfrontativ sah, sondern die Psychopharmaka so einsetzte, dass der psychotherapeutische Kontakt erhalten blieb.

Unter Tschudin blieb die staatliche Psychiatrie des Kantons ganz auf ihre Tätigkeit innerhalb der Klinikmauern konzentriert. Als er Ende 1978 altershalber von seinem Chefarztposten zurücktrat, wählte der Regierungsrat mit Dr. Theodor Cahn einen Nachfolger, der genau in diesem Bereich, aber mit einem erweiterten Ansatz aktiv werden sollte. Im Sinne der Sozialpsychiatrie ging es ihm auch um den Ausbau der psychiatrischen Dienste ausserhalb der Klinik: Im ambulanten und Übergangsbereich sollten die Patientinnen und Patienten ausreichende Stützen finden, ohne in die Klinik eintreten bzw. in der Klinik bleiben zu müssen. Ausserdem sollte der klinikinterne Bereich so weiterentwickelt und ausgebaut werden, dass sich das therapeutische Potential des Pflegepersonals besser entfalten konnte. Als Stationsgemeinschaften sollten die Patienten und das Team einer Pflegestation ein «therapeutisches Milieu» bilden.[389] 1979 begann die entsprechende Aufbauarbeit – ein Entwicklungsprozess, der während der nächsten Jahre bestimmend und prägend für die Psychiatrische Klinik Liestal werden sollte.

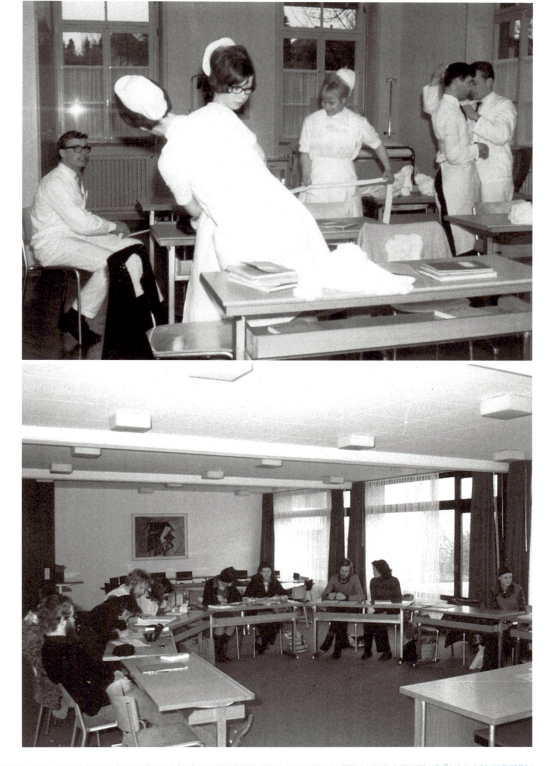

DIE «SCHWESTERN- UND PFLEGERSCHULE IN PSYCHIATRIEPFLEGE» IN DEN ALTEN UND NEUEN RÄUMLICHKEITEN
Schüler der «Schwestern- und Pflegerschule in Psychiatriepflege» in Liestal mussten ein Mindestalter von
19 Jahren aufweisen und über «geistige und körperliche Gesundheit, Freude an pflegerischer Tätigkeit, normale
Schulbildung, einen gefestigten Charakter sowie praktische Berufs- und Haushaltskenntnisse» verfügen. 1971 war
das Diplomexamen der Schule für psychiatrische Krankenpflege Liestal durch das Schweizerische Rote Kreuz
endlich anerkannt worden. Aus dieser Zeit stammt auch das erste Bild, das noch in den Schulräumlichkeiten des
ehemaligen Pockenhauses aufgenommen wurde. Kurz darauf zog die wachsende Schule dann an die
Munzachstrasse 25, wo das zweite Bild aufgenommen wurde.

PSYCHIATRIE OHNE MAUERN: DAS NEUE PSYCHIATRIEKONZEPT VON 1980

In der zweiten Hälfte der 1970er-Jahre geriet die Psychiatrische Klinik Liestal unter Leitung von Dr. Arnold Tschudin zunehmend in die Kritik. Beklagt wurden eine viel zu zögerliche Öffnung der Klinik und eine unangemessene ärztliche und pflegerische Behandlung der Kranken. Die Klinik geriet immer stärker in den Fokus der Medien, deren Kritik zeitweise die Züge einer eigentlichen Kampagne aufwies. Die Liestaler Klinik sei eine blosse Aufbewahrungsanstalt, in der Patientinnen und Patienten zum Teil willkürlich und widerrechtlich festgehalten oder als hoffnungslose Fälle einfach weggesperrt würden. Durch die Sparanstrengungen des Kantons und einen unzureichenden Personalbestand wurde der Handlungsbedarf noch akzentuiert und immer dringlicher. Gefordert wurde die umfassende Reform der psychiatrischen Versorgung in der Klinik, aber auch ein entschlossener Aufbau ambulanter Angebote sowie anstaltsexterner therapeutischer Wohn- und Arbeitsmöglichkeiten. Versuchte sich der Regierungsrat zunächst noch hinter die stark kritisierte ärztliche Leitung zu stellen, musste er bald erkennen, dass die Praxis bei der zwangsweisen Internierung psychisch Kranker nicht länger haltbar war. Dadurch kam ein Stein ins Rollen, der weitgehende Reformen auslösen sollte und in ein neues Psychiatriekonzept mündete. Das psychiatrische Krankenhaus sollte ein Spital sein wie jedes andere auch nach dem Grundsatz «Man geht hinein, um wieder herauszukommen». Der Anspruch der psychisch Kranken auf Heilung und Rehabilitation sollte eingelöst und der Kranke nicht auf Dauer hospitalisiert werden. Vielmehr gelte es, den Klinikaufenthalt in vielen Fällen überhaupt erst zu verhindern. Eine ambulante Hilfestellung mit sozialer Begleitung sollte sichergestellt und die Klinik Schritt für Schritt geöffnet werden. An diesen Zielen orientierte sich die Umsetzung. Im «therapeutischen Milieu» der Klinik wurden die Patientinnen und Patienten auf die Rückkehr in die Gesellschaft vorbereitet. In alltäglichen Situationen wurde der Patient veranlasst, sich mit sich selbst, seinen Mitpatienten und dem Klinikpersonal auseinanderzusetzen, während das Personal die Entwicklung der Patienten begleitete und förderte. Auch die Angehörigen wurden in den Klinikbereich einbezogen. Ebenso zentral war der Aufbau der Externen Psychiatrischen Dienste. Dort fanden die Kranken Hilfe, ohne dass sie in die Klinik eintreten bzw. mangels anderer Betreuungsmöglichkeiten in der Klinik bleiben mussten. Sie umfassten Beratungsstellen, Wohngemeinschaften und eine Tagesklinik. Mit dem zukunftsweisenden Psychiatriekonzept von 1980, das einen Ausbau im Sinne der Sozialpsychiatrie ermöglichte, weiterhin Beachtung fand und in die ganze Schweiz ausstrahlte, konnte der Weg zur Umsetzung einer offenen Psychiatrie eingeschlagen werden.

«Warum mussten ausgerechnet diese verfluchten Gitter im alten Bau ein Opfer der Sparwut unserer Behörden werden?», fragte eine 1975 entlassene Patientin, um mit den folgenden Worten fortzufahren: «Ich glaube, wenn unsere Regierungsväter selber einmal für längere Zeit als Patienten in der Klinik weilen müssten, würden sie selber merken, wie bedrückend und deprimierend diese wirken. Auf mich, und ich war nicht die einzige, machten sie den Eindruck, als sei ich ein Schwerverbrecher, ein geistesgestörter Mensch, der um jeden Preis isoliert werden und vor allem eingesperrt sein muss.»[390]

Andere ehemalige Patientinnen oder Patienten vermissten ausreichende Therapieangebote, berichteten von jahrelang weggesperrten und isolierten Mitpatienten, beschwerten sich über das Abwimmeln von Besuchern oder stellten Resignation beim Personal fest. Tatsächlich wurden von verschiedenen Mitarbeitenden eine hierarchische Betriebsstruktur, eine starke Belastung des Personals und eine Stellen-Plafonierung kritisiert. Sogar Ärzte mussten halbwegs resigniert zur Kenntnis nehmen, dass sie in Bezug auf die therapeutischen Möglichkeiten zwischen Wunschdenken und Wirklichkeit unterscheiden müssen.[391]

Ein Patient beklagte sich nach seinem Klinikaufenthalt über fehlende Menschlichkeit und Anteilnahme: «Ich wurde Ende März 1976 nach einem Zusammenbruch, verursacht durch hohen Blutdruck und schwere Arbeit (Möbeltransport), von meinem Hausarzt in die Psychiatrische Klinik Liestal eingeliefert. Nach zwei Monaten fühlte ich mich wieder gesund und man gab mir verschiedene Pillen. Auf meine Frage, wann ich wieder nach Hause könne, gab man mir keine Antwort. So ging es bis Ende November, also über sieben Monate. […] Mit Chefarzt Dr. Tschudin sowie Oberarzt Dr. Gander habe ich nie ein Wort gesprochen. Besonders Dr. Gander spielt sich auf wie ein Diktator. Er kümmert sich nur um die Patienten der ersten Klasse. Von Menschlichkeit und Mitgefühl habe ich in dieser Klinik nie etwas bemerkt. Solange bezahlt wird, behält die Klinik den Patienten.»[392]

Andere Quellen berichteten, die Patienten würden zu totaler Passivität verurteilt und die Eigenverantwortlichkeit werde ihnen systematisch entzogen. Auch würden die Nachbetreuung entlassener Patienten und der Kontakt zu Sozialberatungsstellen vernachlässigt oder unterlassen.[393]

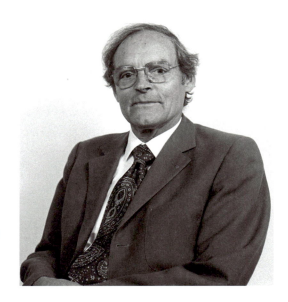

CHEFARZT DR. ARNOLD TSCHUDIN Weniger das Prestige des Neubaus, sondern die patientenorientierte zeitgemässe Unterbringung in einer modernen Klinik stand für Chefarzt Dr. Arnold Tschudin im Vordergrund. «Vermassung» und «Kasernierung» sollten vermieden werden. Von «Vermassung» sprach er jedoch auch im Zusammenhang mit der stark aufkommenden Forderung nach Ambulatorien als klinikexternen Stützungsmassnahmen, die er als «Degradierung der psychisch Kranken» ablehnte. Gleichzeitig war offensichtlich, dass die Behandlung in der Klinik in vielen Fällen symptomatisch blieb und in der psychiatrischen Versorgung des Kantons erhebliche Lücken klafften. Tschudin sah sich deshalb gegen Ende seiner Amtszeit mit zunehmender Kritik konfrontiert.

«Jede Gesellschaft hat die Psychiatrie, die sie verdient»

Wie diese Beispiele zeigen, geriet die Psychiatrische Klinik Liestal unter ihrem Chefarzt Dr. Arnold Tschudin in der zweiten Hälfte der 1970er-Jahre zunehmend in den Fokus öffentlicher und fachlicher Auseinandersetzungen. Bei der Eröffnung des Erweiterungsbaus 1974 hatten sowohl Klinikleitung wie politische Exponenten zwar einmütig die «Öffnung der Klinik» beschworen. In den folgenden Jahren gelangte jedoch ein immer grösser werdendes Unbehagen gegenüber der bestehenden psychiatrischen Versorgung des Kantons zum Ausdruck, die als überholt erachtet wurde. Den psychisch Kranken sollte endlich eine ihrer Krankheit angemessene ärztliche und pflegerische Behandlung ermöglicht werden. Zu sehr wurde die Psychiatrische Klinik von vielen als Aufbewahrungsinstitution oder Abstellecke für auffällige Patientinnen und Patienten wahrgenommen, welche von einer leistungsorientierten Gesellschaft, in der Kranke und Aussenseiter keinen Platz hatten, mehr oder weniger unauffällig «abgeschoben» wurden. Die aufkommende Debatte wurde kontrovers aufgefasst – auf der einen Seite als unberechtigte und zum Teil recht persönlich gefärbte Attacke gegen die Psychiatrische Klinik und speziell gegen Dr. Tschudin und seinen ersten Oberarzt Dr. Valentin Gander, auf der anderen Seite als Ausdruck für den starken und dringlichen Reformbedarf.

Prof. Raymond Battegay, Chefarzt der Psychiatrischen Universitätspoliklinik Basel und Ordinarius für Psychiatrie an der Universität Basel, sah sich zum vermittelnden Eingreifen in die Debatte veranlasst. So verteidigte er einerseits seinen Kollegen Dr. Tschudin vor allzu harscher Kritik, verwies andererseits aber klar und unmissverständlich auf die erforderliche Verbesserung der psychiatrischen Versorgung. Wenn die Psychiatrische Klinik Liestal angegriffen und nach Opfern gesucht werde, so sei dies eine fragwürdige Entwicklung. Immerhin habe Direktor Dr. A. Tschudin bewirkt, dass in Liestal eine der baulich modernsten Kliniken der Schweiz stehe. Auch hätten die Ärzte und das Personal unzähligen Patienten geholfen und sie wieder ihrer Familie und ihrem sozialen Wirkkreis zurückgegeben. Battegay stellte aber auch unmissverständlich einen Bezug zu den zur Verfügung stehenden Ressourcen her. So müsse man sich bewusst sein, dass man der Psychiatrie nicht ein Sparprogramm auferlegen und gleichzeitig immer mehr von ihr erwarten könne: «Wenn aber dennoch nicht alle von der Bevölkerung zugedachten Funktionen zur vollen Zufriedenheit aller ausgeführt werden konnten, so dürfte dieser Umstand vor allem darauf zurückzuführen sein, dass den psychiatrischen Institutionen zu wenig Ärzte und zu wenig anderweitig betreuendes Personal zur Verfügung steht», so Battegay. Damit wies er darauf hin, dass bei der benötigten Intensität in der Betreuung der psychiatrischen Patienten nur so viel erreicht werden kann, wie von Seiten des Personalbestandes möglich ist.

Prof. Battegay nahm insbesondere die Politik ins Visier, die sich überlegen müsse, ob sie eine Psychiatrie haben wolle, die mit moderner Sachkenntnis und der von ihr erwarteten Menschlichkeit genügend Zeit für die Hilfesuchenden aufbieten könne, oder ob, wie bisher, wegen Mangel an Arzt- und Pflegestellen auf jeden Patienten nur wenig Zeit entfallen könne. Eine Aufstockung des Stellenplanes sei unumgänglich, um eine zeitgemässe Psychiatrie inner- und ausserhalb der Klinik zu ermöglichen: «Wir können tatsächlich sagen, dass jede Gesellschaft die Psychiatrie hat, die sie verdient. Wer auch an der Psychiatrie sparen will, kann von ihr nicht mehr erwarten, als ihr mit ihrem beschränkten Mitarbeiterstab möglich ist, und umgekehrt, wer in Leidensmomenten auf wirksame psychiatrische Hilfe zählen will, muss bereit sein, seine Stimme auf den modernen Ausbau der Psychiatrie einzulegen, einer Psychiatrie, die nicht etwa nur die psychiatrischen Spitäler, sondern auch die ambulante psychiatrische Tätigkeit umfasst.»[394]

Aufbewahrungsinstitution für hoffnungslose Fälle

Die Kritik, die Prof. Battegay zu seiner Stellungnahme drängte, hatte sich in mehreren Zeitungsartikeln artikuliert, die ein reges Echo auslösten. Ehemalige Patientinnen und Patienten sowie Angehörige äusserten sich zumeist kritisch zu ihren Erfahrungen in der Klinik. Auch seitens des Personals gab es kritische Äusserungen. So widmete etwa die *Basler Zeitung* der Psychiatrischen Klinik Liestal einen dreiteiligen Report. Die Serie wurde mit der ausführlichen Schilderung eines sogenannt «hoffnungslosen Falles», der zu wenig Hilfe erhalten habe und jahrelang weggeschlossen worden sei, eröffnet. Besonders brisant machte den Fall, dass gemäss den Angaben von Peter Knechtli, dem Mitverfasser des Reports, das Material zur Dokumentation des Falles von Pflegern, Ärzten und Politikern zusammengetragen worden sei.[395] Dr. Gander, der dem Regierungsrat – angesichts von Publizität und Kritik – Rede und Antwort stehen musste, hielt dies jedoch für einen Bluff. Denkbar sei allenfalls, dass ein damals in der Psychiatrischen Klinik praktizierender Medizinstudent, der sich in auffallend intensiver Weise um den Patienten gekümmert habe, auf irgendwelche Art mit den Vorgängen in Zusammenhang gebracht werden könnte.[396]

Im Report der *Basler Zeitung* ging es um einen geistig behinderten Knaben aus Bubendorf, der jahrelang in einem Isolierzimmer der Männerstation untergebracht worden war. Nach fünf Jahren gelangte er in eine sozialtherapeutische Gemeinschaft im Berner Oberland, wo er intensiv betreut wurde und gegenüber seinem Zustand in der Psychiatrischen Klinik Hasenbühl sichtbare Fortschritte machte – wie auch sein Amtsvormund gegenüber der Sanitätsdirektion einräumte.[397] Der Knabe X. war 1961 als aussereheliches Kind einer Mutter, die während der Schwangerschaft Beruhigungsmittel eingenommen und scheinbar auch versucht hatte, die Geburt durch eine unkontrollierte Abtreibung zu verhindern, zur Welt gekommen.[398] Im Alter von wenigen Monaten erlitt X. vermutlich eine Gehirnentzündung, die nie behandelt wurde. Erst dreizehn Monate alt war X., als er – seit seiner Geburt bei der Schwägerin seiner Mutter lebend – verwahrlost und in der Nahrungsaufnahme gestört ins Kinderspital Basel eingeliefert und wenig später auf die Kinderpsychiatrische Station verlegt wurde. Schon damals fiel sein psychomotorischer Entwicklungsrückstand auf. Auch in der psychischen Entwicklung blieb X. weit zurück. Die Ärzte, die schon bald eine geistige Behinderung diagnostizierten, stellten zudem trotzige Ausbrüche und wildes Schreien fest, blieben aber ratlos. Erfolglos blieb auch eine Dauerbehandlung mit Valium.

Nach einem siebenjährigen Aufenthalt in einem Kinderheim in der Romandie und der Einweisung ins Spital von La Chaux-de Fonds wegen Anorexie und Erbrechen wurde X. 1970 in die Psychiatrische Klinik Hasenbühl eingeliefert. Mit Medikamenten war der psychomotorischen Unruhe, der Aggressivität und den Tendenzen zur Selbstbeschädigung nicht mehr beizukommen. Deshalb sahen die Ärzte einen operativen Eingriff im Gehirn vor, um X. zur Ruhe zu verhelfen. Wegen seines schlechten Allgemeinzustands unterblieb diese Gehirnoperation, aber die Ärzte schienen ihn als hoffnungslosen Fall aufgegeben zu haben. Wegen der Selbstgefährdung mit gepolstertem Schutzhelm und am Bett fixiert fristete X. im Isolierzimmer sein Dasein. 1975 wurde X. durch Zufall – und im Einverständnis mit der Direktion – aus der Klinik geschleust und in der Wohn- und Arbeitsgemeinschaft Bad Heustrich in Emdtal aufgenommen. Statt starker Medikamente bekam er dort in einem überblickbaren, von einem Heilpädagogen geleiteten Hort Psychotherapie. Der Anfang der intensiven, familiären Behandlung sei hart gewesen, aber deren Erfolge seien nicht zu übersehen, sagte der Heilpädagoge gegenüber den Rechercheuren der *Basler Zeitung*. X. laufe jetzt frei herum, esse selbständig, sei sauber und ordentlich. Anders als in der Klinik werde X. nicht als hoffnungsloser Fall, sondern als «normaler Mensch» behandelt, so die Autoren des Reports.

BaZ-Report über die Psychiatrische Klinik Liestal (III)*

Warten auf die dringliche Reform

Das Recht auf eine «ihrer Krankheit angemessene ärztliche und pflegerische Behandlung» haben die Psychiatrie-Patienten nach dem Wortlaut des neuen Spitalgesetzes. Wie intensiv aber diese Pflege auf dem Bereich der Geisteskrankheiten sein kann, haben nicht die Patienten, sondern die Politiker zu bestimmen. Und da steht es noch schlimm bestellt: Zu vielen Trägern öffentlicher Würden reicht es, wenn die Psychiatrische Klinik die Funktion einer Aufbewahrungs-Institution wahrnimmt.

Von Peter Knechtli und Ruth Buser

Liestal. Er werde als «teuerster Sanitätsdirektor in die Geschichte des Baselbiets eingehen», witzelte der damalige Regierungsrat Ernst Loeliger vor zwei Jahren kurz nach der Eröffnung des Klinik-Neubaus, der den Staat 30 Millionen Franken gekostet hat. So träf allerdings hatte der Vorgänger von Paul Manz, dem heute für Spitalbelange zuständigen Regierungsmann, wohl selbst nicht reden wollen. Im Vergleich zu den Ausgaben, mit denen sich etwa die Baudirektion herumschlägt, nimmt sich die Drei-Dutzend-Millionen-Investition für die Psychiatrische Klinik — ihre alte Bezeichnung «Hasenbühl» wurde bei dieser Gelegenheit ersetzt — wie ein Tropfen auf den heissen Stein aus. 36 Millionen Franken reichen gerade aus, um einen guten Kilometer Gebirgs-Autobahn zu finanzieren. Und die 4,5 Millionen Franken, die der Landrat kürzlich für die Sanierung des Altbaus freigegeben hatte, mussten aufgebracht werden, um den Bau einer zweispurigen Kantonsstrasse von lächerlichen 2,5 Kilometern Länge zu zahlen. Dass die zweite Neubau-Etappe schliesslich noch im Keim erstickt wurde, lag nicht am Mangel an Patienten, sondern am Mangel an Geld. Gleichzeitig aber wurden Dutzende von Millionen Franken nicht gescheut, um die Finanzierung umstrittener Strassenbau-Projekte zu sichern.

Umstritten mögen auch diese Vergleiche sein, doch eines zeigen sie mit Deutlichkeit: Dass das ganze Gebiet der Psychiatrie und der Pflege von Geisteskranken oder -gestörten von der Oeffentlichkeit und auch von deren Vertretern in den Parlamenten noch immer als fünftes Rad am Wagen behandelt wird. Noch immer haftet der Psychiatrischen Klinik — jeder psychiatrischen Klinik! — der Ruch des Geheimnisvollen, des Siechen und des Aussenseiters an. «Wir in der Psychiatrie wissen es und erfahren es in der täglichen Praxis immer wieder, dass keine andere medizinische Disziplin so stark gegen Vorurteile anzukämpfen hat wie die Psychiatrie», schrieb Valentin Gander, erster Oberarzt in der Liestaler Psychiatrie-Klinik: «Wir alle erfahren es täglich in der Klinik, wie wenig Verständnis unsere Patienten nicht nur von der weiteren Umgebung, sondern oft von der eigenen Familie zu erwarten haben.»

Tatsächlich scheint es auch Politikern gegen den Strich zu laufen, sich mit dem

* Vgl. BaZ Nr. 39 und 46

Ein Arzt auf 55 Patienten

Personalbestand am 31. Dezember 1976
- 1 Chefarzt
- 2 Oberärzte
- 7 Assistenzärzte
- 142 Krankenschwestern und Pfleger
- 34 Hilfspfleger und -schwestern
- 12 Ergotherapie (1 Angestellte voll ausgebildet)
- 1 andere Abteilung medizinischer Fachbereiche
- 5 medizinisches Sekretariat
- 12 Verwaltungspersonal
- 72 Oekonomie, Transport, Hausdienst
- 10 Handwerker und technisches Personal

298 Total des engeren Betriebes

- 7 Kinderpsychiatrischer Dienst
- 6 Schulen
- 13 Gärtnerei

324 Gesamt-Personal

Patientenbestand am 31. Dezember 1976
- 366 Psychiatrische Klinik
- 52 Krankenabteilung des Altersheims
- 133 Altersheim

551 Total

ÖFFENTLICHE KRITIK AN DER PSYCHIATRISCHEN VERSORGUNG Prof. Raymond Battegay, Chefarzt der Psychiatrischen Universitätsklinik Basel, attestierte Arnold Tschudin, dass dank ihm in Liestal eine der baulich modernsten Kliniken der Schweiz stehe, in der vielen Patientinnen und Patienten geholfen werden könne. Er kritisierte aber auch deutlich das der Psychiatrie auferlegte Sparprogramm. Es führe dazu, dass zu wenig Ärzte und Pflegende zur Verfügung stünden. Moderne Fachkenntnis und die von der Psychiatrie erwartete Menschlichkeit könne so nur schwer garantiert werden. Eine dreiteilige Artikelserie, die im März 1977 in der *Basler Zeitung* erschien, machte auf die Missstände in der Psychiatrischen Klinik Liestal aufmerksam. Sie wurde von vielen als blosse Abstellecke für Unangepasste und Störende wahrgenommen.

Neue Wege der psychiatrischen Versorgung gefordert

Die Leidensgeschichte von X. sei jedoch «nicht die einzige der erschütternden Nachrichten», die aus der Psychiatrischen Klinik in Liestal an die Öffentlichkeit dringen würden, so die *Basler Zeitung*.[399] Dr. Arnold Tschudin selbst musste Regierungsrat Paul Manz schon kurz danach ankündigen, dass auch im *Schweizerischen Beobachter* eine Artikelserie aus der «Feder eines Advokaten, der mit sichtlichem Affekt die Rechtlosigkeit der psychiatrischen Patienten in der Klinik Liestal und die Willkür der dortigen Ärzte an den Pranger stelle», erscheinen werde.[400] Beim erwähnten Journalisten handelte es sich um Jost Gross (1946–2005), den nachmaligen SP-Nationalrat und langjährigen Präsidenten der Stiftung *Pro Mente Sana*, die sich seit 1978 für die Interessen psychisch kranker Menschen einsetzt. Gross hatte eine Dissertation über die persönliche Freiheit der Patientinnen und Patienten verfasst.

Aber nicht nur die Presse setzte sich kritisch mit der öffentlichen Psychiatrie im Kanton Basel-Landschaft auseinander. Ausgelöst durch die Berichterstattung wurde die Versorgung in der Psychiatrischen Klinik Liestal nun auch im Landrat, dem Kantonsparlament, zum Thema. Die SP-Landrätin und spätere Nationalrätin Angeline Fankhauser reichte ein Postulat ein, in dem sie «neue Formen der Psychiatrie» forderte. So sollte das gesamte Pflegepersonal in die Therapieentscheidungen einbezogen werden. Damit einhergehen sollte ein entsprechender Abbau der hierarchischen Strukturen. Weiter sollten Ambulatorien mit regionalen Schwerpunkten sowie anstaltsexterne therapeutische Wohn- und Arbeitsmöglichkeiten geschaffen werden, um eine bessere Reintegration in die Gesellschaft zu ermöglichen. Insbesondere seien «bei einem allfälligen Wechsel in den Kadern der Kantonalen Psychiatrischen Klinik Hasenbühl die Nachfolger so zu wählen, dass neue Formen der Psychiatrie möglich werden», so die Forderung der Postulantin.[401]

Die letzte Forderung war ganz direkt und unmissverständlich auf Chefarzt Dr. Tschudin gemünzt. Dieser reagierte abwehrend, wobei seine Ausführungen auch auf eine gewisse Verunsicherung und Hilflosigkeit hinweisen, die damals in der Klinik und allgemein in der Psychiatrie herrschte: «Beim Besuch der landrätlichen Kommission für Umweltschutz und Spitalwesen hat Frau Fankhauser erklärt, dass sie mit ihrem Postulat lediglich dem Regierungsrat Gelegenheit zur Auskunftserteilung über den heutigen Stand der Psychiatrie geben wolle. Der effektive Wortlaut hat aber einen anderen Inhalt und wohl auch zum Zweck, den Soziologen und gewissen Sozialarbeitern die Steigbügel zu halten. Bekanntlich fühlen sich auch etablierte Fürsorger durch diese neue Richtung zum Teil an die Wand gedrückt und wir erleben in der Sprechstunde in dem Sinne einen Widerstand, als gewisse Sozialarbeiter unsere vor allem medikamentösen Verordnungen eigenwillig durchkreuzen und abändern mit dem stereotypen Hinweis, dass seelische Betreuung allein zu ihrem Recht kommen müsse. Es haben sich bereits unangenehme Folgen mit Aggressionen solcher Patienten gezeigt.»[402]

Gleichzeitig forderte Dr. Tschudin Regierungsrat Paul Manz auf, mit einer Regierungserklärung die «unsachlichen, polemischen und frechen Zeitungsartikel» eindeutig zurückzuweisen. Dieser erklärte im Landrat namens des Regierungsrates die Bereitschaft, das Postulat von Angeline Fankhauser entgegenzunehmen – aber «nicht, weil sie glaubt, es werde mit den Mitteln, die der Klinik zur Verfügung stehen, keine gute Arbeit geleistet. Auch die Begründung mit dem Wechsel beim leitenden Personal erachtet die Regierung nicht als gegeben.» Manz stärkte Tschudin also wie gewünscht den Rücken. Trotzdem wollte er die konzeptionelle Seite der psychiatrischen Versorgung überprüfen lassen, auch wenn zu diesem Zeitpunkt noch eine gewisse Zurückhaltung gegenüber neuen Formen der Psychiatrie zu verspüren war. Im Vordergrund stand vor allem die bauliche Seite, um die Voraussetzungen zu verbessern, die Rehabilitation noch stärker in den Vordergrund stellen zu können: «Die Begründung […] ist von der Sache her gegeben. Die Sanitätsdirektion ist der Meinung, dass man sich den zweiten Teil der Investitionen bei der Psychiatrischen Klinik in Liestal noch sehr gut überlegen muss. Es geht darum, ob das Projekt, das in den Sechzigerjahren entwickelt worden ist, noch richtig ist. […] Wir nehmen das Postulat im Sinne einer Unterstützung unserer eigenen Anstrengungen entgegen.»[403]

Auf Antrag des Regierungsrates hatte der Landrat noch 1970 den Kredit für eine zweite Ausbauetappe der Psychiatrischen Klinik in der Höhe von 30 Mio. Franken gesprochen. Nun signalisierte Manz ein Umdenken bei der benötigten Bettenzahl – auf zusätzliche Betten sollte verzichtet werden. Tatsächlich war in der Schweiz noch in den 1960er-Jahren mit 2,7 Betten pro 1000 Einwohner gerechnet worden. In England zum Beispiel war hingegen bereits seit der im Jahr 1959 verabschiedeten *Mental Health Act* und dem *Hospital Plan for England and Wales* von 1963 die Bettenzahl auf 1,8 pro 1000 Einwohner gesenkt worden. Andere Länder rechneten Ende der 1970er-Jahre nur noch mit 0,5 Klinikbetten, aber mit 0,7 Tagesplätzen in Übergangsheimen.[404]

Aus therapeutischen Gründen sollte die Anzahl Betten in der Klinik reduziert werden und ihre Funktion als «Abstellgeleise» reduziert werden. Diese Entwicklung bedurfte jedoch einer ausgebauten «Kette» an Stützungsmassnahmen ausserhalb der Klinik. Dr. Tschudin stand einem Aufbau im ambulanten Bereich aber skeptisch gegenüber: «Ambulatorien halte ich nicht für zweckmässig, da sie […] nur in städtischen Verhältnissen durchzuführen sind. Im Übrigen führt dies zu einer Vermassung und auch einer Art Degradierung der psychisch Kranken unter Einmischung allzu vieler Administrativstellen in den Behandlungsablauf.» Tschudin plädierte deshalb für ein möglichst dichtes Netz freipraktizierender Psychiater, das kantonsweit mit ungefähr zehn Praxen auch bereits weitgehend vorhanden sei.[405] Gerade die «im Kanton in erfreulicher Zahl etablierten frei praktizierenden Nervenärzte» waren für Tschudin, der gegen Ende seiner Amtszeit immer stärker aus der Defensive heraus argumentierte, ein Beleg für die Verwirklichung der Sozialpsychiatrie. Das Fehlen ambulanter Einrichtungen zur Nachbetreuung und Beratung oder auch teilstationärer Institutionen wie einer Tag- oder Nachtklinik oder eines Übergangswohnheims konnte er jedoch nicht bestreiten, sah für diese aber auch keine Notwendigkeit: «Im Zuge der freien Behandlung aller Patienten ergeben sich aber Möglichkeiten der Tätigkeit von internen Patienten ausserhalb der Klinik, und das Idealziel der Wiedereingliederung in eigene Familie, frühere Umgebung und Arbeitsplatz wird mit allen Mitteln angestrebt.»[406]

Noch folgte Manz scheinbar unkritisch seinem damaligen Chefarzt, indem er im Landrat erklärte, man habe an anderen Orten schon festgestellt, dass man mit der Dezentralisation vorsichtig sein müsse.[407] Unbeachtet bei dieser Einschätzung blieb mit der Aufnahmefrequenz eine wesentliche statistische Grösse zur Beurteilung der psychiatrischen Versorgung. Wenn Patienten in relativ kurzer Zeit wiederholt in die Klinik zurückkehren, spricht man vom «Drehtürenphänomen». Dieses ist ein Zeichen dafür, dass der ausgetretene Patient in der Gesellschaft schlecht aufgefangen und wieder in die Klinik zurückgedrängt wird. Als grobes Mass für dieses Phänomen kann der Anteil an Patientinnen und Patienten angesehen werden, die zum vierten Mal und öfter in die Klinik eintreten. Hier zeigt sich in der Psychiatrischen Klinik in Liestal in den 1970er-Jahren eine Zunahme. Schon 1975 waren es 22 %, 1978 aber 26,4 %. Diese Zahlen können als Hinweis betrachtet werden, dass die Behandlung in der Klinik in vielen Fällen symptomatisch blieb und dass in der psychiatrischen Versorgung des Kantons noch erhebliche Lücken zu schliessen waren.[408]

Nr. 772 Regierungsrats-Prot. vom 22. MÄRZ 1977

Auszug aus dem Protokoll des Landrates

des Kantons Basel-Landschaft

Nr. 1475 vom 10. März 1977

<u>Postulat von Angeline Fankhauser und 8 Mitunterzeichnern betreffend Reform der Psychiatrie in den kantonseigenen Anstalten (404)</u>

Das Postulat hat folgenden Wortlaut:
"Die Psychiatrie ist eine relativ junge Wissenschaft, ständig im Wandel begriffen. Laufend gewinnt man neue Erkenntnisse, sei es bei den Faktoren, die eine psychische Krankheit auslösen, sei es bei den Therapiemöglichkeiten.

Die Persönlichkeit der Chefärzte und Aerzte, ihre Einstellung zur ""traditionellen"" oder ""neuen"" Psychiatrie prägen die Form der Behandlung von Psychischkranken in einer Heilanstalt, die Integration und Reintegration der Genesenden in die Gesellschaft. Die Fachliteratur weist auf positive Möglichkeiten der Teamarbeit des gesamten Pflegepersonals und auf die genesungsfördernde ""Entinstitutionalisierung"" der Anstalten. In einigen Kantonen der Schweiz und im Ausland macht man damit gute Erfahrungen.

Der Landrat trägt die Verantwortung für das Wohl der Kantonseinwohner, besonders derjenigen, die in ihrer Gesundheit beeinträchtigt sind. Der Landrat, als Laienparlament, kann sicher nicht zwingende Formen der Therapie den Fachleuten aufzeigen. Er kann aber Impulse geben, eine Richtung aufzeigen und die Regierung draufhin verpflichten.

Die öffentliche Psychiatrie sollte:
eine Versorgung in der Nähe des Lebensraums erlauben,
die Kontinuität der Versorgung garantieren,
eine enge Zusammenarbeit von verschiedenen Fachrichtungen und Berufen berücksichtigen und
selbstverständlich vorbeugend wirken.

Um neue Formen der Psychiatrie in unserem Kanton baldmöglichst verwirklicht zu sehen, bitte ich die Regierung:

Bei einem allfälligen Wechsel in den Kadern der Kantonalen Psychiatrischen Klinik Hasenbühl die Nachfolger so zu wählen, dass neue Formen der Psychiatrie möglich werden.

Bei einer Reform der Psychiatrie in Baselland sollten folgende Punkte insbesondere berücksichtigt werden:
a) Einbezug des gesamten Pflegepersonals in die Therapieentscheidungen, mit entsprechendem Abbau der hierarchischen Strukturen;
b) Schaffung von Ambulatorien mit regionalen Schwerpunkten, Behandlung zu sozialen Tarifen;
c) anstaltsexterne therapeutische Wohn- und / oder Arbeitsmöglichkeiten, um eine bessere Reintegration in die Gesellschaft zu ermöglichen;
d) besondere Bedürfnisse der Kinder und Jugendlichen."

POSTULAT FÜR EINE SOZIALPSYCHIATRIE Der Reformstau in der Psychiatrischen Klinik Liestal wurde nicht nur in den Medien und klinikintern zum Thema, sondern gleichzeitig auch im Kantonsparlament. Die Landrätin Angeline Fankhauser verlangte, dass die sich abzeichnende Pensionierung von Chefarzt Dr. Tschudin für einen konzeptionellen Wechsel genutzt werde. Damit meinte sie insbesondere einen Wechsel von der kustodialen Psychiatrie zur Sozialpsychiatrie, die sich auch auf Angebote ausserhalb der Klinik abstützen sollte. Es ging ihr auch um den Abbau der Hierarchien und einen stärkeren Einbezug des Pflegepersonals, welchem damals etwa die Einsicht in die Krankenakten der behandelten Patientinnen und Patienten verwehrt war.

Praxis der Zwangsinternierungen hinterfragt

Die bestehende Situation, wie sie etwa im Fall X. zum Ausdruck gelangte, wurde jedoch mehr und mehr auch klinikintern hinterfragt. Dies zeigt etwa das Konzept für die Abteilung der geistig behinderten Patientinnen und Patienten, das von einer VPOD-Arbeitsgruppe unter der Leitung von Paul Bächtold formuliert wurde und Betreuung in Kleingruppen mit familiärem Charakter einforderte. Eine zielsetzende Pflege sei unter den gegebenen Umständen hingegen praktisch unmöglich. Die Fähigkeiten der Patientinnen und Patienten, die in mühevoller, jahrelanger Arbeit entwickelt und gefördert worden seien, würden deshalb verkümmern. Die Gruppe forderte einen bedürfnisgerechten Personaleinsatz, die Förderung des Wohlbefindens der Patienten und des Pflegepersonals durch bauliche Einrichtungen, die Abklärung der begrenzten Fähigkeiten und Anpassung der Umgebung an diese Fähigkeiten, die Ausgestaltung von Umgebung und Atmosphäre, um den Patienten die Möglichkeit zu geben, ihren Gefühlen Ausdruck zu verleihen, sowie die Beibehaltung der Beziehung zur Familie der Patienten und deren aktiven Einbezug in die Pflege.[409] Die konkrete Ausformulierung der Ziele und Bedürfnisse macht das ganze Ausmass der damals bestehenden Betreuungsdefizite deutlich.

Von «einer Tragödie besonderer Art» in Liestal berichtete auch die Zeitschrift *Beobachter*. Dieses Mal ging es um die Zwangseinweisung eines 67-jährigen Mannes aus Pratteln. Seine Internierung war von seiner um 28 Jahre jüngeren Ehefrau entgegen seinem Willen und unter falschem Vorwand veranlasst worden. Wie ein Schwerverbrecher sei der Mann von drei uniformierten Polizisten behandelt worden, die bei ihm an der Haustür aufgetaucht seien: Wenn er nicht freiwillig mitkomme, müsse er mit Gewalt in die Psychiatrische Klinik in Liestal verbracht werden. Im Dienstwagen hätten sie ihn tatsächlich sogleich ins «Hasenbühl» gefahren. Sechs Wochen habe die Klinik gebraucht, um herauszufinden, ob der Mann in eine geschlossene Anstalt gehöre oder nicht. Das seien sechs Wochen Freiheitsentzug gewesen – eine lange Zeit der Ungewissheit. Der Mann habe sich nicht nur den Ärzten wehrlos ausgeliefert gefühlt, sondern auch seiner Ehefrau. Eine Entlassung, so sei ihm bedeutet worden, könne sofort erfolgen, sofern seine Gattin einverstanden sei. Doch diese habe ihn zappeln lassen, erst nach fünf Wochen sei sie bereit gewesen, sich mit ihm zu arrangieren. Einem Brief von Chefarzt Arnold Tschudin an die Sanitätsdirektion konnte entnommen werden, dass das Zusammenwirken von einweisenden Verwandten und Klinik zum System gehörte. Dies rief den *Beobachter* auf den Plan, der den Missbrauch im Sinne und Interesse der bei ihm um Hilfe nachsuchenden Menschen thematisierte.[410]

Vor der Publikation war der Fall Gegenstand eines mehrmonatigen Briefwechsels zwischen der Sanitätsdirektion und der Redaktion des *Beobachters* gewesen. Er veranlasste die zuständige Baselbieter Behörde, bei der Problematik der zwangsweisen Internierung psychisch Kranker über die Bücher zu gehen. Die Problematik liege nicht so sehr bei der Ärzteschaft oder der Klinik, sondern vielmehr bei den Einweisungsbehörden und jenen Personen, die eine Einweisung veranlassen, schrieb Regierungsrat Paul Manz, der die Situation von Thomas Kaech, einem Mitarbeiter seines Rechtsdienstes, sorgfältig abklären liess. Und dann wurde er deutlich: «Noch im Fall X. ist die Sanitätsdirektion und die Klinik davon ausgegangen, dass eine zwangsweise Internierung durch die Polizei mit der Zustimmung des Statthalters und des Hausarztes rechtens sei. Nach dieser Auffassung, die sich in der Zwischenzeit als nicht haltbar erwies, wäre einzige Obliegenheit der Klinik gewesen, den Patienten zu pflegen, ihn auf eine Entlassung hin zu beurteilen und gegebenenfalls zu entlassen.»

SANITÄTSDIREKTOR PAUL MANZ Der Sanitätsdirektor Paul Manz stellte sich zunächst hinter Chefarzt Tschudin und übernahm dessen Skepsis gegenüber einer Dezentralisierung der psychiatrischen Versorgung. Im Vordergrund stand die bauliche Seite, um die Voraussetzungen für die Rehabilitation weiter zu verbessern. Manz sah sich jedoch mit anhaltender öffentlicher Kritik an der Klinik konfrontiert. Im Zusammenhang mit einer Veröffentlichung im *Beobachter* kam es zu einer längeren Korrespondenz mit dem zuständigen Redaktor. Manz musste einräumen, dass die zwangsweise Internierung von Patientinnen und Patienten einer rechtlichen Überprüfung nicht standhielt. Diese Missstände führten bei ihm zu einer grundsätzlichen Bereitschaft, die psychiatrische Versorgung zu hinterfragen und neu zu konzipieren.

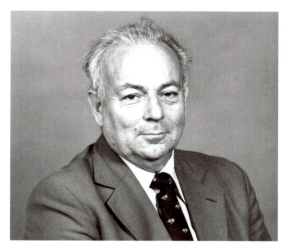

Man habe sich «bezüglich der Wertigkeit der Einweisungsverfügungen der Statthalterämter gründlich getäuscht». Meist sei «keine genaue Prüfung des Sachverhalts im Lichte der Vorschrift über die zwangsweise Internierung Geisteskranker zugrunde gelegen, sondern nur eine oberflächliche Tatbestandsaufnahme über auffällige Mitbürger aufgrund privater Anzeigen». Dementsprechend eindeutig sind denn auch die Instruktionen an die Statthalterämter ausgefallen. Die Klinik sei «nicht eine Abstellecke für auffällige Mitbürger», sodass «äusserste Zurückhaltung bei der zwangsweisen Internierung zu üben» sei.[411]

Neue Chefärzte für die Umsetzung der Reform

In einem Schreiben an den zuständigen Redaktor des *Beobachters,* Dr. Peter Rippmann, ging Manz aber noch weiter und signalisierte nun offen seine Bereitschaft, neue Wege zu beschreiten. Als verantwortliche Gesundheitsbehörde identifiziere man sich keineswegs mit gewissen Internierungsusancen, auch wenn sie in der Schweiz – leider – landesüblich zu sein schienen. Vielmehr verfolge man «ganz allgemein das Ziel, die Rechte der Patienten zu respektieren und zur Geltung zu bringen. Schwerpunkt unserer Absicht, Remedur zu schaffen, wird zunächst die eigene Klinik sein.» Damit war die Katze aus dem Sack. Angestossen durch verschiedene Fälle, mit denen er sich auseinandergesetzt hatte, war bei Paul Manz mit der Zeit die Überzeugung gereift, ein neues Psychiatriekonzept auszuarbeiten: «Da ich im Blick auf einen Wechsel in der Spitalleitung der Psychiatrischen Klinik Einblick in die Diskussion um die Ziele und Formen psychiatrischer Versorgung nahm und über ein Dutzend Bücher (inkl. antipsychiatrischer Exkurse) gelesen habe, entschloss ich mich, die psychiatrische Versorgung in unserm Kanton auf einem neuen Weg zu begleiten.»

Zugleich gab Manz einen Überblick, welche Leitgedanken ihn bei diesem Vorhaben leiten sollten. Psychische Erkrankung sollte nicht anders betrachtet werden als eine körperliche Behinderung. Die psychiatrische Klinik sollte nichts anderes sein als ein Spital, und den Patienten sollten die gleichen Rechte zugestanden werden wie den körperlich Kranken. Eine ambulante Hilfestellung mit sozialer Begleitung sollte sichergestellt und die Klinik Schritt für Schritt geöffnet werden. Dabei stellte sich Paul Manz auf einen steinigen politischen Weg ein, wenn er schrieb, dass eingeschliffene Strukturen und Behandlungsmethoden zu verändern seien: «Es wird zu Konfrontationen kommen, da die ‹Gesellschaft› (inkl. ihre Repräsentanten) jahrhundertealte Vorurteile und Ängste ablegen muss. […] Auch werden Experimente gemacht werden müssen, die ab und zu scheitern können.»

Der neue Chefarzt der Kantonalen Psychiatrischen Klinik Liestal

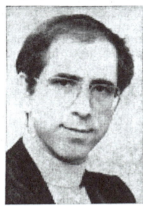

Der vom Regierungsrat in seiner letzten Sitzung als Chefarzt der Kantonalen Psychiatrischen Klinik Liestal gewählte Dr. med. Theodor Cahn wurde am 3. November 1943 in Basel geboren. Hier besuchte er die Schulen und erlangte 1962 die Matur. Anschliessend studierte er in Basel und Genf Medizin. Das Studium schloss er 1969 ab. Er ist verheiratet und Vater von zwei Kindern. Von 1970 bis Ende 1973 war Dr. Cahn Assistenzarzt an der Psychiatrischen Universitätsklinik Basel (Direktion Prof. Dr. med. P. Kielholz), davon ein Jahr an der Poliklinik (Prof. Dr. med. Battegay). Sein Interesse galt insbesondere der klinischen Praxis unter dem Aspekt der Psychotherapie und der Sozialpsychiatrie. Zur Vervollständigung der Spezialarztausbildung arbeitete der neue Chefarzt auf der geriatrischen Klinik des Basler Bürgerspitals. Den FMH-Titel erwarb er sich anfangs 1975. Seit dem 1. April 1975 führt er in Reinach eine spezialärztliche Praxis für Psychiatrie. Mit Dr. med. Theodor Cahn hat die Kantonale Psychiatrische Klinik Liestal zweifellos eine kompetente Persönlichkeit erhalten, die in der Lage ist, die Arbeit des zurücktretenden Chefarztes Dr. med. Arnold Tschudin weiterzuführen und auszubauen. Die besten Wünsche begleiten ihn in sein neues Tätigkeitsfeld, das er gegen Ende Jahr antreten wird.

EIN CHEFARZT WIRD GEWÄHLT Eine umfassende Fachlektüre, aber auch Impulse aus dem familiären Umfeld – Manz' Sohn Andreas lernte während der Ausbildung zum Psychiater in den USA sozialpsychiatrische Einrichtungen kennen – stärkten bei Regierungsrat Paul Manz die Reformbereitschaft. Die Diskriminierung der psychisch Kranken sollte bekämpft und der Wandel von einer kustodialen zu einer therapie- und patientenzentrierten Psychiatrie gefördert und durchgesetzt werden. Durch die Wahl von Dr. Theodor Cahn konnten auf personeller Ebene die Weichen gestellt werden, um die Psychiatrie des Kantons Basel-Landschaft auf einen neuen Weg zu führen und der Sozialpsychiatrie zum Durchbruch zu verhelfen – sowohl im ambulanten wie im klinikinternen Bereich.

Um für diese Aufgaben und Herausforderungen gewappnet zu sein, bemühte sich die Regierung, das Ärzteteam gezielt mit Mitarbeitenden zu verstärken, die überzeugt und mutig mithelfen wollten, mittelalterliche Relikte abzubauen, und an der Umschulung des Personals sowie der Information und Sensibilisierung der Öffentlichkeit mitzuwirken.[412]

Regierungsrat Paul Manz verfasste diese Zeilen exakt zwei Wochen bevor einer seiner wichtigsten Mitarbeiter und Verbündeten bei der Erarbeitung eines neuen Psychiatriekonzeptes seine Stelle in Liestal antreten sollte – Dr. Theodor Cahn, der neue Chefarzt der Klinik und Nachfolger von Dr. Arnold Tschudin. Der Regierungsrat hatte die wichtige Weichenstellung in Richtung einer reformorientierten und offenen Psychiatrie Mitte 1978 vorgenommen, als er den damals 35-jährigen Basler Psychiater zum Klinikleiter wählte. Dr. Cahn war zuvor u. a. als Assistenzarzt an der Psychiatrischen Universitätsklinik Basel (PUK) tätig gewesen, davon ein Jahr an der Poliklinik von Prof. Battegay.[413] Dort gehörte er der sogenannten Görzgruppe an, benannt nach der Stadt Görz oder Gorizia im Nordosten Italiens: Dorthin reisten an der Psychiatriereform des italienischen Psychiaters Francesco Basaglia Interessierte, um sich vor Ort mit der neuen Situation auseinanderzusetzen –

zum Beispiel mit den Strukturen und Prinzipien der therapeutischen Gemeinschaft. Die Gruppe lud Basaglia auch nach Basel zu einem Vortrag ein und versuchte, in der PUK nach dessen Idee einer therapeutischen Gemeinschaft zu arbeiten. Dieser Versuch scheiterte jedoch vorerst am Widerstand der tradierten Mechanismen, der hierarchischen Strukturen sowie der gewohnheitsmässigen Privilegien. Dr. Cahn eröffnete darauf eine Praxis für Psychiatrie in Baselland. Als dann auf der politischen Ebene die Forderungen nach konzeptionellen Änderungen in der psychiatrischen Versorgung des Kantons immer deutlicher erhoben wurden, bot er zusammen mit anderen Ärzten seine Mithilfe bei einer Psychiatriereform an, welche die gemeindenahe psychiatrische Versorgung ins Zentrum rückte. Als die Stelle des Chefarztes für die Klinik ausgeschrieben war, bewarb sich Dr. Theodor Cahn und fügte seiner Bewerbung weitere konzeptionelle Überlegungen bei.[414]

Der neue Chefarzt war verschiedenen Bewerbern vorgezogen worden – u. a. dem aus Langenbruck stammenden Psychiater Jakob Christ, der seit 1952 an verschiedenen Institutionen in den USA gearbeitet hatte und sich ab 1969 in Atlanta (Georgia) zunehmend für sozialpsychiatrische Einrichtungen und Behandlungsmethoden engagiert hatte.[415] Gegen «den ernsthaften Bewerber» Jakob Christ sprach, dass er schon sehr lange im Ausland tätig war. Cahn sei «mit unsern Gegebenheiten und derzeitigen Strömungen besser vertraut, aber auch fachlich und menschlich wie sein Mitbewerber sehr gut qualifiziert», begründete die Sanitätsdirektion den Wahlantrag.[416] Eine Zuwahl von Dr. Jakob Christ zum Chefarzt für den Aufbau und die Leitung der «Externen Psychiatrischen Dienste» stand jedoch bereits am Wahltag von Dr. Theodor Cahn zur Diskussion. Die Frage könne aber «erst nach einer persönlichen Begegnung und Aussprache» entschieden werden, beschied Regierungsrat Paul Manz dem neuen Klinikleiter in seinem Willkommensschreiben.[417] Tatsächlich sollte Jakob Christ schon bald zum Leitungsteam stossen, nachdem im Juni 1979 die Verordnung zum kantonalen Spitalgesetz so abgeändert worden war, dass mit der Neuumschreibung des fachlichen Aufgabenbereichs der Psychiatrischen Klinik die Anstellung eines weiteren Chefarztes möglich wurde.[418] Die Chefärzte waren in der folgenden Zeit bei der konzeptionellen Auseinandersetzung mit neuen Formen der Grundversorgung auf den Gebieten der Psychiatrie und der Psychotherapie stark gefordert, um dem Regierungsrat Mitte 1980 einen überarbeiteten Entwurf für eine «Gesamtkonzeption Psychiatrie Baselland» zu unterbreiten.

Ausbau im Sinne der Sozialpsychiatrie

Zwei Monate bevor Dr. Cahn seine Stelle in Liestal am 1. Dezember 1978 offiziell antreten sollte, formulierte er seine ersten allgemeinen Planungsvorstellungen für die Psychiatrische Klinik Liestal im Sinne der Sozialpsychiatrie – sowohl für den ambulanten wie für den klinikinternen Bereich. Die Patientinnen und Patienten sollten nun auch ausserhalb der Klinik psychiatrische Hilfe finden, ohne in die Klinik eintreten bzw. in der Klinik bleiben zu müssen. Dadurch könne die Hospitalisationsrate akuter Patientinnen und Patienten reduziert werden, zudem werde die Rehabilitation von chronischen Klinikinsassinnen und -insassen möglich, für welche der ungeschützte Schritt in die Gesellschaft zu gross wäre. Im Klinikbetrieb gelte es, das therapeutische Potential zu mehren, indem die therapeutischen Kräfte beim Pflegepersonal geweckt und geschult werden. Gleichzeitig müssten institutionsbedingte Therapiehindernisse – insbesondere schematisierte Abläufe, welche die Patientinnen und Patienten entmündigen und ihnen die Individualität rauben würden – abgebaut werden. Ziel sei es, die Stationen als weitgehend autonome Einheiten zu gestalten, die von einem multidisziplinären Team getragen werden und ein «therapeutisches Milieu» bilden sollen.

Das «therapeutische Milieu» sollte den Patientinnen und Patienten bei allem Schutz die mögliche Verantwortung für sich selbst und in gewissem Mass auch für die Stationsgemeinschaft zubilligen. Dies sollte in folgenden Phasen ablaufen: «Öffnung der patienten- und teambezogenen Kommunikation innerhalb der Klinik (Abbau der diesbezüglichen hierarchischen Schranken und Standesprivilegien); Orientierung und Schulung des Pflegepersonals in neuen psychiatrischen Konzepten; patientenbezogene Abteilungsbesprechungen, in denen die Dynamik des Patienten (und der Station) aufgezeigt werden kann.»[419]

Priorität werde schon bald der Frage zukommen, welche Stationen geöffnet werden könnten – damals standen noch rund die Hälfte der Betten in geschlossenen Stationen. Die neuen Entwicklungen sollten vor den «chronischen» Stationen nicht haltmachen, sondern mit der Mobilisation und Rehabilitation der Patientinnen und Patienten sollte auch dort begonnen werden. Um die Klinik verlassen zu können, seien diese Patienten auf die zu bildenden Übergangsinstitutionen angewiesen. Die Ausbauschritte im ambulanten bzw. klinikexternen Bereich sowie im klinikinternen Bereich hingen somit in vielfältiger Weise voneinander ab.

Ein halbes Jahr später bestätigte Sanitätsdirektor Paul Manz die eingeschlagene Richtung ausdrücklich, als er an der Diplomfeier der Schule für psychiatrische Krankenpflege seine Ansprache unter das Thema der Sozialpsychiatrie und ihrer Anliegen stellte: «Die Beurteilung und Therapie psychisch Kranker, losgelöst vom sozialen Kontext, ist im Ansatz fragwürdig.» Damit sei ausgesprochen, dass sich die Dinge innerhalb einer psychiatrischen Klinik allmählich in Richtung einer Therapiegemeinschaft von Ärzten, Pflegerinnen und Pflegern, Sozialarbeitern und Psychologen entwickeln werde. Verfolge man ausserdem das Ziel, dass auch psychisch Kranke Anspruch auf Heilung und Rehabilitation hätten und die Aufgabe der psychiatrischen Klinik nicht darin bestehe, Kranke auf Dauer zu hospitalisieren, bzw. die Hospitalisation in vielen Fällen überhaupt verhindert werden könne, sei der Bedarf einer ambulanten Psychiatrie erwiesen. Es gehe darum, den psychisch Kranken «zu befähigen, die Gestaltung seines sozialen Lebens ganz oder teilweise wiederzuerlangen»[420].

Therapeutisches Milieu

Nur wenige Tage zuvor hatte Dr. Theodor Cahn die Mitarbeiterinnen und Mitarbeiter der Klinik über den aktuellen Stand der Planung bei der Umsetzung der Reformen informiert. Dass für Cahn die Erprobung in der Praxis im Vordergrund stand, wurde schon in den ersten Sätzen klar: «Es ist seit meinem Amtsantritt ja oft die Frage aufgetaucht, wohin der Weg führen soll. Ich hoffe, dass man bisher schon Gelegenheit hatte, den neuen Stil kennenzulernen. […] Die Planung ist dynamischer Prozess, der von der Dialektik, d. h. von der Diskussion und vom Durcharbeiten widersprüchlicher Positionen lebt und an dem sich alle beteiligen sollen. Abschliessende, detaillierte Richtlinien würden hingegen die Auseinandersetzung leicht ersticken.»[421]

Insbesondere den Gruppengesprächen, die nach einem festen Plan regelmässig stattfinden sollten, kam unter Cahn als «Kristallisationspunkte des Gemeinschaftslebens»[422] eine zentrale Bedeutung zu. Entscheidend war für Dr. Theodor Cahn, dass der Patient und seine Umgebung lernten, mit den vorhandenen Problemen richtig umzugehen: «Der Patient darf in einer psychiatrischen Klinik nicht seiner gewohnten Umgebung entfremdet werden. Er soll möglichst viel eigene Verantwortung und Initiative behalten und im ‹therapeutischen Milieu› der Klinik auf die Rückkehr in die Gesellschaft vorbereitet werden. ‹Therapeutisches Milieu› bedeutet, dass der Patient in alltäglichen Situationen

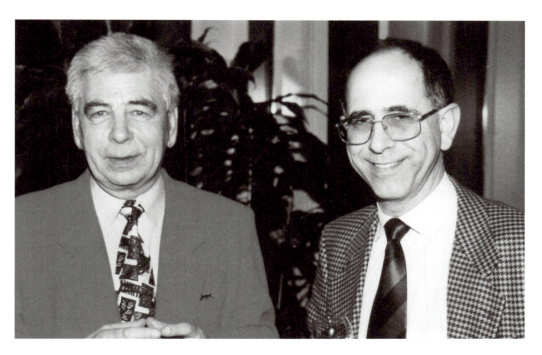

CHEFARZT DR. THEODOR CAHN Unter Cahn – auf dem Bild gemeinsam mit Verwalter Rolf Müller (links) – wurde die Dezentralisierung der psychiatrischen Versorgung vorangetrieben. Die Patientinnen und Patienten sollten nun auch ausserhalb der Klinik psychiatrische Hilfe finden, ohne in die Klinik eintreten bzw. in der Klinik bleiben zu müssen. Dadurch konnte die Hospitalisationsrate reduziert werden. Zudem wurde auch die Rehabilitation von chronischen Klinikinsassinnen und -insassen ermöglicht. Für sie wäre der ungeschützte Schritt in die Gesellschaft sonst zu gross gewesen. Im Klinikbetrieb wurde das therapeutische Potential gesteigert: Die Patientinnen und Patienten sollten möglichst viel eigene Verantwortung und Initiative behalten und im «therapeutischen Milieu» der Klinik auf die Rückkehr in die Gesellschaft vorbereitet werden.

veranlasst wird, sich mit seinen Mitpatienten und dem Klinikpersonal auseinanderzusetzen, eigene Verhaltensweisen in Frage zu stellen und gegenüber anderen verständlich zu machen, aber auch störendes Verhalten von anderen offen zu kritisieren. Das Personal gibt Anstösse, begleitet und fördert die Entwicklung des Patienten, korrigiert unrealistische Erwartungen, bringt medizinische Fachkenntnisse ein [...].»

Die während Jahrzehnten eingespielte hierarchische Ordnung wurde unter Cahn radikal verändert: «Wir versuchen konsequent, den Patienten als Partner zu nehmen. Dies bedingt, dass wir uns selber öffnen. Wenn die Begegnung mit dem Patienten im Mittelpunkt steht, muss jeder Mitarbeiter – ob Schwesternschülerin oder Arzt – die Möglichkeit haben, seine Beziehung zum Patienten zu gestalten und Verantwortung zu übernehmen.»[423]

Tatsächlich lösten die neuen Formen der Therapie und des klinikinternen Arbeitsstils unter dem Personal nicht nur Freude und Interesse, sondern auch Angst und Unbehagen aus. Ausformuliert wurden sie etwa in der ersten Ausgabe von *Radius – Unabhängige Zeitschrift der Psychiatrie Baselland*. Vieles sei in der Klinik in Fluss geraten, was jahrelang als fest und verankert und institutionalisiert gegolten habe. Hinter bislang angestrebten Zielen und Erkenntnissen seien neue Werte und Massstäbe aufgetaucht, die überdacht und verarbeitet werden wollten: «Wer einigermassen hellhörig ist, kann aus Gesprächen mit Mitarbeiterinnen und Mitarbeitern diese Angst heraushören, wenngleich sie nicht immer auf Anhieb als solche zu erkennen ist. Vielfach – und das ist in unserem Betrieb ganz augenfällig – verbirgt sie sich hinter Passivität und Resignation. Passivität unter dem Personal aber ist so ziemlich das Letzte, was unsere Klinik zum gegenwärtigen Zeitpunkt brauchen kann.»[424]

Aufweichung der Hierarchie, Einführung der Bezugspflege

Als Dr. Theodor Cahn knapp 25 Jahre danach auf die Entwicklung der Pflege in der Klinik zurückblickte, wies er auf die zentrale Bedeutung der Pflege am Aufbrechen der alten geschlossenen Klinik und an der Entwicklung eines therapeutischen, möglichst offenen Milieus hin.[425] Die Pflege habe darin ihre Rolle finden und ihre Kompetenz definieren müssen. Dabei hätten die Schwestern und Pfleger immer mehr Entfaltungsmöglichkeiten entdeckt und für die Patienten genutzt. Unproblematisch aber sei das Zusammenspiel in den interdisziplinären Teams nie gewesen und könne es nicht sein: «Gerade weil es einen weiten Überschneidungsbereich der verschiedenen Berufe gibt, sind die Kompetenzen und Aufgaben auszuhandeln, und verschiedene Betrachtungsweisen können auch zu Konflikten führen», so Dr. Cahn. Zu Beginn hätten manche Ärzte Mühe gehabt mit dem scheinbaren Opfer ihrer Autorität. Auf Seite der Pflegenden habe nach seiner Wahrnehmung schnell die Tendenz bestanden, sich wie die Bauern auf dem Schachbrett wahrzunehmen, die nur in der Masse stark seien und angeblich bedenkenlos geopfert bzw. verheizt würden. Demgegenüber habe er stets die persönliche Verantwortung aller Mitarbeitenden für ihre Beziehung zu den Patienten für ausschlaggebend gehalten. Dazu sei allerdings der Rückhalt in einem Team nötig. Letztlich habe sich fast immer ein konstruktiver Weg gefunden.

Gemäss Dr. Cahn ging es im Kern um eine Aufwertung der Pflegenden, die ursprünglich im Rahmen einer klösterlichen bzw. militärisch geprägten Befehlsordnung in einer dienenden Position niedergehalten worden seien: «In der ‹Anstalt› standen die Schwestern und Pfleger auf der zweituntersten Stufe in der Institution – zuunterst waren die Patienten, oben die Ärzte, welche das Wissen und die Kompetenz monopolisierten. In diesem Kastenwesen ergab sich für das ‹Pflegepersonal› eine typische Unteroffiziersrolle, mit viel effektiver Macht über die Patienten im Alltag, aber ohne institutionelle Mitwirkung und eigene Verantwortung», fasste Dr. Cahn das Muster zusammen, nach dem die Klinik Ende der 1970er-Jahre noch weitgehend geführt wurde. Für die Pflege habe gegolten,

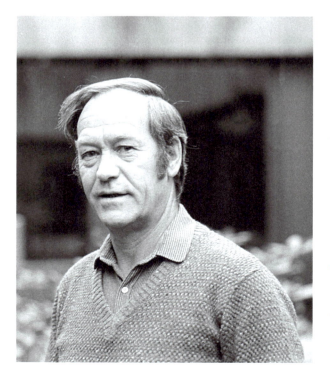

EMIL RÄMI, LEITER DES PFLEGEDIENSTES
Als Dr. Cahn sein Amt antrat, war die Klinik noch geprägt von einer hierarchischen Betriebsstruktur. Zwischen den Ärzten und den Pflegenden bestand eine grosse Kluft. Die Hierarchie hemmte insbesondere die Kooperation im Sinne einer Gesamtpflege zugunsten der Patientinnen und Patienten. Die während Jahrzehnten eingespielte hierarchische Ordnung wurde unter Cahn radikal verändert – sowohl zwischen Ärzten und Pflegenden im Sinne einer Aufwertung der Pflege wie auch gegenüber den Patienten, die neu als Partner wahrgenommen werden sollten. Als äusseres Symbol dieses Wandels lehnte Dr. Cahn die weisse Arbeitskleidung ab. Emil Rämi, der damalige Leiter des Pflegedienstes (auf dem Bild anlässlich seines 25-jährigen Dienstjubiläums 1980), tat es ihm bald gleich und versah seine Arbeit künftig nur noch in Zivilkleidung.

aus dieser Position herauszukommen, einen eigenständigen und selbstverantworteten Teil im Behandlungsprozess zu gewinnen und diesen Aspekt im Team einzubringen. Das wichtigste methodische Instrument dafür sei in der Bezugspflege gefunden worden, die damals eingeführt und später überarbeitet worden sei.[426]

Vor seinem Stellenantritt sei die Führung hingegen noch strikt hierarchisch und vollständig auf die Ärzte zentriert gewesen, erinnerte sich Dr. Cahn an die überkommenen Verhältnisse. Es hätten entsprechend viele Ängste und Misstrauen geherrscht. Es habe kein Konzept für die Milieutherapie und keine Spur von interdisziplinärer Teamarbeit gegeben: «Die Pflegenden waren von jeglicher therapeutischer Überlegung ausgeschlossen und durften nicht einmal die Diagnose erfahren. Als Symbol für diese Ordnung stand die uniformierte weisse Arbeitskleidung, die alle tragen mussten – Ärztinnen und Ärzte im Mantel, Schwestern in Schürzen und Pfleger in Kittel und Hose. Ich habe sie nie angezogen», so Theodor Cahn. Nach ein paar Wochen habe ihn eines Morgens der Leiter des Pflegedienstes, Emil Rämi, gefragt, ob es sein Privileg sei, ohne weissen Mantel zu arbeiten. Nein, habe er zur Antwort gegeben, in keiner Weise. Am Nachmittag sei Emil Rämi in Zivil erschienen und sei nie mehr in Weiss gesehen worden. Das hätten mit der Zeit immer mehr Mitarbeitende übernommen.

Auch Rolf Müller, der Anfang 1979 als neuer Verwalter und Nachfolger von Max Schneider zum Leitungsteam gestossen war, erinnert sich an diese Episode. Viele Mitarbeitende hätten begriffen, um was es ging, und hätten nur noch für gewisse Pflegearbeiten die weisse Kleidung getragen. «Andere aber – darunter auch Ärzte und Therapeuten – hatten nicht begriffen, glaubten an einen Freipass und trugen ‹Allotria›. Das wiederum führte zu teils lautstark vorgetragenen Auseinandersetzungen unter den Akteuren», so Müller.[427]

Die Geisteskranken der Gesellschaft zurückgeben

Dr. Cahn betonte gegenüber seinen Mitarbeitenden, dass mit der Anpassung bei der psychiatrischen Versorgung insbesondere die antitherapeutischen Auswirkungen der herkömmlichen psychiatrischen Klinik korrigiert werden sollten. Dem Prozess der Diskriminierung und Ausschliessung der psychisch Kranken könne die Psychiatrie zudem nur dann wirksam entgegentreten, wenn sie sich nach Kräften in die Gesellschaft hineinstelle und darum kämpfe, dass «die Patientinnen und Patienten in ihrer angestammten Umgebung bleiben bzw. dorthin zurückkehren können». Dann zitierte er den italienischen Psychiater Franco Basaglia: «Wir müssen der Gesellschaft die Geisteskranken zurückgeben.» Das gehe nicht per Dekret, so Cahn weiter, vielmehr müsse man «den Patienten im Vorfeld der Klinik eine Reihe differenzierter, dezentraler Institutionen zur Verfügung stellen: Dort sollen sie Hilfe finden, ohne dass sie in die Klinik eintreten bzw. mangels anderer Betreuungsmöglichkeiten in der Klinik bleiben müssen.» Mit einer solchen «Versorgungskette» könne die Hospitalisierungsrate erheblich gesenkt werden.[428] Eine wichtige Rolle im externen Bereich kam den teilstationären Angeboten zu – sowohl in der Nacht- wie in der Tagesversorgung. Neben diese «Übergangsstationen» trat der ambulante Bereich, dem in der Nachbetreuung, in der ambulanten Beratung, im Notfalldienst sowie in der Beratung der medizinischen Kliniken und weiterer Institutionen wichtige Funktionen zukamen.[429] «Wir behandeln alle Personen ambulant, die sich in der Gesellschaft irgendwie noch halten können und weder akut gefährdet noch für andere Menschen gefährlich sind», sagte Dr. Jakob Christ, der die Externen Psychiatrischen Dienste aufbaute.[430] Diese umfassten je eine Beratungsstelle in Liestal für das Oberbaselbiet und im Bruderholzspital für das Unterbaselbiet. Dazu kamen Wohngemeinschaften und eine Tagesklinik in Liestal.

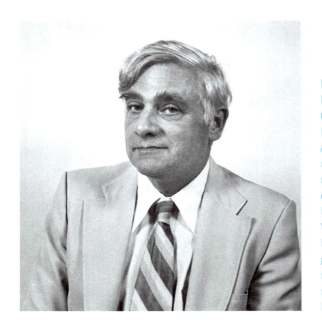

DER ZWEITE CHEFARZT, DR. JAKOB CHRIST
Der aus Langenbruck stammende Psychiater Dr. Jakob Christ hatte seit den 1950er-Jahren an verschiedenen Institutionen in den USA gearbeitet und sich ab 1969 in Atlanta zunehmend für sozialpsychiatrische Einrichtungen und Behandlungsmethoden engagiert. Bei der Wahl des neuen Chefarztes war ihm Dr. Cahn vorgezogen worden, da dieser mit den hiesigen Verhältnissen besser vertraut war. Eine Zuwahl von Dr. Christ stand jedoch bereits bei der Wahl von Dr. Cahn im Regierungsrat zur Diskussion. Nachdem die Grundlagen für eine zweite Chefarztstelle geschaffen wurden, stand einer Anstellung von Dr. Christ nichts mehr im Weg. Er wurde dringend benötigt, um neben dem «klinischen Dienst» einen «sozialpsychiatrischen Dienst» aufzubauen.

Dass die Dezentralisierung beim Personal der Psychiatrischen Klinik Liestal auch Ängste auslöste, machte ein im selben Jahr erschienener Artikel in der *Basler Zeitung* klar, der sich mit dem Wandel in der Psychiatrie auseinandersetzte. Klaus Kocher, der Berichterstatter der *Basler Zeitung*, schilderte ausführlich die Bestrebungen, mit minimaler medikamentöser Behandlung zu verhindern, dass die ganze Persönlichkeit der Patientinnen und Patienten «zugeschüttet» werde. Die liberalere Praxis erfordere gegenüber den Patientinnen und Patienten jedoch einen Mehraufwand an Gesprächen und Diskussionen. Unter dem Personal löse der angestrebte Bettenabbau deshalb eine gewisse Unruhe aus: Die früheren, allein an der Bettenzahl orientierten Normen würden bei Politikerinnen und Politikern sowie Steuerzahlenden den falschen Eindruck erwecken, Personal abbauen zu können. Ein Abbau würde aber die ganzen Bemühungen über den Haufen werfen. Erforderlich sei genau das Gegenteil – die intensivere Betreuung und stärkere Zuwendung zum Patienten bewirke eine Zunahme des Arbeitsaufwandes und benötige deshalb mehr Personal. Wenn die Psychiatrische Klinik zudem bemüht sei, die Patientinnen und Patienten wirklich nur so lange in der Klinik zu behalten, wie dies erforderlich sei, so ergebe sich fast automatisch eine Reduktion an Pflegetagen, die verrechnet werden können. Somit führe die Reduktion der Pflegetage zu einem (noch) grösseren Defizit. Eine kurzfristige, rein finanzielle Denkweise, wie sie in der Politik oft vorherrsche, würde aber den Untergang jeder Veränderung in der Klinik bedeuten.[431]

Dr. Jakob Christ, Chefarzt der Externen Psychiatrischen Dienste (EPD), betonte die mit der offenen Psychiatrie enorm gestiegenen Anforderungen ans Pflegepersonal und den entsprechenden Personalbedarf: «Wir geben weniger für Bauerei und Verwaltung aus und mehr fürs Personal, das mit den Patienten arbeitet.»[432] Als 1983 eine erste Standortbestimmung zum neuen Psychiatriekonzept vorgenommen wurde, kamen im Bericht auch Spannungen und Konflikte zur Sprache: Nicht alle Mitarbeitenden könnten sich in gleichem Masse mit dem Reformkurs identifizieren. Diejenigen, welche die Reform prinzipiell ablehnten, seien jedoch klar in der Minderheit: «Bei der Ablösung des Vorgängers des heutigen Klinikleiters gab es eine breite Basis von Mitarbeitern, welche den Übergang zu einer modernen Psychiatrie herbeiwünschten und sich auch dazu schon konkrete Gedanken gemacht hatten. Diese Basis ist nach Meinung des Klinikleiters nach wie vor vorhanden.»[433] Auf der anderen Seite gebe es wenige – vor allem jüngere – Mitarbeitende, denen die Reform, namentlich Demokratisierung und Mitsprachemöglichkeiten, nicht weit und rasch genug ging und die sich enttäuscht äusserten.

«Man geht hinein, um wieder herauszukommen!»

Bereits kurz nach seinem Antritt hatte Dr. Theodor Cahn darauf hingewiesen, dass die Klinik ständig über 100 Patientinnen und Patienten beherberge, die schon länger als vier Jahre ununterbrochen interniert waren. «Das sind also Menschen, die – so darf man wohl behaupten – von der Gesellschaft endgültig ausgeschlossen und vergessen worden sind.»[434] Hier setzten Bemühungen ein, diesen Prozess rückgängig zu machen. Es gab jedoch chronische Patientinnen und Patienten, bei denen die Öffnung zu Verunsicherungen führte. «Es ist eine Gemeinheit, wenn man nun die Klinik leert und uns alle der Gesellschaft zum Frass vorwirft», sagte der Patient X. zu einem Reporter, der zwei Tage und eine Nacht in der Psychiatrischen Klinik in Liestal verbrachte und herausfinden wollte, was die Öffnung für Patientinnen und Patienten, Angehörige, Pflegepersonal und Ärztinnen und Ärzte bedeutete. Unter Mithilfe des Pflegepersonals suchte der Patient eine Wohnung, um künftig dort statt in der Klinik zu leben. «Ich finde doch nie eine Wohnung», befürchtete er, aber dann erzählte er dem Reporter, wo er vielleicht doch noch unterkommen könnte. Da müsse er mal anrufen, da mal vorbeigehen, dort mal fragen. Bei aller Angst vor dem Sprung ins kalte Wasser tauchte immer wieder ein Hoffnungsschimmer auf. Am Schluss des Gesprächs mit dem Reporter sagte er, selbst erstaunt: «Ehrlich gesagt, ich habe mich jahrelang darauf eingestellt, immer in der Klinik zu bleiben.»[435] Tatsächlich fehlten jedoch genügend Übergangseinrichtungen in den Bereichen Wohnen und geschützte Arbeitsplätze, was vielen den Weg in ein eigenständiges Leben verunmöglichte. Gemeinsam mit Gleichgesinnten gründete deshalb die damalige Sozialarbeiterin bei den Externen Psychiatrischen Diensten, Rosmarie Escher, den Verein für Sozialpsychiatrie BL.[436]

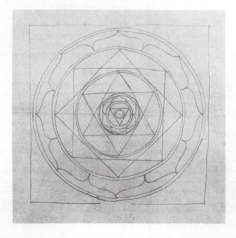

80/203

Kanton Basel-Landschaft

Die gegenwärtige und künftige psychiatrische Versorgung im Kanton Basel-Landschaft (Psychiatriekonzept)

Bericht des Regierungsrates an den Landrat vom 11. November 1980

EIN NEUES PSYCHIATRIEKONZEPT

Das neue Psychiatriekonzept des Kantons Basel-Landschaft, das 1980 verabschiedet worden war, fand grosse Beachtung, da es das erste dieser Art in der Deutschschweiz war. Es diente deshalb auch anderen Kantonen als Vorbild für die Öffnung der Psychiatrie. Verfasst worden war es von Dr. Theodor Cahn, Dr. Jakob Christ und Verwalter Rolf Müller in Zusammenarbeit mit der Sanitätsdirektion. Angestrebt wurde die Schrumpfung der Klinik durch einen Bettenabbau, die Verstärkung der Vor- und Nachsorge bei Kriseninterventionen, der Verzicht auf die Fixierung auf bestimmte Therapieformen, die Schaffung externer psychiatrischer Dienste sowie die Verstärkung des Kinder- und Jugendpsychiatrischen Dienstes als wichtiger präventiver Dienst.

Im Spätherbst 1980 verabschiedete der Regierungsrat das neue Psychiatriekonzept, das von Dr. Theodor Cahn, Dr. Jakob Christ und Verwalter Rolf Müller in Zusammenarbeit mit der Sanitätsdirektion verfasst worden war. Regierungsrat Paul Manz betonte nochmals, dass das psychiatrische Krankenhaus ein Spital sein sollte wie jedes andere: «Man geht hinein, um wieder herauszukommen!» Die Klinik sollte primär Durchgangsstation sein, Ort der Abklärung und der Intensivbehandlung und erst zuletzt auch ein Spital für chronisch Kranke, die weiterhin der fachärztlichen Betreuung bedürften. Das psychiatrische Krankenhaus sei aber «keinesfalls ein administratives oder medikales Gefängnis, eine Versorgungsstation für Unangepasste und Störende». Dann fasste er zusammen, was mit dem Psychiatriekonzept angestrebt werde: Schrumpfung der Klinik durch einen Abbau von 334 auf 224 Betten bis 1992, Verstärkung der Vor- und Nachsorge der Kriseninterventionen, Verzicht auf die Fixierung auf bestimmte Therapieformen («Dialektische Eintopfgerichte eignen sich für Massenverpflegung, nicht für humane Therapien!»), Schaffung externer psychiatrischer Dienste in Liestal und im Bezirk Arlesheim sowie Verstärkung des Kinder- und Jugendpsychiatrischen Dienstes als wichtiger präventiver Dienst. Auszubauen sei zudem insbesondere die Zusammenarbeit mit den regionalen Alters- und Pflegeheimen.[437] Im Landrat wurde das Psychiatriekonzept gut aufgenommen und auf Antrag der vorberatenden Umwelt- und Gesundheitskommission, die das Konzept «sehr gründlich» überprüft und diskutiert hatte, einstimmig verabschiedet.[438]

Ein erster Marschhalt: Stagnation wäre Rückschritt

Verschiedene Teile der Reform befanden sich zu diesem Zeitpunkt bereits in der Umsetzung, wie etwa der Aufbau der Externen Psychiatrischen Dienste und des Kinder- und Jugendpsychiatrischen Dienstes oder die Umstrukturierung und Redimensionierung der Klinik.

Als Anfang 1983 die bereits erwähnte Standortbestimmung zum Psychiatriekonzept durchgeführt wurde, konnten bereits deutliche Fortschritte auf dem Weg zur Umsetzung einer offenen Psychiatrie verzeichnet werden. Im Bereich der Langzeitpsychiatrie konnten von den ursprünglich 400 Betten 100 abgebaut werden,[439] dank erfolgreicher Rehabilitationen und Umplatzierungen beherbergte die Klinik nun deutlich weniger Dauerpatienten als früher. Zudem wurde ein erheblich geringerer Anteil an neu eintretenden Patienten zu chronisch stationären Patienten. Ferner konnte die Lebensqualität der verbliebenen Dauerpatienten durch Differenzierung des Angebots der Stationen verbessert werden. Die psychiatrische Spitalbehandlung wurde nach therapeutischen Zielen ausgerichtet. Dies führte in der Regel zu intensiven, kurzen Behandlungen, wobei man an gewisse personelle Grenzen stiess. Die einseitige Ausrichtung auf die medikamentöse Therapie konnte zugunsten eines «therapeutischen Bezugssystems» überwunden werden. Dies bedeutete den Einbezug des Pflegeteams in die therapeutische Arbeit bei der Verarbeitung der Lebensgeschichte und aktuellen Lebenssituationen der Patienten – sei dies in Einzelgesprächen – oder durch Gruppengespräche. Das Prinzip der offenen Klinik wurde im Bericht als Idealvorstellung bezeichnet, welche die Richtung angebe, aber in einem ständigen Prozess verwirklicht werden müsse. Pannen seien dabei unvermeidlich, wolle man nicht zur sturen, seelenlosen Beurteilung zurückkehren. Offene Türen fanden sich damals in sämtlichen Stationen des Langzeitbereiches. Geschlossen waren hingegen immer noch Teile der Akutstationen, die Station der geistig Behinderten und die psychogeriatrischen Stationen.

Auch die Angehörigen wurden in den Klinikbereich einbezogen – ein Unterfangen, das nicht zuletzt wegen der Erwartungen Aussenstehender an die Klinik als «Bewahrerin» erschwert wurde.

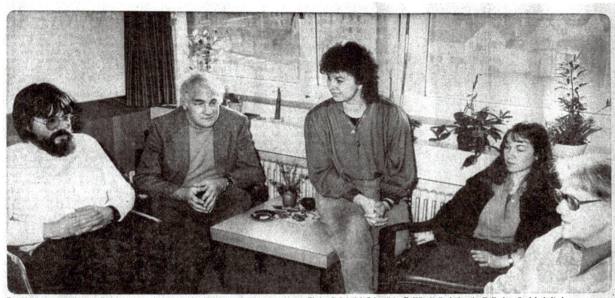

Das Team der Baselbieter Stelle (von links nach rechts): P. Bächtold, Pfleger, Dr. Joseph Christ, S. Salathé, Sekretärin, E. Künzli, Praktikantin, R. Escher, Sozialarbeiterin.
Bilder: Dominik Labhardt

DAS TEAM DER EXTERNEN PSYCHIATRISCHEN DIENSTE IN DER COOP-ZEITUNG Alle Personen, die sich in der Gesellschaft irgendwie noch halten können und weder akut gefährdet noch für andere Menschen gefährlich sind, sollten ambulant behandelt werden. Dem ambulanten Bereich kamen wichtige Funktionen insbesondere in der Nachbetreuung, in der ambulanten Beratung sowie im Notfalldienst zu. Als «Übergangsstationen» erhielten zudem die teilstationären Angebote grosse Bedeutung – sowohl in der Nacht- wie in der Tagesversorgung.
Die Externen Psychiatrischen Dienste – im Bericht der *Coop-Zeitung* (Bild) ist das Team 1983 zu sehen – umfassten je eine Beratungsstelle in Liestal für das Oberbaselbiet und im Bruderholzspital für das Unterbaselbiet. Dazu kamen Wohngemeinschaften und eine Tagesklinik in Liestal.

Die Externen Psychiatrischen Dienste befanden sich in einer Phase der Konsolidierung, insbesondere im Bereich der Beratungsstellen in Liestal und auf dem Bruderholz sowie der Tagesklinik Liestal. Es konnten aber auch zusätzliche Aufgaben und Aktivitäten in Angriff genommen werden, etwa durch die Organisation von sogenannten «Treffpunkten» in verschiedenen Gemeinden des unteren Kantonsteils durch freiwillige Helfergruppen. Zudem konnten insgesamt vier Wohngemeinschaften gebildet werden. Im Bericht wurde festgehalten, dass es von grossem Belang sei, dass der Auf- und Ausbau weiterhin vorangetrieben werde, da Stillstand oder Stagnation mit Sicherheit Rückschritt bedeuten würde.

Auch der Kinder- und Jugendpsychiatrische Dienst entwickelte sich erfreulich. Die prinzipiellen Möglichkeiten der ambulanten Behandlung an den Standorten Liestal und Bruderholz konnten vermehrt ausgeschöpft werden, indem mehr Krisenintervention durchgeführt und auch mehr mittel- und langfristige Psychotherapien angeboten werden konnten. Zudem wurde die stationäre Betreuung der Patientinnen und Patienten auf der pädiatrischen Abteilung im Bruderholzspital und in der Psychiatrischen Klinik Liestal intensiviert.[440]

Neue Wege in der Kinder- und Jugendpsychiatrie

Das primäre Ziel, zunächst die ambulante Versorgung aufzubauen, sei richtig gesteckt gewesen, bilanzierte Dr. Peter Thurneysen, seit 1979 Chefarzt des Kinder- und Jugendpsychiatrischen Dienstes (KJPD) und Facharzt für Kinder- und Jugendpsychiatrie und Psychotherapie. Die Zahl der Konsultationen betrug 1983 immerhin das Vierfache von 1978. Die stationäre Unterbringung bei schweren und komplexen Störungsbildern machte aber auch eine starke Zunahme der beratenden Tätigkeit und eine weitere Intensivierung der Zusammenarbeit notwendig. Auf dieser Basis sollten Ansätze zu stationären Abklärungs- und Behandlungsmöglichkeiten entstehen.[441]

1984 wurde Dr. Peter Thurneysen als Chefarzt des Kinder- und Jugendpsychiatrischen Dienstes abgelöst von Dr. Emanuel Isler, der mit ihm an der Kinder- und Jugendpsychiatrischen Poliklinik in Basel als Assistenzarzt tätig gewesen war. Dr. Isler führte die Auf- und Ausbauphase des Dienstes im Sinne des Psychiatriekonzeptes konsequent und kontinuierlich weiter: «Es ist ein Gedanke des Psychiatriekonzeptes und entspricht der grundsätzlichen Überzeugung des Unterzeichnenden, dass zur Behandlung psychischer Störungen alle ambulanten Mittel ausgeschöpft werden müssen, bevor Kinder aus ihrem angestammten Milieu herausgenommen werden sollen. Bei gewissen, seltenen, besonders problematischen Entwicklungsstörungen wird eine intensive stationäre Behandlung notwendig.»

Die Tätigkeit wurde noch stärker nach aussen gerichtet. Die Kontakte und Zusammenarbeit mit verschiedenen ambulanten Angeboten und stationären Einrichtungen der basellandschaftlichen Jugendhilfe wie etwa den heilpädagogischen Tagesschulen oder der Jugendanwaltschaft wurden intensiviert. Mit dem Chefarzt der Kinderklinik Bruderholz wurde zudem ein Konzept erarbeitet, das sowohl kurz- und langfristige Behandlungen psychosomatischer Patientinnen und Patienten als auch kinderpsychiatrische Abklärungen, Notfall- und Kriseninterventionen auf der kinderärztlichen Abteilung ermöglichte.[442]

Die Entwicklung wurde in den folgenden Jahren konsequent in Richtung eines modernen, personell angemessen dotierten Kinder- und Jugendpsychiatrischen Dienstes weitergeführt, um mit drei nach Regionen aufgeteilten Polikliniken und drei Stationen die Aufgabe der psychiatrischen Versorgung der Kinder und Jugendlichen im Kanton erfolgreich zu erfüllen – zusammen mit den mittlerweile zahlreich eröffneten privaten Praxen. Die Psychotherapiestation für weibliche Jugendliche mit schweren Essstörungen, die 1997 eröffnet werden konnte, fand schweizweit starke Beachtung. Zudem gelang es, in der Kinderklinik des Kantonsspitals Bruderholz eine psychosomatisch-psychiatrische Abteilung aufzubauen, die später vom Universitätskinderspital beider Basel (UKBB) übernommen wurde und heute mit der Kinder- und Jugendpsychiatrie Basel (KJPK BS) gemeinsam geführt wird. Die vom KJPD geführte kleine «Jugendabteilung» der Kantonalen Psychiatrischen Klinik (KPK) deckt ebenfalls ein regionales Bedürfnis nach kurzfristigen Aufenthalten für Jugendliche mit schwerer Fremd- und Selbstgefährdung ab.[443]

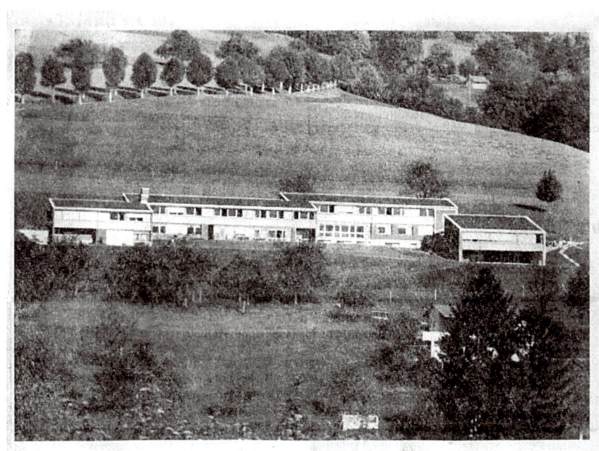

Foto BZ Lüdin AG

Diese Teleobjektiv-Aufnahme veranschaulicht den Gesamtkomplex der Kinderbeobachtungs-Station. Ganz links sehen wir die Wohnung der Hauseltern. In den beiden langgezogenen Mitteltrakten sind im Erdgeschoss die Küche, der Aufenthaltsraum, das Esszimmer, die Büros und Untersuchungszimmer untergebracht, während der erste Stock ausschliesslich zum Schlafen eingerichtet ist. Rechts vorgestaffelt erkennt man den Schultrakt.

Ende gut, alles gut!

DIE KINDERBEOBACHTUNGSSTATION SCHWENGIFELD IN LANGENBRUCK Mit dem Ziel, zunächst die ambulante Versorgung aufzubauen, stand im Psychiatriekonzept auch die Stärkung des Kinder- und Jugendpsychiatrischen Dienstes im Zeichen der Sozialpsychiatrie. Die Wurzeln der Kinderpsychiatrie reichen bis 1942 zurück, als eine ärztliche Erziehungsberatungsstelle errichtet wurde, die vom Chefarzt des «Hasenbühls» geleitet wurde. Zwei Jahre später wurde die ärztlich betreute Beobachtungsstation Fuxrüti in Langenbruck eröffnet. Eingewiesen wurden die Kinder vorwiegend durch die Erziehungsberatungsstelle. Ab 1961 wurde die «Fuxrüti» nach langer Planungsphase durch die kantonale Kinderbeobachtungsstation Schwengifeld – ebenfalls in Langenbruck – abgelöst. Sie wurde 1978 geschlossen. 1966 war die «ärztliche Erziehungsberatungsstelle Baselland» in «Kinderpsychiatrischer Dienst der Klinik Hasenbühl» umbenannt worden.

BEZIEHUNGSORIENTIERTE PSYCHIATRIE: DIE WEITERENTWICKLUNG DES PSYCHIATRIEKONZEPTES

Mit dem neuen Psychiatriekonzept hatte die Klinik mit möglichst vielen Betten als Ort der gesamten psychiatrischen Versorgung ausgedient. Ein Bettenabbau war eines der Hauptziele der sozialpsychiatrischen Ausrichtung gewesen. Dies wurde durch die Schaffung neuer Strukturen mit dezentralen ambulanten und teilstationären Einrichtungen erreicht. Der Trend in den auf die Pionierphase folgenden Jahren war denn auch eindeutig: Bei einer markant steigenden Anzahl Patientinnen und Patienten im Akutbereich und einem stetigen Rückgang im Langzeitbereich konnten die Pflegetage in der Klinik fortlaufend reduziert und die Verweildauer erheblich verkürzt werden. Stark zunehmend war die ambulante Behandlung ausserhalb der Klinik. Im Rahmen der ersten Folgeplanung von 1993 gingen in Reinach eine Suchtberatungsstelle, in Muttenz ein neues Wohnheim und in Münchenstein eine neue Tagesklinik in Betrieb. Lücken und Mängel wurden jedoch insbesondere im Bereich der stationären Akutpsychiatrie festgestellt. Mit dem Umbauprojekt einer dritten Akutstation im Neubau konnte in der Folge ein wichtiger Schritt getan werden. Anschliessend folgte die Sanierung des muffigen, düster und anachronistisch wirkenden Altbaus mit den grossen Schlafsälen und den vergitterten Fenstern. Mit der zweiten Folgeplanung von 2003 wurden weitere Massnahmen erarbeitet. Konkret wurde unter anderem im unteren Kantonsteil eine zusätzliche Tagesklinik geschaffen und in den Kantonsspitälern Bruderholz und Liestal je ein spitalpsychiatrisches Team installiert. Um die Integration psychisch kranker Menschen zu fördern, bauten die Kantonalen Psychiatrischen Dienste eine Fachstelle für Psychiatrische Rehabilitation auf. In seinem ersten Jahr als Chefarzt der Kantonalen Psychiatrischen Klinik setzte Prof. Joachim Küchenhoff als Nachfolger von Dr. Theodor Cahn das Projekt «Neue therapeutische Strukturen» um. Diese Strukturen orientierten sich weiterhin an einer beziehungsorientierten Psychiatrie, ermöglichten aber die grundsätzliche Methodenvielfalt. Unmittelbar an dieses Projekt schlossen grundsätzliche Überlegungen über die Zusammenarbeit zwischen den ambulanten, den teilstationären und den stationären Diensten an, die 2014 in der «neuen Erwachsenenpsychiatrie» umgesetzt wurden. Ein weiterer starker Umbau erfolgte zudem im Jahr 2012, als die Kantonalen Psychiatrischen Dienste des Kantons Basel-Landschaft verselbständigt wurden: Mit der Revision des Spitalgesetzes wurde die Psychiatrie Baselland in eine öffentlich-rechtliche Anstalt umgewandelt.

Wie vorgesehen wurde 1986 ein weiterer Rechenschaftsbericht zum Psychiatriekonzept unterbreitet. In seiner Vorlage an den Landrat zog der Regierungsrat, in dem Sanitätsdirektor Paul Manz im Jahr 1982 durch Werner Spitteler ersetzt worden war, ein grundsätzlich positives Fazit. Im Vergleich zu den engagiert formulierten und nuancierten Positionierungen der Ära Manz fiel es kürzer und nüchterner aus – das politische Interesse hatte sich inzwischen auf andere Brennpunkte verlagert: «Plakativ stellt der Regierungsrat fest, dass im Kanton Basel-Landschaft die Betreuung psychisch Kranker entsprechend dem Psychiatriekonzept weitgehend realisiert worden ist: Die Wende zur leistungsintensiven, menschlichen, integrierenden, aber auch volkswirtschaftlich richtigen Betreuung und Behandlung psychisch Kranker ist vollzogen. Sektorielle Schwachstellen sind erkannt.»[444]

Die Evaluation des Psychiatriekonzeptes

Die Evaluatoren der Firma *Brains* hielten in ihrer Würdigung ausdrücklich fest, dass nicht der kleinste Zweifel darüber bestehe, dass es richtig gewesen war, auf einen Ausbau der Klinik zu verzichten. Ebenso richtig sei es gewesen, die Externen Psychiatrischen Dienste auszubauen.[445] Insgesamt wurde ein hoher Umsetzungsstand des neuen Psychiatriekonzepts festgestellt. Der Klinik sei es gelungen, die angestrebte milieutherapeutische Situation zu schaffen. Das Personal sei therapeutisch kompetent. Die Strukturen und Prozesse in den Intensivpflege-, Akut- und Rehabilitationsabteilungen sowie in den Ateliers seien auf die Bedürfnisse der Patientinnen und Patienten ausgerichtet.

Die Evaluatoren hätten in der Klinik zudem keinen einzigen Fall von offener oder versteckter Herabwürdigung der Patientinnen und Patienten angetroffen. Tatsächlich prägten Degradierungsrituale oft den Alltag in geschlossenen Kliniken und bildeten ein Merkmal einer sogenannten «totalen Institution», wie sie auch die Psychiatrie in Baselland lange Zeit darstellte. Degradierung konnte auf verschiedene Weise stattfinden: durch uniforme Anzüge für die Patientinnen und Patienten, das Baden beim Eintritt und das «Filzen» der Kleider, das Anreden in der Du-Form, das Wartenlassen etc. Subtile Degradierungsmöglichkeiten konnten auch darin bestehen, Hausregeln rigoros durchzusetzen oder die Patienten spüren zu lassen, dass sie in allererster Linie Patienten und nicht erwachsene Mitmenschen sind. «Wir konnten keine Degradierungsrituale beobachten», hielten die Evaluatoren fest. Dies gelte allerdings nicht für den Aufenthalt in den Intensivpflegestationen (IPS). Hier bedeute ein Zusammenleben mit acht oder gar neun anderen Patientinnen und Patienten einen radikalen Bruch mit den sonst gewohnten Umständen. Aufgrund der architektonischen Bedingungen verliere ein Teil der Patientinnen und Patienten fast jeden Rest von Privatsphäre.[446]

Sehr positiv wurde die Schaffung des Tierparks beurteilt, für den sich insbesondere Verwalter Rolf Müller stark eingesetzt hatte: «Der Verwaltung kommt das Verdienst zu, eine kluge Initiative ergriffen und durchgestanden zu haben, welche die Bevölkerung näher zur Klinik bringt und den Patienten selbst Freude macht. Wir haben beobachtet, dass der Tierpark einigen Patienten dazu verhilft, ihren eigenen Status anzuheben: Sie können Besuchern etwas zeigen, das zu ihrer unmittelbarsten Umgebung gehört.»[447]

Auch wenn er zwölf seiner insgesamt siebzehn Dienstjahre insbesondere dafür benötigt habe, Geld für die Psychiatrie aufzutreiben, habe er sich gerne die Zeit genommen, das durch den Verzicht auf den Ausbau frei gewordene Land der Klinik im Sinne einer offenen Psychiatrie in einen Tierpark umzuwandeln, erinnerte sich Rolf Müller später.[448]

Zuvor standen mit Ausnahme des alten, bescheidenen Spitalgartens keine Aussenanlagen zur Verfügung. Die im Zuge der ursprünglichen Planung erworbenen Grundstücke waren an Landwirte verpachtet und konnten von der Psychiatrie nicht genutzt werden. Dieses Land drängte sich für eine Öffnung der Psychiatrie von innen nach aussen und umgekehrt von aussen nach innen geradezu auf. Rolf Müller schwebte deshalb eine Art Transferzone vor, in der sich alle, ob Patient, Personal, Besucher oder Spaziergänger, frei bewegen konnten. Sein Vorschlag, einen kleinen Tierpark aufzubauen, stiess jedoch anfänglich aus verschiedenen Gründen – etwa wegen der Unkenntnis im Umgang mit Tieren oder des aufwendigen Unterhalts – auf Ablehnung. «Ich habe dann kurzerhand den Jungesel Benjamin von einem Bekannten erworben», schildert Rolf Müller die Geburtsstunde des Tierparks. «Die erste Stallung orderten wir beim Hochbauamt – es war die Baracke der Bauführung beim Neubau des Kantonsspitals Liestal.»

Auf den Esel sollten eine Zwergziege und eine Laufente, zwei weitere Esel, ein Lamahengst und eine Lamastute, Pfauenziegen, Schafe, Dartmoor-Ponys, Sikahirsche und Schwäne folgen – alle von wichtigen Partnern der Klinik gespendet, darunter die Spitalleitungen der Kantonsspitäler Liestal und Bruderholz, die Psychiatrische Klinik Basel sowie die Pharmaunternehmen Roche und Novartis. Bei den Stallungen war weiterhin viel Improvisations- und Organisationstalent gefragt.

«Die Lamastube stand früher als Schulzimmer im Landwirtschaftlichen Zentrum Ebenrain in Sissach. Die Remise bauten wir gemeinsam mit der 1976 unter dem Eindruck von Rezession und Arbeitslosigkeit gegründeten Ökumenischen Genossenschaft Arbeitshilfe. Die Verbundsteine lagen früher unter den Autobahnbrücken und die Ziegel befanden sich zuvor auf den Dächern der Zollschule und des Bahnwärterhauses an der Schauenburgerstrasse in Liestal», so Rolf Müller zum Auf- und Ausbau des Tierparks. Das Bundesamt für Sozialversicherung unterstützte ihn mit Subventionen und Betriebsbeiträgen. Dazu kamen verschiedene Spenden, ein grösserer Beitrag der Stadt Liestal und später auch des Gönnervereins, die geholfen haben, über die Runden zu kommen.[449]

In diese Zeit fallen auch die ersten öffentlichen Veranstaltungen, mit welchen sich die Psychiatrische Klinik der Bevölkerung öffnete. Die traditionellen, jährlich durchgeführten Jazz-Matinées konnten sich über Jahrzehnte halten und erfreuen sich auch heute noch grosser Beliebtheit. Ende der 1990er-Jahre kamen regelmässig durchgeführte Kunstausstellungen hinzu, an welchen zweimal jährlich Kunstwerke von regionalen Künstlerinnen und Künstlern präsentiert wurden.

Doch zurück zum Evaluationsbericht, in dem neben den Würdigungen auch klare Empfehlungen ausgesprochen wurden: So sollte die Klinik noch vermehrt Anstrengungen unternehmen, damit die Zahl der Patientinnen und Patienten, die länger als ein Jahr hospitalisiert waren, weiter reduziert werden könne. Vor allem den Langzeitpatienten unter 60 Jahren müsse erhöhte Aufmerksamkeit geschenkt werden, damit sich nicht eine kleine Gruppe von «neuen chronisch Kranken» herausbilde. Der Gruppe niedergelassener Ärzte, denen Probleme aus der Realisierung des Psychiatriekonzeptes erwachsen, sei auf verschiedene Weise entgegenzukommen, da sie ein wichtiger Teil des «Netzes» seien. Hier ging es vor allem um Schwierigkeiten bei Einweisungen in die Klinik und um die Gestaltung des Austritts. Den Vorbereitungen des Klinikaustrittes müsse generell eine grössere Beachtung geschenkt werden. Der Einbezug von Angehörigen der Patienten, insbesondere deren Information über die Therapie, dürfe noch etwas intensiviert werden.

Auch den Externen Psychiatrischen Diensten (EPD) wurde attestiert, dass sehr engagiert gearbeitet werde. Von Liestal und vom Bruderholz aus sei in kurzer Zeit eine hohe Aktivität entfaltet worden. In der ambulanten Beratung, der Nachbetreuung ausgetretener Klinikpatienten und mit der Führung der Tagesklinik würden Elemente des neuen Psychiatriekonzeptes konsequent realisiert.[450] Die Verbindung zwischen Klinik und EPD funktioniere gut. Verschiedene Teilaufgaben hätten einen grösseren Umfang angenommen,

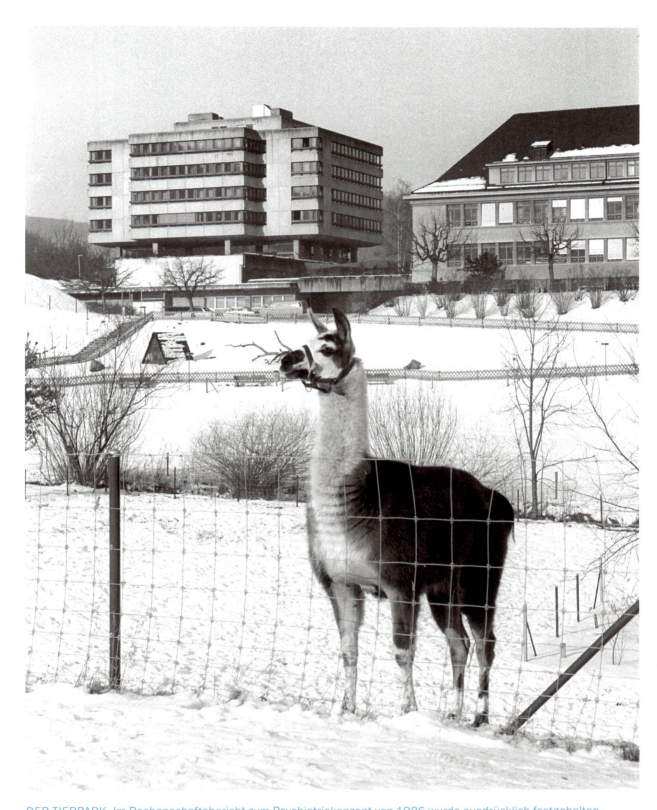

DER TIERPARK Im Rechenschaftsbericht zum Psychiatriekonzept von 1986 wurde ausdrücklich festgehalten, dass es richtig gewesen sei, auf neue Strukturen mit dezentralen ambulanten und teilstationären Einrichtungen zu setzen. Im Gegenzug konnte auf einen weiteren Ausbau der Klinik verzichtet werden, was eines der Hauptziele der sozialpsychiatrischen Ausrichtung gewesen war. Positiv gewürdigt wurde auch die Schaffung eines Tierparks auf dem durch den Ausbau-Verzicht frei gewordenen Land. Damit konnte die Bevölkerung im Sinne einer offenen Psychiatrie näher zur Klinik gebracht und den Patienten selbst eine Freude bereitet werden. Der Lamahengst Manito, der auf dem Bild zu sehen ist, gehörte zu den ersten Bewohnern des Tierparks.

als dies das Konzept vorgesehen habe. Die EPD hätten insbesondere Anstrengungen zu unternehmen, um einen Teil der Patienten, welche zu «chronischen EPD-Patienten» werden könnten, aus ihrer Betreuung zu entlassen. Die EPD hätten sehr viele Arbeiten angenommen, und bei einigen Arbeiten werde es Zeit, sie für einen Teil der Klienten möglichst positiv abzuschliessen. Es gehöre mit in den weiteren Rahmen der Verpflichtungen der EPD, die Arbeiten noch besser zu konzeptualisieren und zu priorisieren.[451]

Eine etwas nuanciertere Einschätzung und politische Wertung nahm die Umwelt- und Gesundheitskommission des Landrates vor. Trotz der vordringlichen Fragestellung, was zu tun sei, damit die EPD nicht zur Endstation in der Betreuungskette würden, wurde von verschiedenen Seiten die Frage der Personaldotierung der EPD in den Vordergrund gestellt. An deren Beantwortung sei letztlich die Ernsthaftigkeit des Einstehens der Verantwortlichen für das Psychiatriekonzept zu messen.[452] Dies war nichts anderes als ein deutlicher Fingerzeig des Parlaments an den Regierungsrat, das Interesse an einer offenen und modernen Psychiatrie nicht erlahmen zu lassen; denn nur mit einem genügenden Personalbestand könne sichergestellt werden, dass in Notfällen sofort, fachkundig und in genügender Stärke gehandelt werde.

Der Chefarzt der Externen Psychiatrischen Dienste, Dr. Jakob Christ, vermisste im Evaluationsbericht insbesondere eine vollständige Auswertung der für den Dienst zentralen sozialpsychiatrischen Aufgabe. Damit meinte er die Arbeit, die ausserhalb der Beratungsstellen und in Zusammenarbeit mit den Gemeinden und vielen Einzelpersonen wahrgenommen wurde. Diese Aktivitäten konnten in den üblichen Statistiken nur schwer erfasst werden und blieben deshalb im Evaluationsbericht weitgehend unberücksichtigt. Mit gutem Erfolg konnte beispielsweise die soziale Stellenbörse, die in Zusammenarbeit mit Industrie und Gewerbe gegründet worden war, ihre Funktion in der Arbeitsvermittlung erfüllen. Zudem waren neue Wohngemeinschaften für psychisch schwerer Behinderte entstanden. Eine Wohnbörse, die für den unteren Kantonsteil schon länger bestand, konnte jetzt auch im oberen Kantonsteil in Zusammenarbeit mit der Frauenzentrale angeboten werden. Ebenfalls waren neue Gemeindegruppen zur Koordinierung sozialer und hilfeleistender Arbeit auf Gemeindeebene entstanden, zudem hatte ein Altersheim im Kanton neu auch Tagesangebote für ältere Leute.[453]

Hilfe für Drogensüchtige

Weiter wurde im Evaluationsbericht dringend eine mittelfristige Planung für die Unterbringung der geistig Behinderten empfohlen, ausserdem der Ausbau der alterspsychiatrischen Versorgung. Weitere die Psychiatrie berührende Fragen im Zusammenhang mit dem kantonalen Altersheim sowie der Entscheid für oder gegen die Schaffung einer Privatpatientenstation wurden ebenfalls thematisiert.[454]

Eine grössere Veränderung brachte das Jahr 1988, als die Sucht- und AIDS-Beratungsstelle (SAB) mit einem Vorbereitungsteam ihre Arbeit aufnehmen konnte. Zum Leitenden Arzt wurde Dr. Urs Hafner ernannt, der zuvor als Oberarzt und Stellenleiter an den Externen Psychiatrischen Diensten auf dem Bruderholz während sieben Jahren umfangreiche Aufbauarbeit geleistet hatte. Durch den starken Andrang hilfesuchender Drogensüchtiger war das Vakuum an Hilfsangeboten im Kanton deutlich spürbar und die Einrichtung einer eigenen Beratungsstelle unabdingbar geworden. Überwiegendes Anliegen der Patientinnen und Patienten war die Aufnahme in das Methadon-Programm. Zudem waren Drogensüchtige vermehrt von einer Infizierung mit dem AIDS-Virus HIV betroffen. Die Betreuung der laufenden und die Abklärung und Einleitung neuer Methadon-Programme nahm einen Grossteil der Arbeitskräfte der Beratungsstelle in Anspruch. Das Team der

SAB trat mit den wesentlichen kantonalen und regionalen Instanzen in einen Dialog, um einerseits die Definition der eigenen Tätigkeit zu unterstützen, andererseits um die Vernetzung und Koordination der verschiedenen Dienste sicherzustellen. Erst am Anfang stand die Zusammenarbeit mit den wichtigsten Partnern der Beratungsstelle, den Hausärzten. Sie sind mit zahlreichen Aspekten der Suchtproblematik konfrontiert und setzen sich oft intensiv mit den Patientinnen und Patienten auseinander. Dabei sah man sich im Sinne des Psychiatriekonzepts auch beim Aufbau der SAB einer sozialpsychiatrischen Betrachtung verpflichtet: «Mit Genugtuung durfte das Team erfahren, dass der ganzheitliche sozialpsychiatrische Ansatz Anklang findet und zu einem brauchbaren Instrument im regionalen Umfeld der Sucht- und AIDS-Problematik zu werden verspricht», fasste Dr. Urs Hafner die ersten Monate der Vorbereitungsphase zusammen.[455]

Dieser Ansatz wurde im Folgenden weiterentwickelt. Aufgrund des starken Ansturms von Patientinnen und Patienten auf die staatliche Ersatzdroge Methadon mussten rund drei Viertel der Arbeitskraft der Sucht- und AIDS-Beratungsstelle für die Vorbereitung, Betreuung und Kontrolle der Methadonprogramme verwendet werden. Da es für einen «krisenbewussten, sozialpsychiatrischen Dienst gewiss nicht das erste Ziel ist, seine Patienten mit einer Ersatzdroge ‹stillzulegen›», wie es Dr. Hafner formulierte, versuchte die SAB aus der Not eine Tugend zu machen. Es wurde ein Konzept entwickelt, das gemäss sozialpsychiatrischen Prinzipien die Ressourcen der Patientinnen und Patienten, des familiären und des sozialen Umfelds nach Möglichkeiten ausschöpft. Im Zuge dieser Konzeptgestaltung entwickelte sich die SAB zu einer Art Familienberatungsstelle.[456] Das Methadon wurde entzugsorientiert und therapeutisch gehandhabt, was eine straffe Organisation und konsequente Vernetzung der Programme erforderte. Schwerpunkte der Arbeit waren neben der aufwendigen Begleitung ambulanter Entzüge und der ambulanten Nachbetreuung «entzogener» Drogenpatientinnen und -patienten auch die Integrationshilfe von HIV-Betroffenen in das familiäre und soziale Umfeld sowie die Gruppenarbeit für Angehörige.[457] Unter dem neuen Namen «Drogenberatung Baselland» (DBL) wurde die Stelle 1995 aufgrund eines im Jahr zuvor ausgearbeiteten Konzeptes schliesslich dem Kinder- und Jugendpsychologischen Dienst unterstellt, wobei die fachliche Leitung unverändert beim bisherigen Leitenden Arzt blieb.[458]

Öffnung für geistig behinderte Menschen

Im Jahr 1990 konnte nach langjähriger Entwicklung und Planung die Aufnahme von geistig behinderten Menschen ins Wohnheim umgesetzt werden – ein Projekt, das auch im Evaluationsbericht von *Brain* zur dringenden Umsetzung empfohlen worden war. 25 Patientinnen und Patienten wurden zu Bewohnern des neu gegründeten Heimes «Windspiel». Zunächst geschah dies ohne Ortswechsel oder in Übergangsdomizilen, denn das Heim fand erst nach Klärung der umstrittenen Standortfrage seinen Platz. Der ursprünglich vorgesehene Ort neben dem Parkplatz der Klinik musste wegen Einsprachen aus der Anwohnerschaft und der Stadt Liestal fallengelassen werden.[459] Schliesslich wurde es nach dem Umbau des Südostflügels im Gebäudekomplex des alten Kantonsspitals an der Rheinstrasse untergebracht. Die Leitung übernahm Christoph Baier, welcher die Arbeit von Gustav Knecht fortsetzte, der die geistig Behinderten in der Klinik auf ihre neue Lebenssituation als künftige Bewohner eines Wohnheims jahrelang vorbereitete und das Heim in den ersten Monaten geleitet hatte.[460]

Damit konnte ein Prozess abgeschlossen werden, der 1977 seinen Anfang genommen hatte, indem erkannt wurde, dass geistig Behinderte nicht psychiatrisch krank sind, ihre Unterbringung in sogenannten «Oligophrenen-Abteilungen» der Psychiatrie falsch

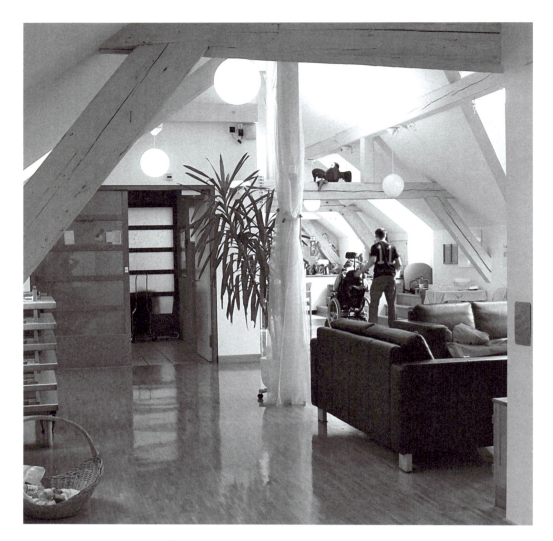

WOHNHEIM «WINDSPIEL» FÜR GEISTIG BEHINDERTE MENSCHEN 1990 ging die lange und traurige Geschichte der Fehlplatzierung geistig Behinderter zu Ende, als ihre Aufnahme ins Wohnheim «Windspiel» umgesetzt werden konnte. Bereits Ende der 1970er-Jahre war erkannt worden, dass geistig Behinderte nicht im psychiatrischen Sinne krank sind und deshalb ihre Unterbringung in sogenannten «Oligophrenen-Abteilungen» der Psychiatrie falsch ist. Vielmehr sind Wohnheime mit familiärem Charakter die angemessene Umgebung für diese Menschen. Diese neue Sichtweise musste sich gegen das Selbstverständnis einer jahrzehntelangen Tradition aber erst noch durchsetzen. Nach dem 1997 fertiggestellten Umbau des Südostflügels im alten Kantonsspital an der Rheinstrasse war es dann so weit, und das neu gegründete Heim «Windspiel» konnte dort untergebracht werden.

ist und Wohnheime mit familiärem Charakter die angemessene Umgebung für diese Menschen sind. Damit ging die lange und traurige Geschichte der Fehlplatzierung von geistig Behinderten zu Ende. Die Kantonale Psychiatrische Klinik übernahm die Trägerschaft des Heimes. Als Bindeglied zwischen Trägerschaft und Heimleitung wurde eine Heimkommission eingesetzt, ihr Vorsitzender war Dr. Emanuel Isler, Chefarzt des Kinder- und Jugendpsychiatrischen Dienstes. Die Entwicklung im Kanton Basel-Landschaft wurde von Fachleuten genau verfolgt und hatte Signalwirkung für die Planung in Kliniken anderer Kantone.[461]

In der zweiten Hälfte der 1970er-Jahre war es unter anderem die Isolation der geistig Behinderten in der Klinik gewesen, die in der Öffentlichkeit zu starker Kritik an der Versorgung in der Psychiatrischen Klinik Liestal führte. Diese und weitere «erschütternde Nachrichten» leisteten einen wichtigen Beitrag auf dem Weg zur Reform der Psychiatrie, da damit auch die Politik mobilisiert werden konnte. Seither war mehr als ein Jahrzehnt vergangen. Weshalb waren so viele Jahre zur Realisierung dieses Vorhabens für die geistig Behinderten nötig?

Diese lange Zeitspanne sei angesichts der vielfältigen Probleme notwendig gewesen. «Insbesondere musste zuerst das Selbstverständnis einer jahrzehntelangen Tradition der ‹Pflege› von sogenannten Oligophrenen in den psychiatrischen Kliniken einer neuen Sichtweise weichen», erklärte Dr. Emanuel Isler. Im Weiteren sollten die geistig Behinderten, die zum Teil viele Jahre lang in diesen klinischen Strukturen heimisch gewesen waren, auf die neue Situation vorbereitet werden; und es dauerte eben mehrere Jahre, die künftigen Bewohnerinnen und Bewohner auf ihre neue Lebenssituation im Wohnheim einzustellen. Schliesslich musste ein politischer Prozess in Gang gesetzt werden, der die neuen Rahmenbedingungen ermöglichte. Die betriebliche Umstrukturierung sei mit Autonomie, neuen Inhalten und neuen Zielsetzungen verbunden gewesen, schrieb der Heimkommissionspräsident. Primär von grosser Bedeutung war die Zusammensetzung der vier Bewohnergruppen, von denen eine die Chance erhielt, einen externen Wohnbereich aufzubauen. Viel Wert wurde darauf gelegt, die Bewohnerinnen und Bewohner nach Behinderungsgrad, Geschlecht und Alter zu mischen. Um Menschen mit einer geistigen Behinderung an einem «normalen» Alltag teilnehmen zu lassen, wurde zudem ein Beschäftigungsbereich aufgebaut,[462] der einige Jahre später in einem freiwerdenden Pavillon definitiv untergebracht werden konnte.[463]

WOHNHEIM «WÄGWIISER» IN NIEDERDORF Die Entwicklung des externen Wohnbereichs für geistig Behinderte stand unter der Trägerschaft der Kantonalen Psychiatrischen Klinik. Als Bindeglied zwischen Trägerschaft und Heimleitung wurde eine Heimkommission eingesetzt. Diese Entwicklung hatte Signalwirkung für Planungen in Kliniken anderer Kantone. Die Folgeplanung zum Psychiatriekonzept des Kantons Basel-Landschaft sah vor, dass möglichst viele Dauerpatientinnen und -patienten in kleinen, dezentralen Wohneinrichtungen wieder mit der Gesellschaft und einem normalen, häuslichen Leben vertraut gemacht werden. 1992 konnte mit der Inbetriebnahme des Heimes «Wägwiiser» in Niederdorf ein weiterer Schritt zur Verwirklichung dieser Zielsetzung unternommen werden.

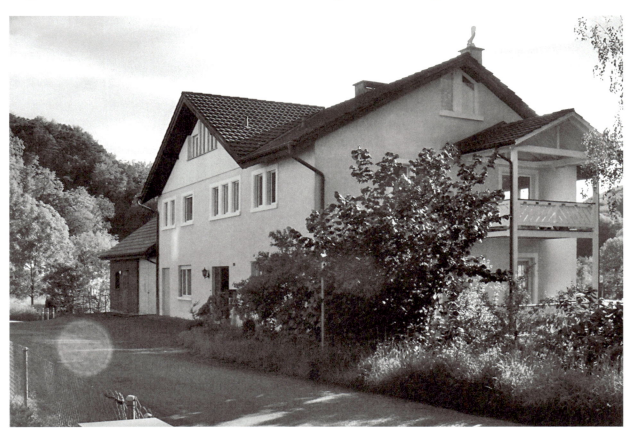

Der Wohnbereich wurde im Jahr 1992 mit Inbetriebnahme des klinikeigenen Heimes «Wägwiiser» in Niederdorf erweitert. Neun Patientinnen und Patienten fanden dort nach langer Vorbereitung ein Zuhause. Die Eröffnung des Heimes war ein wichtiger Schritt bei dem Vorhaben, möglichst viele Dauerpatientinnen und -patienten in kleinen, dezentralen Wohneinrichtungen mit der Gesellschaft und einem normalen, häuslichen Leben wieder vertraut zu machen. So sah es auch das Dehospitalisationsprojekt im Rahmen der Folgeplanung zum Psychiatriekonzept vor. Davon profitierten auch die in der Klinik Zurückgebliebenen; denn so war es möglich geworden, die Belegung der beiden Langzeitabteilungen zu verringern, sodass auch in der Klinik die Wohnqualität stieg.[464]

Geistig-energetisches Heilen

Mit dieser sogenannten «Folgeplanung I» von 1993 wurde das Psychiatriekonzept ergänzt oder, soweit notwendig, korrigiert. Begonnen wurde diese Planung bereits im Jahr 1987. Der Anstoss sei von den KPD-Chefärzten gekommen, erinnerte sich Dr. Theodor Cahn, «weil wir uns einen neuen Impuls erhofften, haben wir uns den politischen Auftrag erbeten und ihn auch erhalten, doch spürten wir damals von Seiten der Politik wenig Interesse. Wir befanden uns insgesamt in der Phase der Konsolidierung. Es ging kaum um grundsätzliche Positionen, sondern um die Optimierung des schon Erreichten.»[465] In der Folge der Planung ging im Unterbaselbiet in Reinach eine Suchtberatungsstelle in Betrieb, in Münchenstein eine neue Tagesklinik und in Muttenz ein neues Wohnheim. Letzteres unter Federführung von Rolf Müller und PD Dr. Jakob Bösch, der den bisherigen Chefarzt Dr. Jakob Christ, der die Externen Psychiatrischen Dienste in den ersten elf Jahren aufgebaut hatte, inzwischen abgelöst hatte.

Nationale Berühmtheit erlangte Christs Nachfolger Jakob Bösch, weil er zu jenen Ärzten gehörte, die auch Behandlungsangebote zuliessen, die nicht das Gütesiegel der Schulmedizin trugen.[466] Jakob Bösch kam aus der Schulmedizin, war jedoch auch offen für Heilmethoden der Komplementärmedizin, etwa geistig-energetische Methoden. Diese, betonte Jakob Bösch, behandeln «Menschen und nicht Krankheiten oder Symptome». Mit Geistheilung lasse sich jede Krankheit heilen oder heilend beeinflussen. Denn Störungen und Krankheiten «beginnen im Geistigen», so Jakob Bösch.

Sein Einstehen für eine heilmethodische Öffnung hätte ihn jedoch beinahe seinen Job gekostet: Das Forschungsprojekt für «geistig-energetische Behandlung» an der psychiatrischen Beratungsstelle des Kantonsspitals Baselland, vom damaligen Regierungsrat und Sanitätsdirektor Edi Belser bewilligt und von dessen Nachfolger Erich Straumann wieder gestrichen, brachte die Gemüter innerhalb und ausserhalb des Spitalbetriebes in Aufruhr.[467] Zum Zeitpunkt des Abbruchs dieses Projekts hatten 20 Patienten, bei denen mit den herkömmlichen Psychotherapien oder Medikamenten keine entscheidenden Fortschritte erzielt worden waren, die alternative Behandlung bereits abgeschlossen, laut Bösch «mit teilweise verblüffendem Erfolg». 40 Patienten waren beim Abbruch des Projektes noch in Behandlung, 40 weitere standen auf der Warteliste. «Es war eine strube Zeit. Mein Job hing an einem Faden», erinnerte sich Jakob Bösch. «Dazu kam die Sorge um die zum Teil schwer kranken Menschen.» Doch der Privatdozent für Psychiatrie stand weiterhin für seine therapeutische Überzeugung ein. Schliesslich bekam Jakob Bösch im Jahr 2001 grünes Licht für ein Geistheilerprojekt in kleinerem Rahmen, das von der reproduktionsmedizinischen Abteilung der Basler Universitäts-Frauenklinik begleitet wurde. Mit der Studie wurde wissenschaftlich untersucht, wie wirksam die Behandlung einer Geistheilerin bei ungewollter Kinderlosigkeit ist. Unfruchtbarkeit sei keine rein medizinische Frage, sagte Prof. Dr. Christian De Geyter, Leiter der Reproduktionsmedizin an der Univer-

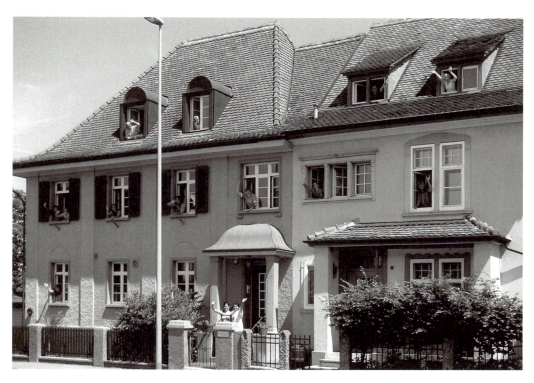

NEUE TAGESKLINIK IN MÜNCHENSTEIN Dank des Aufbaus der Externen Psychiatrischen Dienste fanden die Kranken Hilfe, ohne in die Klinik eintreten oder mangels anderer Betreuungsmöglichkeiten in der Klinik bleiben zu müssen. In einem ersten Schritt waren Beratungsstellen in Liestal und im Bruderholzspital eingerichtet worden. Dazu kamen Wohngemeinschaften und eine Tagesklinik in Liestal. Das sozialpsychiatrische Angebot wurde zudem durch «Treffpunkte» in verschiedenen Gemeinden des unteren Kantonsteils, betreut durch freiwillige Helfer, ergänzt. Als in Umsetzung der ersten Folgeplanung von 1993 in Reinach eine Suchtberatungsstelle, in Muttenz ein neues Wohnheim und in Münchenstein eine neue Tagesklinik (Bild) in Betrieb gingen, konnte die ambulante Behandlung ausserhalb der Klinik nochmals erweitert werden.

sitäts-Frauenklinik, der gemeinsam mit PD Dr. Jakob Bösch und der Heilerin Graziella Schmidt das Projekt «Geistig-energetisches Heilen bei ungewollter Kinderlosigkeit» durchführte. Unfruchtbarkeit könne auch emotionale Ursachen haben. Aus diesem Grund machte Prof. De Geyter, trotz grosser Vorbehalte der Schulmedizin gegenüber solchen Verfahren, bei der Studie mit. Zudem wollte De Geyter keine Methode ausschliessen, bevor deren Wirksamkeit getestet worden war.[468]

Aufhebung der grossen Wachsäle

Lücken und Mängel wurden im Rahmen der Folgeplanung insbesondere im Bereich der stationären Akutpsychiatrie festgestellt, das grösste Problem lag in der baulichen Struktur der beiden Akutabteilungen, die mit je 28 Betten zu grosse Einheiten boten, einen zu grossen Wachsaal hatten und in der Raumaufteilung unübersichtlich waren. Es entstanden dadurch Situationen, die der Gesundung der Patientinnen und Patienten entgegenwirkten.[469] Bereits 1986 war bei der Evaluation des Psychiatriekonzeptes festgestellt worden, dass die «architektonischen Voraussetzungen für das therapeutische Arbeiten nicht durchwegs optimal» seien. Je 28 Patientinnen und Patienten auf beiden Akutstationen G und H im Neubau von 1974 waren zu viele für therapeutische Gespräche. Zudem waren Aufbau und Verfolgen eines therapeutischen Milieus erschwert.[470] Als besonders problematisch wurden die Verhältnisse im Intensivpflegebereich in den sogenannten Wachsälen geschildert. In ihnen war eine Intimsphäre kaum zu halten:

«Dieser Umstand ist hinderlich beim notwendigen Aufbau der persönlichen Integrität der Akutpatienten, besonders wenn der Saal voll belegt ist», so der Bericht des Chefarztes der Kantonalen Psychiatrischen Klinik, Dr. Theodor Cahn.[471] Deutliche Worte wählte einige Jahre später auch Dr. Jakob Bösch als Ärztlicher Leiter der Kantonalen Psychiatrischen Dienste und Chefarzt der Externen Psychiatrischen Dienste, nachdem die Akutabteilungen immer noch nicht saniert worden waren: «Der Kanton Basel-Landschaft hat eine vergleichsweise gut ausgebaute psychiatrische Versorgung. Umso störender und des Kantons unwürdig ist dieser Schandfleck mit den 28-Betten-Akutstationen und den grossen Wachsälen, die immer wieder zu Traumatisierungen und Demütigungen von psychisch Kranken und deren Angehörigen Anlass geben und die mit einer modernen psychiatrischen Behandlung unvereinbar sind.»[472]

Was unter dem früheren Chefarzt Dr. Arnold Tschudin noch als richtig und zweckmässig erachtet worden war, erwies sich in der nachfolgenden Ära als höchst problematisch. Jahrelang hatten sich Hausdienst und Technischer Dienst bemüht, die Räume sauber und die Anlagen technisch in Ordnung zu halten. Doch gegen die grundsätzlichen konzeptionellen Mängel – die bereits früher auf kantonaler Ebene hätten angegangen werden sollen, um die erforderlichen baulichen Anpassungen zu ermöglichen – konnten sie mit den ihnen zur Verfügung stehenden Mitteln nichts ausrichten. Nun sollten die alles andere als zeitgemässen Verhältnisse endlich korrigiert werden, nachdem dies in der Amtszeit von Dr. Arnold Tschudin, aber auch in den folgenden Jahren unterblieben war.[473]

Angestrebt wurde eine Verkleinerung der Stationen auf eine aus milieutherapeutischer Sicht optimale Grösse von 15 bis 18 Betten. Das setzte aber einschneidende bauliche Massnahmen voraus. Als sinnvollste und kostengünstigste Variante zur Schaffung einer dritten Akutstation wurde der Ausbau des Dachgeschosses im Altbau von 1934 mit anschliessendem Nachrücken von drei Abteilungen erachtet. Im Neubau wurden drei Akutstationen mit je 19 Betten realisiert, flächen- und infrastrukturmässig gleichwertig in drei übereinanderliegenden Stockwerken. Der für die dritte Akutstation notwendige Raum wurde gewonnen, indem das Dachgeschoss des Altbaus ausgebaut und die Abteilung Langzeitpsychiatrie vom Neubau in den Altbau verschoben wurde.[474]

Seit das Bauprojekt 1997 in Angriff genommen worden war, sei die gesamte Institution in einem viel schnelleren Wandel begriffen, und die Dynamik der Entwicklung des ganzen Hauses – und damit der Pflege – habe deutlich zugenommen, erinnerte sich Dr. Theodor Cahn rückblickend: «Die neuen Strukturen des Akutbereiches waren vor allem von der Pflege zu verarbeiten: Aufhebung der Wachsäle, Mischung der Stationen, Einführung von Schwerpunkten, Neuordnung der Ateliers – verbunden mit einer neuen Zusammenstellung der Pflegeteams. Insgesamt brachte dies einen anregenden Modernisierungs- und Differenzierungsschub, von dem die Patientinnen und Patienten sehr profitierten.»

Leider hätten die drei neuen Akutstationen, finanzpolitisch bedingt, mit einer schwachen Personaldotierung starten müssen. Gleichzeitig seien die Aufnahmezahlen stark angestiegen. Dies habe zu einer ständigen Überbeanspruchung geführt, und es habe länger gedauert, bis die Verhältnisse wieder stabiler gewesen seien.

«Dies mag der Grund sein, warum man nicht selten mit einer gewissen Idealisierung von den ‹alten Zuständen› mit den früheren Akutabteilungen G und H spricht. Für die Pflegenden mögen die damaligen Verhältnisse stabiler und in mancher Hinsicht einfacher gewesen sein, für die Patienten jedoch hat sich die Situation klar verbessert», vermutete Theodor Cahn.[475] So habe der Umbau die Arbeit im therapeutischen Milieu erheblich erleichtert und gefördert, während die Raumverhältnisse zuvor hinderlich und antitherapeutisch gewesen seien.[476]

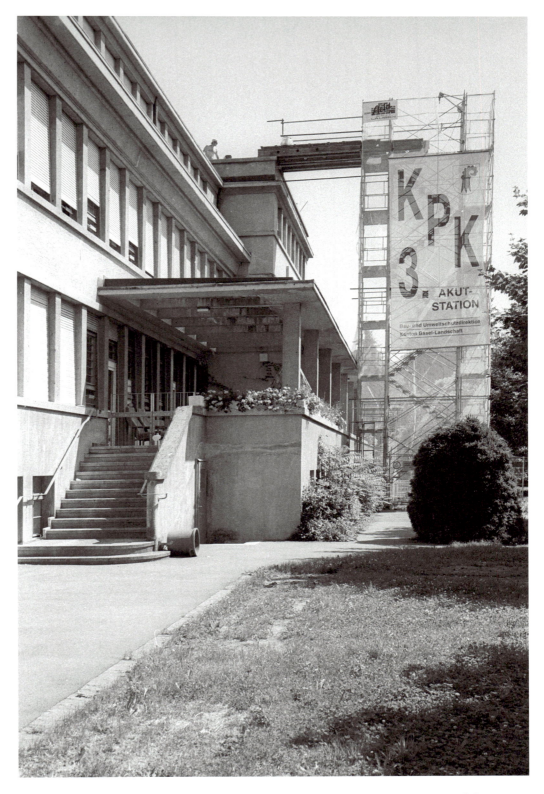

VERKLEINERUNG DER AKUTSTATIONEN Im «therapeutischen Milieu» der Klinik sollten die Patienten auf die Rückkehr in die Gesellschaft vorbereitet werden. Bereits 1986 war jedoch festgestellt worden, dass das therapeutische Arbeiten im Bereich der stationären Akutpsychiatrie nur bedingt möglich war: Mit je 28 Betten waren die beiden Akutabteilungen im Neubau von 1974 viel zu gross. Zudem hatten sie einen zu grossen Wachsaal, die persönliche Integrität der Akutpatienten war nicht gewährleistet. 1997 wurden deshalb im Neubau drei Akutstationen mit je 19 Betten realisiert. Der für die dritte Akutstation notwendige Raum wurde gewonnen, indem das Dachgeschoss des Altbaus von 1934 ausgebaut und die Langzeitpsychiatrie vom Neubau in den Altbau verlegt wurde.

Weniger Pflegetage, kürzerer Aufenthalt, mehr ambulante Fälle

Die aktuellen Zahlen, die Hans-Peter Ulmann, der Rolf Müller im Jahr 1996 als Verwalter der Kantonalen Psychiatrischen Klinik abgelöst hatte, in seinem ersten Berichtsjahr präsentieren konnte, untermauerten die im Psychiatriekonzept vorgesehene und in der Folgeplanung bestätigte Abnahme der Zahl der Pflegetage. 1997 waren in der Klinik insgesamt 68'505 Pflegetage geleistet worden, dies entsprach einem Rückgang gegenüber dem Vorjahr um 947 Pflegetage. Der seit zwei Jahrzehnten stattfindende Rückgang, der sich auch in den aktuellen Zahlen widerspiegelte, ging insbesondere auf das Konto der Dehospitalisation von Langzeitpatientinnen und -patienten. In der Konsequenz konnte die Zahl der Langzeitbetten in den Bereichen Psychiatrie und Alterspsychiatrie weiter reduziert werden und betrug 1997 noch 204 Betten. Die durchschnittliche Pflegedauer der Patientinnen und Patienten lag bei 61,4 Tagen, was einer Abnahme um knapp fünf Tage gegenüber dem Vorjahr entsprach. Zunehmend war hingegen die Zahl der stationären Patientinnen und Patienten, diese stieg von 1048 auf 1116, wobei der Anstieg insbesondere auf das Konto des Bereichs Akutpsychiatrie ging. Die Zahl der Austritte lag bei 851. Die ambulanten Behandlungen in Liestal und auf dem Bruderholz durch den Externen Psychiatrischen Dienst umfassten 2174 Fälle.[477]

Verglichen mit den Zahlen von 1978 zeigte sich, dass die Pflegetage fast um die Hälfte reduziert worden waren, wobei 1997 bedeutend mehr Eintritte zu verzeichnen waren. Die starke Verkürzung der stationären Behandlungen wurde hauptsächlich durch den Rückgang der Langzeithospitalisationen bewirkt. Waren am 31. Dezember 1978 198 Patientinnen und Patienten länger als ein Jahr hospitalisiert, so waren es am 31. Dezember 1998 noch 58.[478]

Dass die Entwicklung auch später konsequent in die eingeschlagene Richtung weitergeführt wurde, zeigt ein Ausblick auf die Kennzahlen, die knapp zwanzig Jahre später erhoben wurden. Im Jahr 2016 wurden 2517 Patientinnen und Patienten stationär

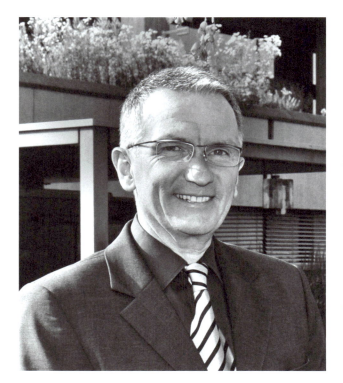

DER NEUE VERWALTER HANS-PETER ULMANN
1996 übernahm Hans-Peter Ulmann das Amt des Verwalters von seinem Vorgänger Rolf Müller.
Von Anfang an stand für ihn der unabdingbare Anspruch im Vordergrund, dass eine psychiatrische Klinik nichts anderes ist als ein Spital für psychisch kranke Menschen und diesen Patienten in jeder Hinsicht die gleichen Rechte zugestanden werden müssen wie körperlich Kranken. Unter Hans-Peter Ulmann setzte sich die Tendenz fort, dass bei markant steigender Anzahl Patientinnen und Patienten im Akutbereich und stetigem Rückgang im Langzeitbereich die Pflegetage in der Klinik reduziert und die Verweildauer erheblich verkürzt werden konnten. Stark zunehmend war hingegen die ambulante Behandlung ausserhalb der Klinik.

behandelt. Sie bezogen insgesamt 83'943 Pflegetage, wobei die durchschnittliche Aufenthaltsdauer in der Erwachsenenpsychiatrie 35,8 Tage und in der Kinder- und Jugendpsychiatrie 29,5 Tage betrug. In der Allgemeinpsychiatrie alleine, d. h. ohne Alterspsychiatrie und Langzeitpflege, resultierte eine Dauer von 32,6 Tagen bei den Erwachsenen. Die Zahl der Klinikaustritte betrug 2189. Das Total der ambulanten Fälle belief sich auf 7639.[479]

Der Trend über alle Jahre gesehen war also eindeutig: Bei einer markant steigenden Anzahl Patientinnen und Patienten im Akutbereich und einem stetigen Rückgang im Langzeitbereich konnten die Pflegetage in der Klinik stetig reduziert und die Verweildauer erheblich verkürzt werden. Stark zunehmend war die ambulante Behandlung ausserhalb der Klinik.

Die Bilanz, die Dr. Emanuel Isler im Jahr 1998 ziehen konnte, fiel entsprechend positiv aus. Die Idee der Klinik mit möglichst vielen Betten als Ort der gesamten psychiatrischen Versorgung habe mit dem neuen Konzept ausgedient gehabt. Ein Bettenabbau mit Verlagerung der Behandlung in den extramuralen Bereich sei eines der Hauptziele der sozialpsychiatrischen Ausrichtung gewesen: «Dies war aber nur möglich durch die Schaffung neuer Strukturen mit dezentralen ambulanten und teilstationären Einrichtungen, wie sie die Ende der siebziger Jahre eröffneten EPD und KJPD von Anfang an entwickelten», so Isler.[480] Die psychiatrische Hospitalisationsrate lag im Kanton Basel-Landschaft dank des systematischen Aufbaus der psychiatrischen Rehabilitation und eines institutionellen sozialpsychiatrischen Netzes besonders tief.

Menschenwürdiges Wohnen für die Alters- und Rehabilitationspatienten

Es war nur eine kleine Zahl Psychiatriepatientinnen und -patienten, die noch einen langfristigen Klinikaufenthalt brauchte. Es waren Personen, die wegen besonders schwerer Verlaufsformen und wegen massiven Verlustes an sozialen Kompetenzen spezifische Behandlung, Rehabilitation, Schutz und umfassende Betreuung benötigten. Sie waren mit alterspsychiatrischen Patientinnen und Patienten im «Hasenbühl»-Altbau aus den 1930er-Jahren untergebracht. Der bauliche Zustand dieses Gebäudes, die anachronistischen sanitären Gemeinschaftsanlagen, die Schlafsäle mit vergitterten Fenstern und die Zimmer, die eigentlichen Zellen glichen, hätten ihn betroffen gemacht, schildert Direktor Hans-Peter Ulmann. Er forderte deshalb, dass diese baulichen Missstände behoben werden und auch die Interessen der Patientinnen und Patienten, die am schwersten von psychischer Krankheit betroffen seien, nicht mehr vernachlässigt werden dürfen. Die Rahmenbedingungen der stationären Langzeitbehandlungen, wie etwa die Wohnsituation, sollten deshalb dem veränderten Umfeld angepasst und vorwärts weisende Lösungen gefunden werden. Er rückte nun die Sanierung des «Hasenbühl»-Baus in den Fokus der Politik und forderte, die Wohnsituation für diese Patientinnen und Patienten sei auf ein «menschenwürdiges Niveau zu heben». Das Psychiatriekonzept und die folgenden Planungen hätten «Behandlungs- und Pflegekonzepte hervorgebracht, die langfristig von einer geschlossenen, verwahrenden Anstalt zu einer Klinik mit spezifischen intensiven Abklärungen, Akuttherapie und Rehabilitation führten», fasste Hans-Peter Ulmann das Selbstverständnis der Kantonalen Psychiatrischen Klinik zusammen. Gleichzeitig stellte er jedoch fest, dass diese medizinischen Reformen zu lange ohne bauliche Folgen geblieben seien. Mit dem Umbauprojekt einer dritten Akutstation im Neubau war ein wichtiger Schritt getan worden. Nun musste dringend die Sanierung des «muffigen, düster wirkenden Altbaus» folgen.[481] Hans-Peter Ulmann bezeichnete es deshalb als einen Höhepunkt, als die politischen Instanzen grünes Licht für die dringend notwendige Sanierung erteilten.[482]

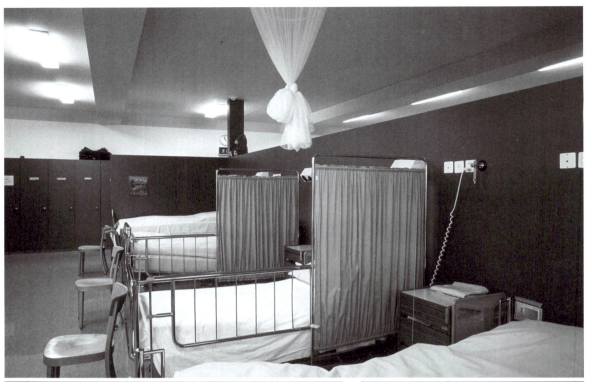

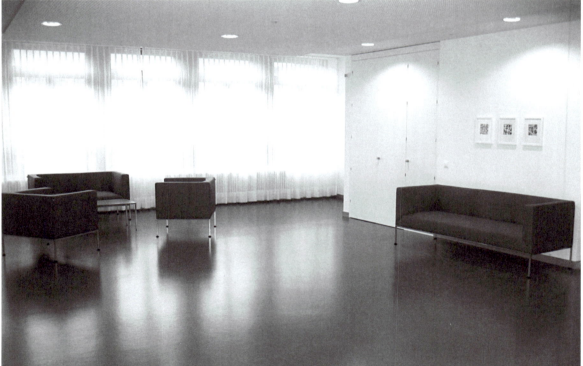

UMBAU DES ALTBAUS MIT ALTERSPSYCHIATRIE UND REHABILITATION Mit dem Umbauprojekt für eine dritte Akutstation im Neubau konnten Lücken und Mängel im Bereich der stationären Akutpsychiatrie behoben werden. 2005 folgte endlich die Sanierung des muffigen, düster und anachronistisch wirkenden «Hasenbühl»-Altbaus mit den grossen Schlafsälen (Bild oben) und den vergitterten Fenstern im Langzeitbereich. Zu lange waren zuvor die medizinischen Reformen mit spezifischen intensiven Abklärungen, Akuttherapie und Rehabilitation ohne bauliche Folgen geblieben. Im ganzen Altbau konnten nun moderne, polyvalent nutzbare Pflegestationen realisiert werden. Wie auf dem Bild zu sehen ist, wurden lichtdurchflutete und offene Aufenthaltszonen geschaffen. Zudem wurde die Mehrheit der Patientenzimmer nach Süden ausgerichtet.

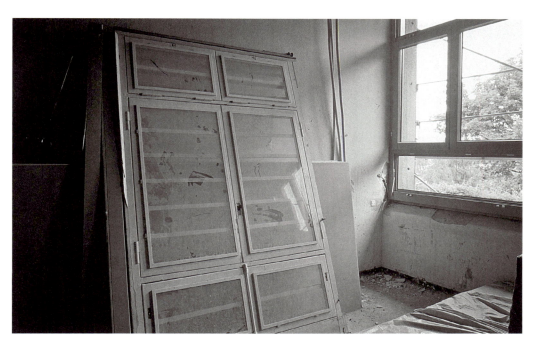

DEMONTAGE DER «VERFLUCHTEN GITTER» «Warum mussten ausgerechnet diese verfluchten Gitter im alten Bau ein Opfer der Sparwut unserer Behörden werden?», fragte bereits 1975 eine entlassene Patientin in einem Leserbrief. «Ich glaube, wenn unsere Regierungsväter selber einmal für längere Zeit als Patienten in der Klinik weilen müssten, würden sie selber merken, wie bedrückend und deprimierend diese wirken. Auf mich, und ich war nicht die einzige, machten sie den Eindruck, als sei ich ein Schwerverbrecher, ein geistesgestörter Mensch, der um jeden Preis isoliert werden und vor allem eingesperrt sein muss.» Im Zuge der Sanierung des «Hasenbühl»-Altbaus im Jahr 2005 gehörten die vergitterten Fenster dann endlich der Vergangenheit an.

Um im ganzen Altbau moderne, polyvalent nutzbare Pflegestationen zu realisieren, waren weitreichende Um- und Ausbaumassnahmen erforderlich: 2003 wurden im Erdgeschoss und im ersten Obergeschoss je zwei Stationen für 16 Betten und im zweiten Obergeschoss je zwei offene Stationen mit 15 Betten errichtet. Untergebracht im Erdgeschoss wurden zwei Akutstationen des Alterspsychiatriebereiches, eine offen geführte und eine geschlossene. Im ersten Obergeschoss waren eine offene Akutstation und die Privatstation. Diese Privatstation wurde für Patientinnen und Patienten mit entsprechender Zusatzversicherung eingerichtet und als offene Akutstation geführt. Im zweiten Obergeschoss und im Dachgeschoss waren drei Rehabilitationsstationen, deren Kapazität infolge der gesunkenen Hospitalisationsdauer reduziert werden konnte. Die Räume der neuen Stationen wurden so angeordnet, dass sowohl lichtdurchflutete und offene Aufenthaltszonen geschaffen wie auch die Mehrheit der Patientenzimmer nach Süden ausgerichtet werden konnten, mit Blick auf den Tierpark. Die Ein- und Zweibettzimmer mit eigenen Nasszellen wurden in einem Standard geplant, der zeitgemässen Patienten- und Pflegebedürfnissen entsprach. Im Sockelgeschoss wurden u. a. die Klinikateliers für körperbezogene Behandlung eingerichtet.[483] «Nach einer gewissen Eingewöhnungszeit und Nachbesserungen zeigen sich die grossen Vorzüge», fassten Dr. Theodor Cahn und Paul Bächtold, der Leiter des Pflegedienstes der Klinik, die ersten Erfahrungen zusammen: Grosszügiger Platz für die Patientinnen und Patienten in Zimmern und Aufenthaltsräumen, viel Luft und Licht und die Sonnenterrassen mit weitem Blick sorgten für eine angenehme Umgebung. An die Atmosphäre des alten Spitals erinnerten nur noch die langen Korridore.[484]

Arbeit und Beschäftigung

Der zusätzliche Bedarf an Büros sowie der fehlende Platz im Altbau nach dem Umbau hatten zudem den Bau eines neuen Werkstatt- und Bürogebäudes erforderlich gemacht. Es bot im Sockel- und Erdgeschoss zeitgemässe Werkstätten und Ateliers als Therapieplätze für psychisch Kranke.[485] An diesem neuen Ort konnte psychisch kranken Menschen mit einer Invalidenrente eine Erwerbsmöglichkeit im Bereich «Arbeit und Beschäftigung» (AuB) zur Verfügung gestellt werden. In modern und hell ausgestalteten, grosszügigen und funktionellen Räumlichkeiten wurden sie durch geschultes Fachpersonal begleitet.

Innerhalb der KPD hatte sich aber bereits unter Rolf Müller auch der Ansatz etabliert, Menschen mit IV-Rente auf integrativen Arbeitsplätzen in den eigenen Betrieben der Infrastruktur/Logistik einzusetzen. Neu kamen nun Arbeitsplätze in den Bereichen Velodienst und Kiosk/Mediathek dazu – 2011 folgten noch die Gärtnerei und der Tierpark.

Der Bereich «Arbeit und Beschäftigung» stelle ein beruflich breit gefächertes Angebot zur Verfügung, mit unterschiedlichen Leistungsanforderungen und Teilzeitarbeit, fasste Fabian Bussinger, der Leiter «Arbeit und Beschäftigung», das Programm zusammen: «Normalerweise reduziert die psychische Erkrankung die Leistungsfähigkeit eines Menschen erheblich, und genau dies wird hier berücksichtigt. Das Personal ist konsequent so wenig wie möglich, aber so viel wie nötig an der Seite der Angestellten mit Behinderung.»

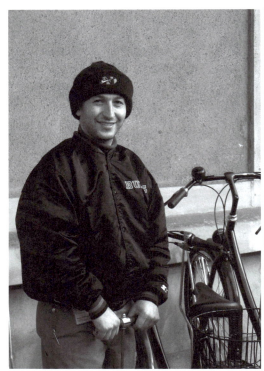
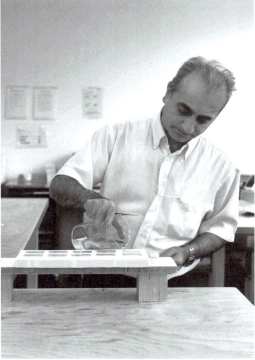

WERKSTÄTTEN UND ATELIERS Bereits unter dem Verwalter Rolf Müller wurden Menschen mit IV-Rente auf integrativen Arbeitsplätzen in den klinikeigenen Betrieben der Infrastruktur/Logistik eingesetzt. Neu kamen nun Arbeitsplätze in den Bereichen Velodienst und Kiosk/Mediathek sowie in der Gärtnerei und im Tierpark hinzu. Im neuen Büro- und Werkstattgebäude wurden zudem zeitgemässe Werkstätten und Ateliers als Therapieplätze für psychisch Kranke mit Invalidenrente eingerichtet, die dort von geschultem Fachpersonal begleitet wurden. Da die Nachfrage nach solchen Therapieplätzen innerhalb der Klinik das vorhandene Angebot immer mehr überstieg, wurde der Integration von psychisch Kranken in den freien Arbeitsmarkt immer grössere Bedeutung zugemessen.

Die Betreuung erfolge in der Arbeitszeit und kümmere sich darüber hinaus um die Verknüpfung mit anderen Instanzen, welche ihrerseits einen Beitrag liefern könnten, die Lebenssituation der psychisch Behinderten zu stabilisieren und zu normalisieren. «Arbeit und Beschäftigung» entwickelte im Jahr 2003 auch ein Pilotprojekt, integrative Arbeitsplätze in Unternehmen zu verwirklichen, um dem Wunsch vieler Menschen mit psychischen Problemen nach einem Arbeitsplatz in einem normalen Betrieb zu entsprechen. Ausserdem überstieg die Nachfrage nach Angeboten innerhalb der Betriebe der KPD immer mehr die vorhandenen Möglichkeiten – eine Entwicklung, die auch mit der enormen Zunahme der Invalidisierungen aufgrund einer psychischen Erkrankung zu tun hatte. Der Integration von psychisch Behinderten in den freien Arbeitsmarkt, in Unternehmen der Wirtschaft, wurde deshalb grösste Bedeutung zugemessen. Der Bereich «Arbeit und Beschäftigung» wollte damit als Teil der KPD auch einen Beitrag dazu leisten, psychisch kranke Menschen zu integrieren und ihren volkswirtschaftlichen Beitrag grösser werden zu lassen.[486] Aufgrund reger Nachfrage wurde das Angebot an integrativen Arbeitsplätzen in «freien» Unternehmen in den folgenden Jahren erweitert.[487]

Unter der Federführung von Dr. Niklas Baer, der inzwischen die Leitung der Fachstelle für Psychiatrische Rehabilitation übernommen hatte, wurde eine Befragung unter rund 750 kleineren und mittleren Unternehmen (KMU) des Kantons Basel-Landschaft durchgeführt. Die Frage dabei war: Sind die KMU überhaupt bereit, Behinderte und insbesondere psychisch Behinderte anzustellen? Fast die Hälfte der KMU gab an, bereits Erfahrungen gemacht zu haben mit psychisch kranken Menschen im Betrieb. Anders als bei körperlich kranken Mitarbeitenden waren die Erfahrungen mit psychisch kranken Mitarbeitenden aber überwiegend negativ. Das bedeutete, dass Betriebe mit diesen Mitarbeitenden überfordert sind, wenn sie nicht unterstützt werden. Immerhin gaben 30% der Betriebe an, dass sie bei gegebenen Anreizen «ziemlich sicher» bis «sehr sicher» psychisch Behinderte anstellen würden. Der wichtigste Anreiz wäre neben der finanziellen und fachlichen Unterstützung insbesondere die Anstellung auf Probe.[488]

Folgeplanung II – Zusammenarbeit über die Institutionsgrenzen hinaus

Auch mit der «Folgeplanung II» von 2003, einem weiteren Schritt in der «rollenden Planung» der psychiatrischen Versorgung des Kantons, wurde diese umfassend dargestellt und ihre künftige Entwicklung aufgezeigt. Bei den vorgeschlagenen Massnahmen handelte es sich nicht um eine konzeptionelle Neuausrichtung der seit 1980 geltenden Grundlagen, sondern um notwendige Verbesserungen und strukturelle Ergänzungen: Neuen Tendenzen musste Rechnung getragen werden, Entwicklungen der Psychiatrie in anderen Ländern und Kantonen mussten evaluiert und nachvollziehend vertieft, verschiedene Sektorisierungsmodelle geprüft und Vorteile weiterer dezentraler Strukturen untersucht werden.[489] «Als Resultat konnten wir eine breit abgestützte, fundierte, konsistente Planung abliefern, welche viele neue Perspektiven aufzeigt», fasste Dr. Theodor Cahn als Leiter dieser Planung den Prozess zusammen. Dabei dachte er unter anderem an neue spezialisierte Dienste, eine integrative Definition und Aufgabe für die Allgemeinpsychiatrie und ein Entwicklungsmodell für die Strukturen der Kantonalen Psychiatrischen Dienste in der Erwachsenenpsychiatrie. Durch den Prozess seien bei den Fachleuten im Kanton viele Impulse für eine kreative Zusammenarbeit über die Institutions- und Abschnittsgrenzen hinweg ausgelöst worden.[490]

Auslöser für die Folgeplanung II waren die Projektarbeiten zur Sanierung des Altbaus gewesen. Die Diskussionen über dieses Projekt zeigten, dass es notwendig war, die Perspektiven der Psychiatrie des Kantons Basel-Landschaft wieder gesamthaft anzusehen und eine Basis für die gemeinsame Entwicklungsarbeit zu schaffen. Die Initiative dazu kam wieder von der Regierung. Der Ausgang war zu Beginn des Prozesses allerdings ungewisser als bei den beiden vorangegangenen Planungen. Einerseits war das Versorgungsfeld noch verzweigter als zuvor und vermehrt in unterschiedliche Zuständigkeiten und Instanzen fragmentiert. Andererseits waren wieder grundsätzliche, teilweise kontroverse Fragen zu stellen, zum Beispiel: «Was ist die Kernaufgabe der Psychiatrie?», «Wie sind die Bedürfnisse der Bevölkerung und der psychisch Kranken zu werten?», «Welches ist das Verhältnis von Allgemeinpsychiatrie und Spezialisierung?», «Wie ist Kontinuität für die Patienten zu realisieren?».[491]

Angesprochen wurde insbesondere der Bereich der Alterspsychiatrie. «Mit der Zunahme der betagten Bevölkerung erhalten auch die gesundheitlichen Themen des Älterwerdens mehr Gewicht. Das bedeutet eine spezielle Herausforderung für die Psychiatrie», schilderte Niklas Bär, der akademische Mitarbeiter der Folgeplanung II, die Ausgangslage. Eigene Erhebungen hatten gezeigt: Rund 40 % der Alters- und Pflegeheimbewohnerinnen und -bewohner, 30 % der Spitexklientel und 25 % der über 65-jährigen Spitalpatientinnen und -patienten litten an einer diagnostizierten psychiatrischen Erkrankung. Besonders häufig waren neben Demenzen auch Depressionen und Angsterkrankungen vertreten.[492] In der Betreuung der psychisch kranken alten Menschen wurde jedoch eine grosse Versorgungslücke festgestellt. Deutlich zeigte sich dies in den Spitälern und vor allem den Alters- und Pflegeheimen, wo sehr viele psychiatrische Erkrankungen festgestellt, aber kaum psychiatrisch behandelt wurden. Die Gemeinden schienen nicht in der Lage zu sein, diesen qualitativen Bedarf in eigener Regie decken zu können. Ähnlich gelagert war die Situation bei der Spitex. Innerhalb der Kantonalen Psychiatrischen Dienste sollte deshalb ein Alterspsychiatrischer Dienst geschaffen werden. Er sollte im Kantonalen Altersheim (KAL), welches als psychogeriatrische Institution unter der Leitung von Heini Wernli einen Teilbereich der Kantonalen Psychiatrischen Dienste bildete, angesiedelt werden. Das stationäre Angebot sollte differenziert, das ambulante sowie teilstationäre Angebot in den Tageskliniken ausgebaut und die Heime sollten mit einem regelmässigen Konsiliar- und Liaisonangebot unterstützt werden.[493] So weit kam es jedoch nicht, da sich die Chefärzte der Kantonalen Psychiatrischen Klinik und des Externen Psychiatrischen Dienstes letztlich nicht auf die Umsetzung dieses Projektes einigen konnten. Umgesetzt werden sollte es schliesslich erst im Rahmen des Projektes Erwachsenenpsychiatrie, als die ambulanten, teilstationären und stationären Behandlungen im Zentrum für Alterspsychiatrie unter einem gemeinsamen Dach zusammengeführt werden konnten.

Von der Folgeplanung II wurden weitere Massnahmen vorgeschlagen: Im unteren Kantonsteil sollte durch die Externen Psychiatrischen Dienste eine zusätzliche Tagesklinik geschaffen werden, um die Tagesversorgung zu verbessern. In den Kantonsspitälern Bruderholz und Liestal sollte je ein spitalpsychiatrisches Team installiert werden. Um die Integration psychisch kranker Menschen zu fördern, sollten die Kantonalen Psychiatrischen Dienste eine Fachstelle für Psychiatrische Rehabilitation aufbauen. Die Beratungsstellen für Alkohol- und andere Suchtprobleme (BfA) sollten mit der Drogenberatung BL zu einem Psychiatrischen Dienst für Abhängigkeitserkrankungen (PDA) zusammengefasst werden. Weitere Prioritäten waren die forensische Psychiatrie, die Versorgung der Migrantinnen und Migranten sowie die jugendpsychiatrische stationäre Rehabilitation. Für die Umsetzung der Vorschläge wurde eine Etappierung vorgeschlagen.[494] Oder mit anderen Worten: Mit der Folgeplanung II konnten die grossen Linien vorgeschlagen werden, «die Umsetzung – teilweise auch in veränderter Form – wird allerdings noch Jahre dauern», wie es Dr. Emanuel Isler zusammenfasste.[495] Die abgeschlossene Planung habe das Psychiatriekonzept

DR. EMANUEL ISLER 1984 war Dr. Emanuel Isler als neuer Chefarzt des Kinder- und Jugendpsychiatrischen Dienstes zu den Kantonalen Psychiatrischen Diensten gestossen. Konsequent und kontinuierlich führte er die Auf- und Ausbauphase des Dienstes im Sinne des Psychiatriekonzeptes mit dezentralen ambulanten und teilstationären Einrichtungen weiter. Mit zahlreich eröffneten privaten Praxen und je drei nach Regionen aufgeteilten Polikliniken und Stationen wurden die Aufgaben der psychiatrischen Versorgung von Kindern und Jugendlichen erfüllt. Die Psychotherapiestation für weibliche Jugendliche mit schweren Essstörungen, die 1997 eröffnet wurde, fand schweizweit Beachtung. Zudem konnte in der Kinderklinik des Kantonsspitals Bruderholz eine psychosomatisch-psychiatrische Abteilung aufgebaut werden, die später vom Universitätskinderspital beider Basel (UKBB) übernommen wurde. Ende 2010 ging Dr. Emanuel Isler in Pension.

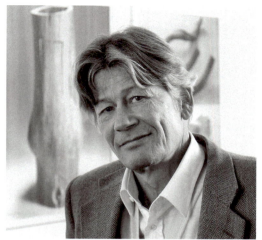

Baselland mit seinen etablierten Strukturen für eine umfassende psychiatrische Versorgung weitgehend bestätigt, fasste Hans-Peter Ulmann als Verwalter der Kantonalen Psychiatrischen Dienste KPD die Ergebnisse zusammen: «Die KPD koordinieren nach diesem Konzept die Gesamtversorgung und bündeln zugleich den öffentlichen Teil davon – ambulant und stationär – für Kinder, Jugendliche und Erwachsene, vernetzt mit den andern Anbietern des regionalen Gesundheitswesens. Diese Strategie stimmt auch für die Zukunft. Die von ihr abgeleiteten Strukturen der KPD sind bestens geeignet, sich künftigen Entwicklungen anzupassen sowie die notwendigen, massvollen Angebotserweiterungen und -differenzierungen in den nächsten Jahren zu integrieren.»[496]

Psychiatrische Rehabilitation

Niklas Baer, der als akademischer Mitarbeiter die professionelle Begleitung der Folgeplanung II sicherstellte, wies namens der eingesetzten Expertengruppe speziell auf die erforderlichen, tiefgreifenden Massnahmen hin, um Verbesserungen im Bereich der psychiatrischen Rehabilitation zu erreichen. Ausgerechnet die psychiatrische Rehabilitation als Kernstück der Sozialpsychiatrie habe unter der bestehenden Fragmentierung gelitten: Die Kompetenzenaufteilung zwischen Bund, Kantonen und Gemeinden sowie zwischen Invaliden- und Krankenversicherung und die immer restriktiver werdende Handhabung der IV-Gesetzgebung hätten die fachliche Entwicklung und institutionelle Innovation spürbar behindert. Die Stagnation treffe psychisch kranke Menschen direkt in ihren Grundbedürfnissen Zugehörigkeit, Arbeit und Autonomie: «Die Analyse zeigt, dass psychisch Kranke in den rehabilitiven Einrichtungen zwar gut versorgt, aber kaum rehabilitiert und sozial integriert werden. Neue Ansätze zur beruflichen Eingliederung wurden bei uns erst gar nicht mehr erprobt. Die Psychiatrie ist insgesamt zu weit weg von der Wirtschaft und die Rehabilitation zu weit weg von der Psychiatrie entfernt, um gemeinsam Modelle entwickeln zu können, die sich am wirklichen Bedarf der psychisch Kranken orientieren», fasste Baer die ernüchternden Ergebnisse zusammen.[497]

Oder mit anderen Worten, ebenfalls von Niklas Baer, formuliert: Es hätten Langzeitbetreuungsangebote mit teils chronifizierender Wirkung dominiert. Zielgerichtete rehabilitive Angebote sowie Angebote für Klienten mit leichteren Behinderungen und guten Integrationschancen hätten fast gänzlich gefehlt oder zu spät eingesetzt. Obwohl quantitativ auf gutem Ausbauzustand, schien die Rehabilitation fachlich stagniert zu haben und wenig integrativ zu sein.

Aufgrund dieser Analyse und vor dem Hintergrund einer stetig und stark steigenden Invalidisierung psychisch Kranker wurde im Jahr 2005 die Fachstelle für Psychiatrische Rehabilitation geschaffen, um zur fachlichen Weiterentwicklung der Rehabilitation und damit zur Invaliditätsprävention beizutragen. Die Leitung der Fachstelle übernahm Niklas Baer. In der Folge kam die Fachstelle, die schweizweit einen Akzent setzen konnte, einer Reihe von kantonalen, nationalen und internationalen Aktivitäten nach. So gab etwa eine umfangreiche Analyse von rund 1000 IV-Dossiers psychisch kranker Rentner, die im Auftrag des Bundesamtes für Sozialversicherungen durchgeführt wurde, vielfältige Hinweise auf die Berentungsgründe und zeigte konkrete Potentiale auf, wie das IV-Verfahren verbessert werden könnte. 2006 folgte die bereits erwähnte Befragung der Arbeitgeber zu den Hürden für eine Anstellung psychisch kranker Menschen. Eine weitere Untersuchung in Zusammenarbeit mit den regionalen Arbeitgeberverbänden bei über 1000 Vorgesetzten und Personalverantwortlichen ergab viele Hinweise, wie Arbeitgeber künftig stärker unterstützt werden sollten, um Kündigungen von psychisch kranken Arbeitnehmern zu verhindern.

Die Fachstelle etablierte zudem mit wichtigen Partnern regelmässige Schulungen. Ab 2010 gehörte die Fachstelle auch zum Projektteam des mehrjährigen internationalen Projekts «Mental Health and Work» der OECD. Dass die Wirtschaftsorganisation dieses Thema erstmals aufgenommen hatte, zeigt, welche grosse und zunehmende Bedeutung dem Thema Arbeit und psychische Krankheit in den Industrieländern zukommt. Diese Entwicklung verdeutlichte, dass der Kanton Basel-Landschaft mit der Schaffung der Fachstelle schon früh und vorausschauend gehandelt hatte.[498]

Die Psychiatrie Baselland intensivierte ihr bisheriges Engagement in der Arbeitspsychiatrie auch weiterhin. Zu diesem Zweck hatte sie 2016 eine Kooperation mit dem Taggeldversicherer SWICA vereinbart. Das neuartige Angebot umfasste die Beratung von Führungskräften und Personalverantwortlichen, die Probleme mit psychisch auffälligen Mitarbeitenden haben. Diese Kooperation sollte präventiv gegen Arbeitsabsenzen und Stellenverlust der Mitarbeitenden helfen und wurde 2017 in der ganzen Nordwestschweiz lanciert.

Vielfalt durch das Zusammenwirken von Psychiatrie und Psychotherapie

Ende 2007 trat Dr. Theodor Cahn nach 29 Jahren als Chefarzt der Klinik in den Ruhestand und wurde von Prof. Dr. Joachim Küchenhoff abgelöst. Bereits im Jahr 2006 hatte Dr. Alexander Zimmer seinen Vorgänger PD Dr. Jakob Bösch in der Leitung der Externen Psychiatrischen Dienste abgelöst. Ein Leitungswechsel fand ebenfalls bei der Drogenberatung statt, wo Dr. Claudine Aeschbach auf Dr. Urs Hafner folgte. Ende 2010 ging auch Dr. Emanuel Isler als Chefarzt des Kinder- und Jugendpsychiatrischen Dienstes in Pension, zu seinem Nachfolger wurde Prof. Dr. Alain Di Gallo gewählt, der seinerseits im Jahr 2012 von Dr. Brigitte Contin abgelöst wurde.

In dieser Zeit hätten enorme gesellschaftliche Veränderungen stattgefunden, sagte Isler rückblickend auf die fast 26 Jahre, während deren er den KJPD geleitet hatte: «Für unser Gebiet besonders relevant war vor allem die Rezession mit ihren indirekten Auswirkungen auf die Entwicklungen der Kinder und Jugendlichen. Ferner sind die Kriege in Europa zu erwähnen. Sie hatten zur Folge, dass wir plötzlich mit schwerst traumatisierten Flüchtlingskindern konfrontiert waren.»

Aber auch die weitere Zunahme der Mädchen, die an Essstörungen litten, die Enttabuisierung des sexuellen Missbrauchs in Familien und andere Themen hätten das Spektrum der Tätigkeit des KJPD sehr erweitert.[499]

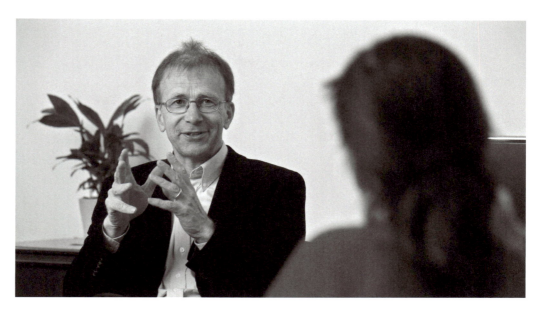

2007: EIN NEUER CHEFARZT Prof. Dr. Joachim Küchenhoff nahm Ende 2007 seine Arbeit als Nachfolger von
Dr. Theodor Cahn auf. Als neuer Chefarzt der Kantonalen Psychiatrischen Klinik war es ihm ein zentrales Anliegen,
die wertvolle Tradition der Integration von Sozialpsychiatrie und Psychotherapie in die Allgemeinpsychiatrie, für
die sich «Liestal» einen Namen gemacht hatte, zu bewahren. Mit dem geltenden Grundgedanken der therapeutischen
Haltung eng verbunden, ging es ihm zugleich auch um eine Weiterentwicklung des Angebotes. Eingebettet in
ein psychodynamisch-psychotherapeutisches Behandlungskonzept fanden unter seiner Federführung unter anderen
Behandlungsformen auch Verhaltens-, Physio- oder Kreativ-Therapien und die medikamentöse Behandlung ihren
festen Platz.

Zu seinem Abschied wurde Dr. Cahn gefragt, ob man sich jetzt, nach der starken Entwicklung der Psychiatrie in den 1970er- und 1980er-Jahren, in grundsätzlich konsolidierten Gewässern bewege. Die Psychiatrie entwickle sich fachlich dynamisch weiter, antwortete Cahn, wobei die Konflikte zwischen den verschiedenen Ausrichtungen trotz vieler Syntheseversuche anhielten: «Wir erleben auch, dass man auf frühere Modelle zurückgreift und diese modernisiert. […] Für Spannung ist also gesorgt.»[500]

Prof. Dr. Joachim Küchenhoff, der seine Arbeit in Liestal am 1. Dezember 2007 aufnahm, hatte als Leitender Arzt an der Psychiatrischen Universitätsklinik Basel die Psychotherapeutische Tagesklinik aufgebaut, ebenso die vollstationäre Psychotherapieabteilung und auch die Ambulanz. Das Zusammenwirken von Psychiatrie und Psychotherapie sei in der Kantonalen Psychiatrischen Klinik in Liestal in den letzten 30 Jahren ein wichtiges Anliegen gewesen: «Die Klinik hat sich einen Namen gemacht durch die gekonnte Integration von Sozialpsychiatrie und Psychotherapie in die Allgemeinpsychiatrie. Als neuer Chefarzt der KPK setze ich mich dafür ein, dass diese wertvolle Tradition bewahrt und zugleich weiterentwickelt wird.»[501] Die Arbeit der Kantonalen Psychiatrischen Klinik in Liestal habe er stets mit Hochachtung betrachtet, betonte er bei seinem Stellenantritt. Mit dem geltenden Grundgedanken der therapeutischen Haltung fühle er sich verbunden und diesem verpflichtet. Lagerdenken sei ihm jedoch ein Gräuel: Eingebettet in ein psychodynamisches-psychotherapeutisches Behandlungskonzept hätten unter anderen Behandlungsformen auch Verhaltens-, Physio- oder Kreativ-Therapien und die medikamentöse Behandlung ihren festen Platz.[502] In diesem Sinne entsprach sein Ansatz dem Leitbild der Kantonalen Psychiatrischen Klinik Liestal von 2004, das unter der Federführung von Peter Frei erarbeitet worden war und für ein differenziertes Angebot sorgen sollte. Die stationären Angebote sollten quantitativ weiter abgebaut, jedoch qualitativ weiterentwickelt werden – im Sinne milieutherapeutischer Abteilungskonzepte auf der Basis einer ausgeprägt therapeutischen Grundhaltung, um die therapeutischen Angebotsstrukturen zunehmend mit spezialisierten Angeboten zu differenzieren und weiterzuentwickeln.

So hatte an der Psychiatrischen Klinik in Liestal eine neue Ära begonnen. Prof. Joachim Küchenhoff wollte Grundlegendes bewahren, wobei ihm bewusst war, dass man etwas nur bewahren kann, wenn man es weiterentwickelt und mit neuen Impulsen versieht. Das eigenständige und differenzierte Behandlungskonzept der Klinik gab ihr ein unverwechselbares Profil, das auch als Antwort auf die zunehmende Liberalisierung und Marktorientierung des Gesundheitswesens wichtig wurde, wie Direktor Hans-Peter Ulmann ausführte.

«Verstehen, vertrauen»: Neue therapeutische Strukturen

In seinem ersten Jahr als Chefarzt der Kantonalen Psychiatrischen Klinik setzte Prof. Joachim Küchenhoff das Projekt «Neue therapeutische Strukturen» um. Dessen Zielsetzung, die Behandlungsangebote der Klinik auf drei Ebenen zu spezialisieren, war bereits seit einiger Zeit ins Auge gefasst worden. Abteilungsübergreifend sollten spezifische Angebote definiert und ausgearbeitet werden, insbesondere für Migrantinnen und Migranten, für selbstverletzendes Verhalten und für die Angehörigenarbeit. Die Mitarbeitenden, insbesondere aus dem Kaderbereich, sollten ihre Arbeitsschwerpunkte darstellen, diese für die ganze Klinik zur Verfügung stellen und weiterentwickeln. Schliesslich sollten die Abteilungen nichtexklusive therapeutische Angebote definieren oder sich ausschliesslich auf bestimmte Behandlungsaufgaben spezialisieren.[503]

In der Folge wurden die Abteilungsprofile in vier Behandlungslinien ausgebaut, und zwar im Bereich der Abhängigkeitsstörungen, der affektiven Leiden, der schizophrenen Erkrankungen und der Alterspsychiatrie. Dabei wurden Schwerpunktprogramme von spezialisierten Angeboten unterschieden.

Für die Behandlung von Abhängigkeitserkrankungen wurde eine Motivationstherapie für die Zeit nach dem stationären Entzug konzipiert. Eine neue spezialisierte Abteilung widmete sich fortan der Behandlung von Patientinnen und Patienten mit Persönlichkeitsstörungen, die zusätzlich zur Persönlichkeitsstörung auch Abhängigkeitserkrankungen aufwiesen.

Für die Privatabteilung waren die affektiven Störungen bereits bis anhin ein Schwerpunkt. Eine der offenen Akutabteilungen entwickelte diesen Schwerpunkt für die Krisenintervention und die Kurzzeitpsychotherapie depressiver Störungen weiter. Ganz neu war ein spezialisiertes Angebot in Form einer Psychotherapiestation für Menschen über 60 Jahre, die an affektiven Störungen litten.

Gemeinsam mit dem Kinder- und Jugendpsychiatrischen Dienst wurden nach wie vor auf einer Akutabteilung Jugendliche und Erwachsene behandelt. Dort stellte man sich besonders auf die ersterkrankten psychotischen Patientinnen und Patienten ein, damit sie sich rasch und gut erholen und vor Rückfällen geschützt waren. Auch die längerfristig und sehr schwer erkrankten Menschen mit schizophrenen Symptomen brauchten intensivere Hilfen. Zwei Abteilungen spezialisierten sich deshalb: einmal auf die postakute Behandlung und zum anderen auf die längerfristige psychosoziale Eingliederung von Patientinnen und Patienten mit schizophrenen Störungen.

In der Alterspsychiatrie widmeten sich die Akut- und Subakutabteilungen den dementiellen Störungen und den nichtdementiellen alterspsychiatrischen Leiden. Der Langzeitbereich der Alterspsychiatrie blieb erhalten.[504]

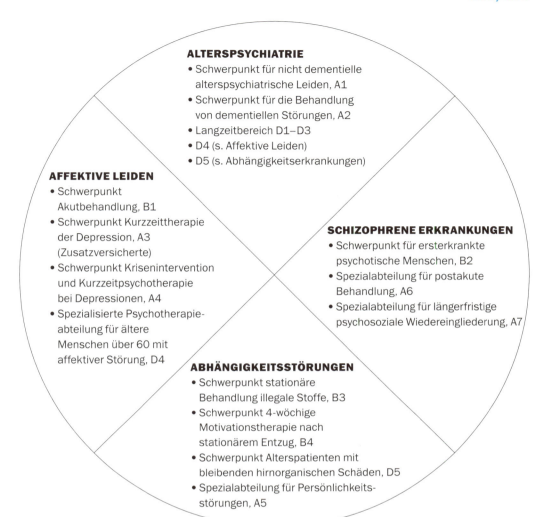

NEUE THERAPEUTISCHE STRUKTUREN Die Abteilungsprofile der Klinik wurden im Jahr 2010 mit dem Projekt «Neue therapeutische Strukturen» in vier Behandlungslinien ausgebaut: im Bereich der Abhängigkeitsstörungen, der affektiven Leiden, der schizophrenen Erkrankungen und der Alterspsychiatrie. Die Strukturen berücksichtigen dabei sowohl die Aspekte der Spezialisierung als auch den Blick auf den ganzen, in der Beziehung zu seiner Umwelt stehenden Menschen. Die Psychiatrische Klinik präsentierte sich damit in einem modernen Verständnis als eine therapeutische Institution, die Akut- und Krisenbehandlungen, sozialpsychiatrische und psychotherapeutische Ansätze miteinander verbindet.

Dank dieser neuen therapeutischen Strukturen präsentiere sich die Kantonale Psychiatrische Klinik als eine therapeutische Institution, die Akut- und Krisenbehandlung, sozialpsychiatrische und psychotherapeutische Ansätze gut miteinander verbinde, fasste Prof. Joachim Küchenhoff die Ergebnisse des Projekts zusammen. In der Klinik «legen wir besonderen Wert auf die therapeutische Grundhaltung, die sich in der Arbeit in und an der therapeutischen Beziehung bewähren muss. Wir berücksichtigen die Vernetzung mit der sozialen Lebenswelt und mit den vor- und nachbehandelnden Institutionen im Behandlungsnetzwerk und behandeln unsere Patienten nach dem aktuellen medizinischen und psychopharmakologischen Wissen».[505]

Diese Strukturen orientierten sich demnach weiterhin an einer beziehungsorientierten Psychiatrie, ermöglichten aber die grundsätzliche Methodenvielfalt. Die Psychoanalyse blieb die Grundlage des therapeutischen Verstehens, die praktische Arbeit öffnete sich auch für verhaltenstherapeutische Ansätze. Die Sozialpsychiatrie wurde wo nötig mit spezifischen Medikamenten ergänzt. Das Angebot richtete sich im Sinne eines methodensynergistischen Ansatzes nach den individuellen Bedürfnissen der Patientinnen und Patienten. Eine eigentliche milieutherapeutische Durchmischung fand nicht mehr statt, an den Abteilungsversammlungen, die immer noch durchgeführt wurden, fanden sich entsprechend der spezifischen Angebote psychisch kranke Menschen mit ähnlichen therapeutischen Bedürfnissen wieder.

«Die Psychiatrie Baselland vertritt eine beziehungsorientierte Psychiatrie in all ihren Bereichen. Beziehungen leben aber nur, wenn der andere oder die anderen anerkannt werden in ihrer Art, die ihnen eigen ist, und wenn diese Andersheit zur Neugierde und Anteilnahme stimuliert. Nur so kann Vielfalt gelebt werden.»

So formulierte Prof. Joachim Küchenhoff sein Plädoyer für die beziehungsorientierte Psychiatrie und die Vielfalt.[506] «Die psychiatrische Behandlung bei uns ist Psychotherapieintensiv», ergänzte er an anderer Stelle, «das heisst, dass unsere Mitarbeitenden einen verstehenden Zugang zum Patienten suchen, ihn als eigenständige und einzigartige Person ernst nehmen. Dadurch wird das Vertrauen aufgebaut, das nötig ist für jede psychiatrisch-psychotherapeutische Behandlung.» Diese Grundlagen sollten künftig für die gesamte Erwachsenenpsychiatrie Geltung haben.[507] Mit anderen Worten: Einer der spezifischen Faktoren, der die Kantonalen Psychiatrischen Dienste bis heute und weiterhin ungebrochen auszeichnen sollte, waren eine den modernen Erkenntnissen angepasste Diagnostik und Therapie, die mit einer sie besonders auszeichnenden konsequent patientenorientierten, beziehungsintensiven Grundhaltung einhergehen.[508]

Das neue «Haus» der Erwachsenenpsychiatrie

Unmittelbar nach dem Projekt der neuen therapeutischen Strukturen wurde auf Initiative von CEO Hans-Peter Ulmann ein Projekt gestartet, das die ambulanten, teilstationären und stationären Dienste in einem Unternehmensbereich Erwachsenenpsychiatrie zusammenfassen sollte. Damit sollte ermöglicht werden, «die Wege der Patientinnen und Patienten in den Behandlungsnetzwerken so sicher und gut wie nur möglich zu machen. Wir überlegen, wie wir mit unseren Angeboten die Menschen, für die sie gemacht sind, am besten erreichen können – mit dem Ziel, sinnvolle regionale und überregionale Angebotsprofile zu erstellen», fasste Prof. Joachim Küchenhoff das intensive Nachdenken aller Beteiligten über weitere Veränderungsprozesse zusammen.[509] In der neuen Erwachsenenpsychiatrie, die im Herbst 2014 implementiert wurde, vereinigte die Psychiatrie Baselland die stationäre Versorgung in der Klinik für Psychiatrie und Psychotherapie, die ambulante und teilstationäre Behandlung in den Ambulatorien und Tageskliniken sowie die Leistungen der Ambulatorien für Abhängigkeitserkrankungen. Zum Direktor der Erwachsenenpsychiatrie wurde Prof. Joachim Küchenhoff ernannt.[510]

Für die Behandlung der Patientinnen und Patienten wurden sechs spezialisierte Zentren gebildet: das Zentrum für Krisenintervention, das Zentrum für Abhängigkeitserkrankungen, das Zentrum für spezielle Psychotherapien und Psychosomatik, das Zentrum für psychosoziale Therapien mit sozialintegrativem Schwerpunkt, das Zentrum für Alterspsychiatrie und schliesslich die Privatklinik. In jedem Zentrum arbeiten die ambulanten und stationären Dienste zusammen, und in einigen auch die teilstationären Einheiten. Die Zentren sollten dafür sorgen, dass der Weg der Patientinnen und Patienten durch die verschiedenen Behandlungsangebote möglichst leicht, fliessend und kontinuierlich ist. Zugleich sollten sich die Zentren nicht voneinander abschotten, sondern nach allen Seiten offen sein. Insbesondere blieben die altbewährten Kooperationen in-

PBL ERWACHSENENPSYCHIATRIE

KUNDENBETREUUNG

Zentrale Aufnahme und Therapie-Management

Zentrum für Krisenintervention	Zentrum für Abhängigkeitserkrankungen	Zentrum für spezifische Psychotherapien und Psychosomatik	Zentrum für psychosoziale Therapien	Zentrum für Alterstherapie	Privatklinik

Therapeutische Querschnittsleistungen

Hotellerie, Infrastruktur, Support

ZUSAMMENFÜHRUNGEN BEI DER ERWACHSENENPSYCHIATRIE 2015 wurden mit der neuen Erwachsenenpsychiatrie die ambulanten, teilstationären und stationären Dienste in einem Unternehmensbereich Erwachsenenpsychiatrie zusammengefasst. Damit sollten die Wege der Patientinnen und Patienten in den Behandlungsnetzwerken so sicher und gut wie möglich gemacht und sinnvolle regionale und überregionale Angebotsprofile erstellt werden. Für die Behandlung der Patientinnen und Patienten wurden sechs spezialisierte Zentren gebildet, in denen die ambulanten und stationären Dienste zusammenarbeiten, in einigen auch die teilstationären Einheiten. Die Zentren sollten sich nicht voneinander abschotten, sondern nach allen Seiten offen sein. So blieben auch die altbewährten Kooperationen innerhalb der Klinik und innerhalb der Ambulatorien bestehen.

nerhalb der Klinik und innerhalb der Ambulatorien weiterhin bestehen – die einzelnen Standorte wurden aufrechterhalten und von Standortleitungen geführt. Ausserdem wurde eine zentrale Patientenaufnahme in Liestal eingerichtet, die den Erstkontakt mit allen Patientinnen und Patienten herstellt und diese bei ihrem Gang durch die Institution begleitet. «Wir können uns auf eine hervorragende interdisziplinäre Zusammenarbeit und auf eine durch alle Winde und Wetter bewahrte und bewährte Kollegialität verlassen, die das entscheidende Gerüst für die Prozesse des Umbaus ist und sein wird», richtete sich Prof. Joachim Küchenhoff an alle, die an diesem Umstrukturierungsprozess beteiligt waren.[511]

Mit der Schaffung des Zentrums für Alterspsychiatrie konnte auch der lange Weg des Kantonalen Altersheims (KAL) von einer eigenen Dienststelle über den «Klinikbereich Alterspsychiatrie» zu einem integrierten Teil der Erwachsenenpsychiatrie abgeschlossen werden. Auch in diesem Bereich wurden die ambulanten und stationären Angebote der Erwachsenenpsychiatrie für ältere Menschen zusammengefasst. Die bisher schon gut etablierten psychiatrischen und psychotherapeutischen Behandlungen in unterschiedlichen Settings fügten sich mit dem neuen Zentrum durch eine noch engere Zusammenarbeit in die Behandlungskette ein. Eine tragfähige Alterspsychiatrie war angesichts des demografischen Wandels besonders wichtig geworden, da immer mehr ältere Menschen Leistungen der Alterspsychiatrie in Anspruch nehmen. Im Zentrum für Alterspsychiatrie wurden insbesondere für Demenzerkrankungen und erlebnisreaktive Störungen – die häufigsten psychischen Störungsbilder im Alter – spezifische ambulante und stationäre

Therapieangebote aufgebaut. Das Zentrum vernetzte sich mit anderen Leistungserbringern, etwa durch Konsiliar- und Liaisondienstleistungen in anderen Kliniken und Heimen, indem psychiatrische Sprechstunden in der hausärztlichen Praxis angeboten wurden. Zudem wurden Vernetzungssitzungen mit Partnerinstitutionen, die sich ebenfalls in der Versorgung älterer Menschen engagieren, eingeführt. Ein weiterer Entwicklungsschwerpunkt lag in der Früherkennung und Gesundheitsaufklärung. Die Abklärung und die Früherfassung von Hirnleistungsstörungen und Persönlichkeitsveränderungen sollten eine gezielte diagnostische Einschätzung, Beratung und Therapie der Betroffenen und ihrer Familien ermöglichen.[512] Ein weiteres wichtiges Projekt konnte zudem in der Alterspsychiatrie realisiert werden: Am neu erbauten Standort Schlossacker der Stiftung Alters- und Pflegeheime Binningen wurde eine gerontopsychiatrische Abteilung für 24 Langzeitpflegepatientinnen und -patienten geschaffen. Dies ermöglichte die Verlegung von 21 Patientinnen und Patienten aus der Psychiatrischen Klinik, was dem Ziel des Abbaus von Langzeitpflegebetten entsprach.

DER WEG ZUM ALTERSPSYCHIATRISCHEN DIENST Innerhalb der Kantonalen Psychiatrischen Dienste konnte 2015 im Rahmen des Projektes Erwachsenenpsychiatrie ein Alterspsychiatrischer Dienst geschaffen werden. Dieser führte die ambulanten, die teilstationären und die stationären Behandlungen unter einem gemeinsamen Dach zusammen und wurde im Kantonalen Altersheim (KAL) im ehemaligen Kantonsspital an der Rheinstrasse untergebracht. Unter Heimleiter Heini Wernli war das KAL bereits seit zwei Jahrzehnten zu einer psychogeriatrischen Institution geworden, die nach modernen Betreuungs- und Pflegekonzepten geführt wurde. Nachdem lange Zeit völlig unzulängliche räumliche Verhältnisse bestanden hatten, konnten 1994 die mehrere Jahre dauernden Umbau- und Renovationsarbeiten abgeschlossen werden. Nun standen dem KAL endlich zeitgemässe Räumlichkeiten zur Verfügung, die Wohn- und Lebensqualität vermittelten. Im Vordergrund stand zudem die Respektierung der persönlichen Freiheit sowie die Achtung der Würde, der Individualität und des Wohlergehens der Bewohnerinnen und Bewohner.

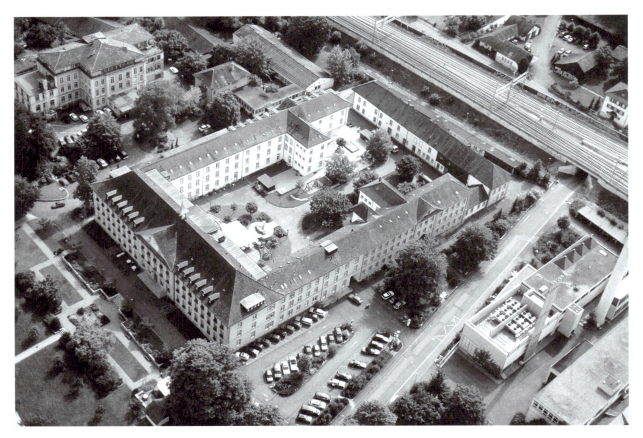

Das steigende nationale und internationale Renommee der Psychiatrie Baselland

Durch die unter Chefarzt Dr. Cahn durchgeführten Folgeplanungen I und II waren die Kantonalen Psychiatrischen Dienste überregional bekannt geworden und beachtet worden. In vielfacher Hinsicht setzte sich diese für eine kantonale, nichtuniversitäre psychiatrische Einrichtung ungewöhnliche Aufmerksamkeit fort und erweiterte sich. Mit Prof. Küchenhoff leitete ein international bekannter psychoanalytischer Lehrer und Forscher die Psychiatrische Klinik, und dies war in der Schweizer psychiatrischen Landschaft ebenso ungewöhnlich geworden wie in den Nachbarländern. Deshalb wurde die Psychiatrie des Kantons Basel-Landschaft ein Anziehungspunkt für Ärzte und Psychologen in Ausbildung; auf diese Weise konnte der allerorts immer spürbarer werdende Nachwuchsmangel in Baselland aufgefangen werden.

Die zahlreichen Publikationen des Direktors der Erwachsenenpsychiatrie in Form von Zeitschriftenartikeln, Büchern und Buchbeiträgen unterstützten die national und international grösser werdende Sichtbarkeit der Psychiatrie des Kantons Basel-Landschaft ebenso wie eine gesteigerte Kurs- und Tagungsintensität. Die von Prof. Küchenhoff eingeführten jährlichen Fachsymposien wurden rasch zu einer sehr gut besuchten Institution. Deren Vorträge wurden z. T. im *Schweizer Archiv für Neurologie und Psychiatrie* (SANP) veröffentlicht, dessen Chefredakteur der Direktor der Erwachsenenpsychiatrie wurde. Da das SANP jedem Schweizer Psychiater zugestellt wird, wurde die Fachwelt regelmässig über die fachlichen Entwicklungen und Auseinandersetzungen ins Bild gesetzt.

Weiter- und Fortbildung als Basis der gelingenden Patientenversorgung

Um den Menschen, die in einer psychiatrischen Ambulanz, Tagesklinik oder Klinik um Hilfe suchen, gerecht zu werden, brauchen die Therapeutinnen und Therapeuten eine sorgfältige, theoretisch gut fundierte und an den praktischen Aufgaben orientierte Weiter- und Fortbildung. Die Psychiatrie Baselland legt auf die Qualität der Weiter- und Fortbildung der ärztlichen und psychologischen Mitarbeitenden besonderes Gewicht und baute in diesem Bereich einen wertvollen Schwerpunkt auf und aus, der überregional richtungsweisend wurde. Der psychiatrisch-psychotherapeutische Weiterbildungsverbund, das sogenannte «Regionalnetz Psychiatrie in der Basler Region», das von Prof. Küchenhoff noch in seiner Zeit als Leitendem Arzt in den Universitären Psychiatrischen Kliniken Basel aufgebaut wurde, wird heute von der Psychiatrie Baselland aus geleitet. Die ein- oder zweijährigen Basiskurse in Psychiatrie und Psychotherapie sind ebenso wie die gezielte Fortbildung der Oberärzte in der Region Nordwestschweiz zum Vorbild und Modell in anderen Regionen geworden.

DIE VERSELBSTÄNDIGUNG DER PSYCHIATRIE BASELLAND

2008 traten in der Schweiz neue Regeln der Spitalfinanzierung in Kraft, die bis 2012 gestaffelt umgesetzt wurden und zu grossen Veränderungen führten. Zwei Instrumente standen dabei im Vordergrund, welche die Wirtschaftlichkeit und den Qualitätswettbewerb besonders fördern sollten – die Spitalfinanzierung mit leistungsbezogenen Tarifen, die von den Krankenversicherern und den Kantonen gemeinsam gedeckt werden, und die freie Spitalwahl. Diese markante Umsteuerung des Systems führte auch für die Kantonalen Psychiatrischen Dienste zu tiefgreifenden Veränderungen.
Um unter diesen Voraussetzungen eine optimale Ausgangslage zu schaffen, wurden die Kantonalen Psychiatrischen Dienste in Form einer eigenständigen öffentlich-rechtlichen Anstalt – der «Psychiatrie Baselland» – aus der kantonalen Verwaltung ausgegliedert und verselbständigt. Dabei war auch die Option geprüft worden, die Akutspitäler und die Psychiatrie in einer gemeinsamen Betriebsgesellschaft zusammenzufassen. Weil die Unterschiede zwischen der psychiatrischen und der somatischen Spitalversorgung zu gross waren, wurden jedoch getrennte Betriebsgesellschaften geschaffen. Der Systemwechsel, der mit Einführung der neuen Spitalfinanzierung vollzogen wurde, hatte auch Auswirkungen auf die Finanzierung der Spitalimmobilien. Ab dem Jahr 2012 waren neben den Betriebskosten auch die Gebäudeinvestitionen und die Grundstücksverzinsung Bestandteile der Tarife. Dies erforderte eine neue Regelung der Eigentumsverhältnisse zwischen dem Kanton und der Psychiatrie Baselland. Die Grundstücke verblieben im Eigentum des Kantons und wurden der Psychiatrie Baselland in Form von verzinslichen Baurechten zur Verfügung gestellt. Die Immobilien wurden gegen Gewährung eines Darlehens abgetreten. Diese wurden durch eine Sacheinlage ergänzt, zu der die damals vorhandenen Betriebseinrichtungen gehörten. Sie bildeten das Eigenkapital, wobei keine andere Psychiatrieklinik in der Schweiz mit einer derart tiefen Eigenkapitalquote von bloss 12,9 % in die Selbständigkeit entlassen worden war. Zudem waren Anlagen und Gebäude wie das ehemalige Kantonale Altersheim oder das über 40 Jahre alte Klinikgebäude von 1974 sanierungsbedürftig. Um die benötigten Infrastrukturerneuerungen durchzuführen, wurde auf Basis von Studien, die noch vor der Verselbständigung entwickelt und beim Kanton damals aus finanziellen Gründen nicht weiterverfolgt worden waren, ein umfassender Masterplan erarbeitet. Aufgrund der tiefen Eigenkapitalquote war die Kreditmarktfähigkeit der Psychiatrie Baselland jedoch nicht gegeben. In der Folge hat der Kanton die zu tiefe Kapitalausstattung korrigiert. Die Lösung, die der Landrat im Juni 2017 verabschiedete, lag in der Umwandlung des Darlehens für die Übernahme der Immobilien in Dotationskapital. Da Tarife unter dem neuen Krankenversicherungsgesetz keine Kostenanteile mehr für gemeinwirtschaftliche und weitere besondere Leistungen enthalten durften, waren diese vom Kanton zudem speziell abzugelten. Darunter figurierten neben Aufwendungen für die Weiterbildung von Ärzten und Psychologen insbesondere Leistungen aus dem ambulanten Bereich, welche im Rahmen der Sozialpsychiatrie erbracht wurden. In wiederkehrenden Verhandlungen galt es zu verhindern, dass bei den Angeboten, welchen seit den späten 1970er-Jahren in der psychiatrischen Versorgung des Kantons eine ganz besondere Bedeutung zukam, ein Abbau stattfinden würde.

Den Auftrag, die Verselbständigung der Kantonalen Psychiatrischen Dienste sowie der Spitäler als öffentlich-rechtliche Anstalten in Angriff zu nehmen, hatte der Landrat dem Regierungsrat im Jahr 2010 erteilt.[513] Es ging damals darum, mit welchen organisatorischen Massnahmen der Kanton die Wirtschaftlichkeit und Qualität der Spitalversorgung nach den Kriterien der neuen Spitalfinanzierung gewährleisten konnte. In diesem Zusammenhang war es dem Landrat ein wichtiges Anliegen, auch die juristische Form der Psychiatrischen Dienste sowie der Akutspitäler des Kantons zu klären.

Die neue Spitalfinanzierung

Die neuen Regeln der Spitalfinanzierung waren mit der Änderung des Bundesgesetzes über die Krankenversicherung (KVG) von 2007 eingeführt worden. Im Vordergrund standen insbesondere zwei neue Instrumente – die Leistungsfinanzierung und die schweizweit freie Spitalwahl. Damit sollten sowohl die Wirtschaftlichkeit der Leistungen wie auch der Qualitätswettbewerb gefördert werden. Wie für alle anderen Spitalbetriebe bedeutete dies auch für die Kantonalen Psychiatrischen Dienste, ein neues Abgeltungssystem einzuführen. Dieses zeichnete sich insbesondere dadurch aus, dass es für die Leistungsabrechnung zulasten der obligatorischen Krankenpflegeversicherung neben den betrieblichen Aufwendungen auch die Investitionskosten für betriebsnotwendige Bauten und medizinische Anlagen abgelten sollte.

DIE NEUE SPITALFINANZIERUNG – AUSWIRKUNGEN AUF BAUTEN UND ANLAGEN Die neue Spitalfinanzierung, die 2008 in Kraft trat und bis 2012 gestaffelt umgesetzt wurde, führte auch bei den Kantonalen Psychiatrischen Diensten zu einem neuen Abgeltungssystem. Für die Leistungsabrechnung zulasten der obligatorischen Krankenpflegeversicherung waren neben den betrieblichen Aufwendungen neu auch die Investitionskosten für betriebsnotwendige Bauten und medizinische Anlagen abzugelten. Die Finanzierung erfolgte neu über eine Rechnungsstellung für erbrachte stationäre Leistungen an den Kanton. 45 % waren dabei durch den Grundversicherer der Patienten und die restlichen 55 % durch den Kanton zulasten der Steuerzahlenden zu decken. Der zunehmende Kostendruck stellte die Psychiatrie Baselland mit ihrer beziehungsorientierten, individuellen Behandlungs- und Betreuungsform vor grosse Herausforderungen.

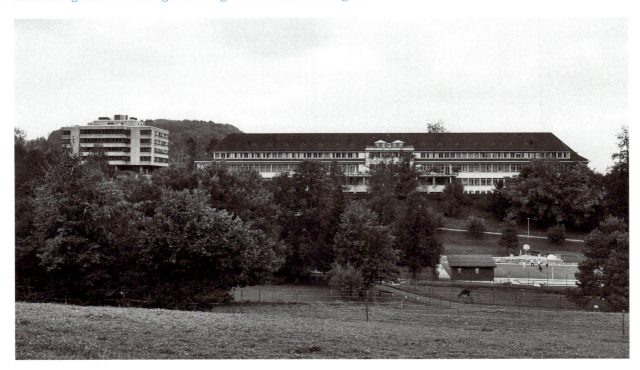

Somit brachte die neue Spitalfinanzierung eine eigentliche Umsteuerung des Systems, weg von der Kosten-, hin zur Leistungsfinanzierung. Das «Unternehmen Spital» sollte neu im Wettbewerb mit anderen öffentlichen Spitälern und Privatspitälern stehen – ein Wettbewerb, der aber nicht frei, sondern durch klare Rahmenbedingungen gekennzeichnet sein sollte. So verlangte das Krankenversicherungsgesetz nun von allen Spitälern, dass sie über geeignete Führungsinstrumente verfügen: Zur Ermittlung ihrer Betriebs- und Investitionskosten und zur Erfassung ihrer Leistungen nach einheitlicher Methode müssen sie eine Kostenrechnung und eine Leistungsstatistik führen. Sie sollen alle Daten enthalten, die für die Beurteilung der Wirtschaftlichkeit, für Betriebsvergleiche, für die Tarifierung und für die Spitalplanung erforderlich sind. Die Finanzierung der Spitäler hatte neu über eine Rechnungsstellung des Spitals an den Kanton für erbrachte stationäre Leistungen zu erfolgen. Maximal 45 % der Spitalkosten waren dabei durch den Grundversicherer der Patienten zu decken oder – anders gesagt – zulasten der Prämienzahlenden. Die restlichen mindestens 55 %, zuzüglich der gemeinwirtschaftlichen Leistungen und der Kosten für Lehre und Forschung, waren durch den Kanton zulasten der Steuerzahlenden zu decken. Auf die gemeinwirtschaftlichen Leistungen wird weiter unten noch ausführlich eingegangen.

Bereits 2008 waren mit verschiedenen Massnahmen wichtige Vorbereitungsschritte im Hinblick auf die neue Spitalfinanzierung auf kantonaler Ebene erfolgt bzw. eingeleitet worden. Wie die Akutspitäler wurden auch die Kantonalen Psychiatrischen Dienste neu auf der Basis eines sogenannten «Globalbudgets» finanziert. Ebenfalls zum Jahr 2008 wurden die betriebsnotwendigen Gebäude und Anlagen zum Restbuchwert in die Bilanzen der Spitalbetriebe überführt. Seitdem erscheinen die Kosten für die Instandhaltung und Instandsetzung der betriebsnotwendigen Gebäude und Anlagen in der jeweiligen Spitalrechnung. Die Spitalbetriebe waren neu für Überwachung, Unterhalt, Veränderung, Betrieb und Dokumentation der Gebäude und Anlagen verantwortlich. Der Regierungsrat unterbreitete dem Landrat jeweils im Rahmen des jährlichen Voranschlages die Globalbudgets der Spitalbetriebe zur Beschlussfassung. Mit der Einführung des Globalbudgets wurde die Defizitdeckung der Spitalrechnungen abgeschafft. Die Abgeltung des Kantons für die erbrachten Leistungen der Spitäler erfolgt aber noch auf der Basis eines Globalbeitrages, der aus dem Saldo von Aufwand und Ertrag resultiert.[514]

«Die Einführung des Globalbudgets und damit die Erweiterung des unternehmerischen Spielraums war ein wichtiger Schritt in die richtige Richtung», hielt Direktor Hans-Peter Ulmann nach den ersten Erfahrungen mit den erwähnten Umstellungen fest. Der budgetierte Saldo der Kantonalen Psychiatrischen Dienste konnte 2008 trotz Mehrleistungen und höheren Personalkosten um rund 3,4 Mio. Franken unterschritten werden. Erstmals konnte ein Teil dieses erwirtschafteten Überschusses, nämlich 50 % bzw. 1,7 Mio. Franken, den eigenen Reserven zugewiesen werden.[515] Auch 2009 konnten Rücklagen in Höhe von rund 1 Mio. Franken gebildet werden. Die Kantonalen Psychiatrischen Dienste sahen sich als Unternehmen gut auf den durch die Revision des Krankenversicherungsgesetzes stärker liberalisierten Gesundheitsmarkt ab 2012 vorbereitet. Neben dem positiven finanziellen Betriebsergebnis war dies insbesondere dem Umstand zuzuschreiben, dass sich Angebot und Nachfrage gut deckten und die hohe Qualität der erbrachten Leistungen anerkannt wurde. Trotzdem wolle man sich noch weiter auf die Zeit ab 2012 vorbereiten, gab Hans-Peter Ulmann die Zielsetzung vor. Konkret meinte er damit die Weiterentwicklung des ambulanten und stationären Therapieangebotes, die Optimierung der agogischen Angebote im Behindertenbereich sowie die permanente Verbesserung der Kostenstruktur.[516] Die Kantonale Psychiatrische Klinik bereite sich ohne Angst, aber mit vorausschauender Sorgfalt auf die nächsten Jahre vor, die eingreifende gesundheitspolitische Veränderungen bringen würden, ergänzte Chefarzt Prof. Joachim Küchenhoff im Geschäftsbericht 2009. Man fühle sich gut gerüstet, «um im Konzert der anderen Kliniken erfolgreich zu bestehen». Man sei «nicht erfüllt von Konkurrenzgedanken, sondern vom Wunsch, neben anderen und mit anderen zusammen, da wo es sinnvoll und notwendig ist, die beste und auch die wirtschaftlich angemessenste Behandlung für jene Menschen zu bieten, die sie wirklich brauchen».[517]

Nach Inkrafttreten der neuen Spitalfinanzierung wurde das Abgeltungssystem für die Akutspitäler durch eine Abgeltung pro Fall ersetzt – die sogenannte «Fallpauschale», welche die bisherige Tagespauschale ablöste. In der Psychiatrie blieb man hingegen vorerst bei den Tagespauschalen. Hier liessen sich keine fallbezogenen Pauschalen herausarbeiten, welche die Diagnosen ausreichend differenzierend und präzise mit den für die Behandlung anfallenden Kosten verbanden. Zu unterschiedlich sind die Krankheitsverläufe bei psychiatrischen Patienten. Die Tagespauschalen werden jedoch künftig nach Diagnose, Nebendiagnose, Schweregrad der Erkrankung, Alter und Aufenthaltsdauer für den einzelnen Patienten differenziert berechnet. Mit der neuen Tarifstruktur «TARPSY» wird damit auch für die Psychiatrie ein neues Abgeltungssystem für stationäre Behandlungen auf Basis diagnosebezogener Fallpauschalen eingeführt. Die Einführung wurde auf den 1. Januar 2018 beschlossen.[518] Abzuwarten gilt, welchen Einfluss das neue Tarifsystem und allenfalls notwendige Kostenanpassungen auf den therapeutischen Ansatz der Psychiatrie Baselland mit seinen nachhaltigen Ergebnissen haben wird. Im Fokus steht dabei insbesondere die beziehungsorientierte und Psychotherapie-intensive Psychiatrie. Dass eine beziehungsorientierte Behandlung und Pflege auch weiterhin im Vordergrund stehen müsse, betonte ausdrücklich Hans-Peter Ulmann, der seit der Verselbständigung 2012 als CEO amtet. Dies unterstreiche, so Ulmann, der Slogan «Verstehen, vertrauen», den Prof. Küchenhoff für die Psychiatrie Baselland vorgeschlagen hatte. Das sei das «Geschäftsmodell» der Psychiatrie Baselland, Kern des therapeutischen Alltags, Grundlage für das Vertrauen der zuweisenden Ärzte und Therapeuten, letztlich Basis des Erfolgs. Trotz engen wirtschaftlichen Spielraums strebt man sozusagen die Quadratur des Kreises an: eine anerkannt hohe Qualität der Leistungen bei knappem Einsatz der Mittel.

«Diese Schere kann sich jedoch nicht beliebig öffnen», so Ulmann, «wir wollen dem sensiblen System Psychiatrie Baselland Sorge tragen, damit wir unsere Aufgaben weiterhin auf hohem Niveau erfüllen können. Die Psychiatrie Baselland muss stets Synthese zwischen Wirtschaftlichkeit und nachhaltigem, therapeutischem Handeln sein. Mit Kopf, Herz und Engagement für unsere Patientinnen und Patienten.»[519]

Der zunehmende Kostendruck, eine Folge markanter Kostensteigerungen im schweizerischen Gesundheitswesen, stellte und stellt die Psychiatrie Baselland vor schwer zu lösende Aufgaben: Der Stellenplan wurde den enger werdenden ökonomischen Rahmenbedingungen angepasst. Zugleich wollten Leitung und Mitarbeitende an der beziehungsorientierten, individuellen Behandlungs- und Betreuungsform, dem Profil der Psychiatrie Baselland, festhalten. Es galt, die hohen Ansprüche und Anforderungen mit den gekürzten Mitteln so in Einklang zu bringen, dass die Mitarbeitenden persönlich nicht darunter leiden mussten. Nicht nur in Baselland, sondern schweizweit mussten und müssen psychiatrische Institutionen mit diesem Spannungsfeld fertigwerden.

Die Schaffung einer öffentlich-rechtlichen Anstalt

Wie oben erwähnt, bestand eine zentrale Herausforderung der kantonalen Politik auch darin, die juristische Form der Spitalbetriebe und der Psychiatrischen Dienste zu klären. Dies geschah in Baselland mit der 2011 beschlossenen und 2012 vollzogenen Verselbständigung der drei Akutspitäler in Liestal und Laufen sowie auf dem Bruderholz zu einer gemeinsamen öffentlich-rechtlichen Anstalt «Kantonsspital Baselland» sowie der Kantonalen Psychiatrischen Dienste zu einer eigenständigen öffentlich-rechtlichen Anstalt «Psychiatrie Baselland». Damit sollte eine optimale Ausgangslage im neu entstehenden und vom revidierten Krankenversicherungsgesetz geförderten wettbewerbsorientierten Versorgungsmarkt geschaffen werden. Konkrete Ziele waren die Ausschöpfung der Synergiepotentiale und die Sicherstellung effizienter und qualitativ hochstehender Leistungen im Bereich der Akutsomatik sowie der psychiatrischen Versorgung für den Kanton Basel-Landschaft. In diesem Zusammenhang legte der Regierungsrat auch seine Eigentümerstrategie fest und wählte für die beiden öffentlich-rechtlichen Anstalten je einen Verwaltungsrat, der an die Stelle von Gesundheitsdirektion, Regierungsrat und Parlament trat.

Bei der Verselbständigung war auch geprüft worden, ob für die Spitalbetriebe und die Psychiatrie getrennte Betriebsgesellschaften geschaffen oder ob sie in einer gemeinsamen Betriebsgesellschaft zusammengefasst werden sollen. Im Ergebnis wäre bei der Zusammenfassung aller Einrichtungen in einer einzigen Betriebsgesellschaft ein komplexes Gebilde entstanden. Es war zudem zu berücksichtigen, dass sich steigende Grösse einer Institution sowie zunehmende Uneinheitlichkeit der Aufgaben tendenziell negativ auf die Flexibilität der Organisation auswirken. Auch die Effizienz und die Wirtschaftlichkeit wären negativ beeinflusst worden. Die Synergien wären aufgrund der Unterschiedlichkeit

DIE VERWALTUNGSRATSPRÄSIDENTIN ALICE SCHERRER Nach den neuen Regeln der Spitalfinanzierung mit leistungsbezogenen Tarifen und freier Spitalwahl wurden 2012 die Kantonalen Psychiatrischen Dienste aus der kantonalen Verwaltung ausgegliedert. In Form einer eigenständigen öffentlich-rechtlichen Anstalt – der «Psychiatrie Baselland» – wurden sie verselbständigt. Aus organisatorischen Überlegungen und Erfahrungen waren für die Spitalbetriebe und die Psychiatrie getrennte Betriebsgesellschaften geschaffen worden. Im Rahmen der Verselbständigung legte der Regierungsrat eine Eigentümerstrategie fest und wählte einen Verwaltungsrat. Dieser trat an die Stelle von Gesundheitsdirektion, Regierungsrat und Parlament. 2013 übernahm Alice Scherrer das Präsidium der Psychiatrie Baselland.

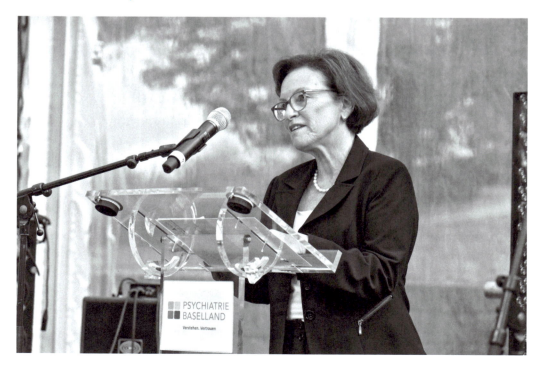

der Fachgebiete im Kerngeschäft limitiert gewesen. Ausserdem wären in der Führung teilweise parallele Strukturen notwendig geworden. Deshalb wurde die ursprüngliche Idee der Zusammenfassung der Spitalbetriebe und der Psychiatrie nicht weiterverfolgt. Aus organisatorischen Überlegungen und Erfahrungen wurden getrennte Betriebsgesellschaften geschaffen. Kurz gesagt: Es waren letztlich die verschiedenen Welten, die als zu unterschiedlich empfunden worden waren. Tatsächlich wurden nur in wenigen Kantonen – z. B. Solothurn, Schaffhausen, Thurgau – gemeinsame Gesellschaften gebildet. In den meisten Kantonen, wie z. B. Luzern, Bern, Aargau, Graubünden, St. Gallen, Basel-Stadt, im weiteren Sinne auch in Zürich u. a., waren getrennte Organisationen geschaffen worden.[520] Es sei «sehr positiv aufgenommen» worden, die Baselbieter Psychiatrie weiterhin als eigenständiges Unternehmen zu positionieren, kommentierte Direktor Hans-Peter Ulmann den entsprechenden Regierungsentscheid. Zu gross seien die Unterschiede zwischen den Psychiatrischen Diensten und den akutsomatischen Kantonsspitälern, zu klein die möglichen Synergien gewesen.[521]

Im März 2012 nahm der Verwaltungsrat seine Tätigkeit auf, wobei der Verwaltungsrat der Psychiatrie Baselland in Personalunion auch als Verwaltungsrat des Kantonsspitals Baselland amtete. Als erster Präsident führte Dieter Voellmin den Verwaltungsrat bis Ende 2012. Die Doppelbelastung als Präsident von Kantonsspital und Psychiatrie Baselland bewog ihn, das Präsidium der Psychiatrie Baselland per Januar 2013 an Alice Scherrer abzugeben. «Ich freue mich, den erweiterten Handlungsspielraum zugunsten der Baselbieter Bevölkerung und der Region auszuloten und innovativ zu nutzen», beschrieb Alice Scherrer als neue Präsidentin des Verwaltungsrates die Motivation für ihre Tätigkeit zugunsten der verselbständigten Psychiatrie Baselland. Sie konnte für das erste Jahr der «neuen Zeitrechnung» ein positives Fazit ziehen. Dies sei angesichts der komplexen täglichen Arbeit mit den Patientinnen und Patienten und der laufenden Projekte zur Weiterentwicklung der Psychiatrie eine bemerkenswerte Leistung. «Sie ist umso höher zu bewerten», so Scherrer, «als so prägende Veränderungen zu bewältigen waren wie der Wechsel zur neuen Rechtsform, die neue Spitalfinanzierung und die Umsetzung eines neuen Rechnungslegungsmodells.» Bereits nach einem Jahr seien die Neuerungen implementiert gewesen.[522]

Die Neuordnung der Eigentumsverhältnisse

Wie bereits erwähnt, betraf der Systemwechsel durch die Einführung des neuen Tarifsystems im Schweizer Gesundheitssystem auch die Finanzierung der Spitalimmobilien. Ab dem Jahr 2012 waren neben den Betriebskosten auch die Gebäudeinvestitionen und die Grundstücksverzinsung Bestandteile der Fallpauschalen – unabhängig davon, ob die Betriebsgesellschaften die Gebäude zukünftig besitzen oder mieten sollten. Im Rahmen der Ausgliederung wurden die Immobilien an das Kantonsspital Baselland und an die Psychiatrie Baselland übertragen, sodass die Mietvariante nicht mehr weiterverfolgt wurde. Auch die Übertragung an eine neu zu schaffende «Spital-Immobiliengesellschaft» wurde verworfen, da sie als zu kompliziert erachtet wurde.

Konkret wurden die Eigentumsverhältnisse zwischen dem Kanton und der Psychiatrie Baselland so geregelt, dass die Grundstücke im Eigentum des Kantons verblieben und künftig der Psychiatrie Baselland in Form von verzinslichen Baurechten zur Verfügung gestellt wurden. Die Immobilien wurden der Psychiatrie Baselland gegen Gewährung zweier Darlehen per Ende 2011 in der Höhe von rund 36,1 Mio. Franken sowie von rund 0,4 Mio. Franken abgetreten. Diese Kapitalausstattung in Form von Darlehen wurde durch eine Sacheinlage ergänzt, zu der die damals vorhandenen Betriebseinrichtungen der Kantonalen Psychiatrischen Dienste gehörten.[523]

Mit anderen Worten: Bei der Verselbständigung der Psychiatrie Baselland per 1. Januar 2012 gingen lediglich die Betriebseinrichtungen ins Eigenkapital über. Es betrug bei der Ausgliederung 7,4 Mio. Franken, was einer Eigenkapitalquote von 12,9 % entsprach. Wie der schweizweite Vergleich zeigt, wurde keine andere Psychiatrieklinik mit einer derart tiefen Eigenkapitaldecke in die Selbständigkeit entlassen. So lagen die Eigenkapitalquoten der anderen 14 ausgegliederten Psychiatriekliniken zwischen knapp 21 und rund 87 %. Auch im innerkantonalen Vergleich mit den Akutspitälern zeigte sich die tiefe Ausstattung, verfügte doch das Kantonsspital Baselland bei der Ausgliederung immerhin über eine Eigenkapitalquote von 36 %.

Diese Situation wurde noch dadurch akzentuiert, dass die vom Kanton an die Psychiatrie abgetretenen Anlagen und Gebäude veraltet und sanierungsbedürftig waren und dementsprechend ein grosser Investitionsbedarf bestand. Einzelne Gebäude und Abteilungen entsprachen nicht mehr den räumlichen Anforderungen eines modernen, zeitgemässen Klinikbetriebs. Dies betraf vor allem zwei Klinikgebäude. Die Bahnlinie teilte zudem das Areal der Psychiatrie Baselland in zwei verschiedene Zonen. Auch entsprach die räumlich grosse Distanz in der Erwachsenenpsychiatrie zwischen den ambulanten, den teilstationären und den stationären Angeboten nicht mehr dem optimalen Ablauf und Behandlungspfad einer psychiatrischen Institution.

Nach gründlicher Analyse und mehrjähriger Planung wurde deshalb vom Verwaltungsrat der Masterplan für einen «Campus Liestal» verabschiedet. Das Projekt sah vor, die sanierungsbedürftige Infrastruktur zu erneuern und auf dem Gelände westlich der Bahnlinie zu konzentrieren. Damit sollten die Leistungen effizienter, wettbewerbsfähiger, namentlich auch kostengünstiger, und entsprechend den Bedürfnissen der Patientinnen und Patienten erbracht werden können. Der Masterplan richtete sich baulich nach der in den Vorjahren realisierten, weiter oben dargestellten fachlichen Reorganisation der Erwachsenenpsychiatrie in die Schwerpunktzentren für Krisenintervention, Abhängigkeitserkrankungen, spezifische Psychotherapien und Psychosomatik, psychosoziale Therapien, Alterspsychiatrie sowie die Privatklinik. Vorgesehen wurde eine Umsetzung des Masterplans bis Ende 2023. Den zusätzlich projektierten Ersatzbau für die Kinder- und Jugendpsychiatrie in Liestal eingeschlossen, wurde mit einem Investitionsvolumen von rund 120 Mio. Franken gerechnet.[524]

Korrekturen bei der Kapitalausstattung

Die Anfragen bei Banken hatten indessen gezeigt, dass die Kreditmarktfähigkeit der Psychiatrie Baselland im Hinblick auf künftige Investitionen nicht gegeben war. Bis auf weiteres konnte die neue Betriebsgesellschaft damit die notwendigen Investitionen in bestehende und neue Infrastrukturen nicht vornehmen.

Die ersten Geschäftsjahre seit der Verselbständigung konnte die Psychiatrie Baselland jeweils mit Gewinn abschliessen. Aufgrund dieser betrieblichen Ergebnisse konnte das Eigenkapital bis ins Jahr 2016 von 7,4 Mio. auf knapp 18 Mio. Franken mehr als verdoppelt werden, womit die Eigenkapitalquote von 12,9 immerhin auf 23,15 % stieg. Trotzdem genügte diese Quote weiterhin nicht den Anforderungen der Finanzdienstleister, gehen diese doch für eine Kreditmarktfinanzierung von einer Eigenkapitalquote von rund 30 % nach Abschluss des Bauwerks aus. Man konnte es drehen und wenden, wie man wollte: Aus eigener Kraft war eine für die Kreditmarktfähigkeit ausreichende Eigenkapitalquote innert nützlicher Frist nicht zu erreichen.

Neben einer genügenden Eigenkapitalquote lag die grösste finanzielle Herausforderung der verselbständigten Psychiatrie Baselland noch in einem weiteren Punkt. Es

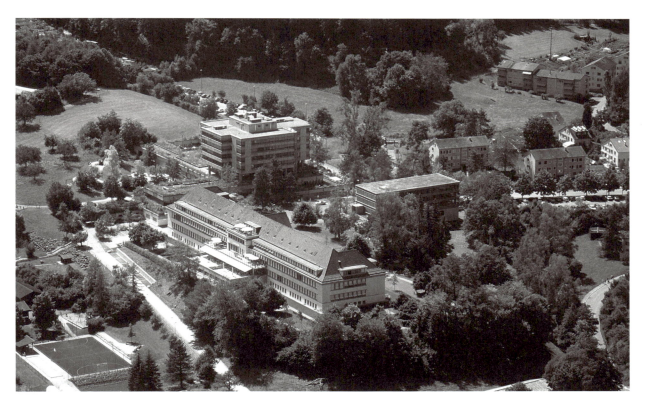

IMMOBILIEN, INVESTITIONEN, EIGENKAPITAL Im Rahmen der Ausgliederung im Jahr 2012 wurden die Immobilien gegen Gewährung von Darlehen an die Psychiatrie Baselland übertragen. Ergänzt wurde diese Kapitalausstattung durch eine Sacheinlage aus den damals vorhandenen Betriebseinrichtungen der Kantonalen Psychiatrischen Dienste. Diese bildete bei der Verselbständigung das Eigenkapital, wobei die Eigenkapitalquote lediglich 12,9% betrug. Gleichzeitig bestand ein grosser Investitionsbedarf – die vom Kanton an die Psychiatrie abgetretenen Anlagen und Gebäude waren veraltet und sanierungsbedürftig. Im Hinblick auf künftige Investitionen war die Kreditmarktfähigkeit der Psychiatrie Baselland jedoch nicht gegeben. Die Lösung lag schliesslich in der nachträglichen Umwandlung des gewährten Darlehens für die Übernahme der Immobilien in Eigenkapital.

ging darum, die betriebsnotwendige EBITDA-Marge zu erreichen – wobei mit EBITDA der Betriebsgewinn vor Zinsen, Steuern, Abschreibungen gemeint ist. Die Psychiatrie Baselland hat zwar keine Steuern zu entrichten, da sie als öffentlich-rechtliche Anstalt davon befreit ist. Gleichwohl stand die neue Betriebsgesellschaft vor einer grossen Herausforderung: Eine Studie der Wirtschaftsprüfer von *PricewaterhouseCoopers* aus dem Jahr 2012 war zum Schluss gekommen, dass in der Spitalbranche der Schweiz eine für nachhaltiges Wirtschaften als notwendig bezeichnete EBITDA-Marge von mindestens 10% für somatische Spitäler und 8% für psychiatrische Institutionen erreicht werden sollte. Die entsprechenden Werte der Psychiatrie Baselland lagen zu Beginn ihrer Verselbständigung unter dieser Grundmarke. Dies lässt sich etwa anhand des Rechnungsjahres 2015 illustrieren: Allein in diesem Jahr hätte ein um rund 7 Mio. Franken besseres Betriebsergebnis vor Abschreibungen ausgewiesen werden müssen, auch wenn die EBITDA-Marge immerhin bei 7,2% lag. Allerdings hatten auch andere Schweizer Spitäler und Psychiatrien mit dem gleichen Problem zu kämpfen. So lag der Median bei der EBITDA-Marge laut einer Stichprobe von *PricewaterhouseCoopers* mit neun Schweizer Psychiatrien inklusive des Jahrs 2014 bei 5,8%.

Die Psychiatrie Baselland befand sich damit in einer klassischen Zwickmühle: Ohne Renovations- und Investitionstätigkeit war keine Stärkung der Kosten- bzw. der

Ertragsbasis und damit des Eigenkapitals möglich, und ohne ausreichend Eigenkapital wiederum waren die betriebsnotwendigen Investitionen nicht möglich. Demgegenüber musste es aus Sicht des Kantons darum gehen, ein gesundes und selbständiges Unternehmen mit einer entsprechenden finanziellen Basis in seinem Portfolio zu haben. Letzteres war trotz diverser eingeleiteter und umgesetzter Massnahmen bei der Psychiatrie Baselland nicht der Fall. Somit bestand ein erhebliches Risiko für eine Nachschusspflicht durch den Kanton. Auch die Werthaltigkeit des Darlehens wie auch des Dotationskapitals war mittelfristig nicht mehr sichergestellt. Deshalb war der Kanton als Eigentümer gefordert, eine Lösung für die Kreditmarktfähigkeit der Psychiatrie Baselland zu finden und die bei der Auslagerung zu tiefe Kapitalausstattung zu korrigieren. Die Lösung lag in der Umwandlung des gewährten Darlehens von 36,1 Mio. Franken für die Übernahme der Immobilien in Eigenkapital. Diese Massnahme stellte sicher, dass die Psychiatrie Baselland genügend Eigenkapital für die Kreditmarktfähigkeit aufweisen konnte. Damit konnte ihre Selbständigkeit gestärkt und letztlich gewahrt sowie das Risiko für eine Nachschusspflicht durch den Kanton gemindert werden.[525]

Mit dieser nachträglichen Umwandlung des Darlehens in Dotationskapital erreichte die Psychiatrie Baselland eine solide finanzielle Basis mit einer Eigenkapitalquote von 69,7 %. Buchhalterisch stellte die Transaktion einen Aktivtausch innerhalb des Verwaltungsvermögens des Kantons dar. Dies führte konkret zu einer Abnahme der aktivierten Grundstücke und einer Zunahme der Beteiligungswerte. Netto betrachtet führten diese Transaktionen also nicht zu einer Veränderung der Summe der Aktiven, d. h., sie war für den Kanton bilanzneutral. Negative Auswirkungen ergaben sich jedoch bei der Erfolgsrechnung des Kantons, indem während der vereinbarten Laufzeit des ursprünglich gewährten Darlehens bis ins Jahr 2036 Zinserträge in Höhe von 36 Mio. Franken wegfielen. Die Verschlechterung der Erfolgsrechnung konnte jedoch verhindert werden, indem der Verwaltungsrat der Psychiatrie Baselland dem Kanton Ersatzzahlungen in Aussicht stellte.[526]

Die Sicherstellung der besonderen sozialpsychiatrischen Leistungen

Die neue Spitalfinanzierung, welche durch die Revision des Krankenversicherungsgesetzes per 2012 ausgelöst worden war, brachte nicht nur den Übergang von der Kosten- zur Leistungsfinanzierung sowie die Umsetzung der weiter oben beschriebenen organisatorischen, juristischen und finanzpolitischen Massnahmen. Mit der Änderung der Finanzierung mussten auch die Kosten für die sogenannten gemeinwirtschaftlichen und weiteren besonderen Leistungen, die bisher über das Globalbudget abgegolten worden waren, ausgeschieden werden. Oder anders ausgedrückt: Die leistungsbezogenen Vergütungen in Form von Pauschalen durften künftig keine Kostenanteile mehr für gemeinwirtschaftliche Leistungen enthalten.

Zu den gemeinwirtschaftlichen Leistungen gehört neben der Aufrechterhaltung von Spitalkapazitäten aus regionalpolitischen Gründen insbesondere die Ausbildung der Assistenzärzte in der Zeit vom Staatsexamen bis zum ersten Facharzttitel, die gemäss den Verhandlungen zwischen Bund und Kantonen ausserhalb der Spitalfinanzierung abgegolten werden muss. 2012 waren an der Psychiatrie Baselland insgesamt 43 Assistenzärzte beschäftigt – dementsprechend war deren Aus- und Weiterbildung finanziell zu regeln. Dazu kamen die Weiterbildungskosten der graduierten Psychologinnen und Psychologen. 2012 umfasste dies 31 Pauschalen. Der Psychiatrie Baselland wurde vom Kanton zudem der Leistungsauftrag zum Betrieb einer 24-Stunden-Notfallstation erteilt. Da die Tarife hier nur die direkte Leistungszeit, nicht aber den Bereitschaftsdienst abdecken, handelt es sich ebenfalls um gemeinwirtschaftliche Leistungen.

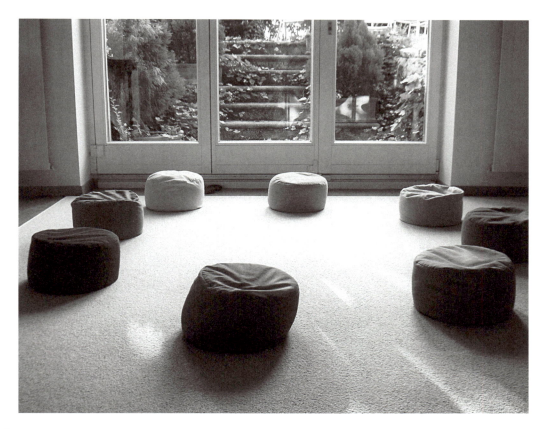

TAGESSTÄTTE MÜNCHENSTEIN – ERHALTUNG AMBULANTER ANGEBOTE Die Tarife durften unter dem neuen Krankenversicherungsgesetz keine Kostenanteile mehr für gemeinwirtschaftliche und weitere besondere Leistungen enthalten. Diese Leistungen mussten deshalb vom Kanton künftig speziell abgegolten werden. Neben Aufwendungen für die Weiterbildung von Ärzten und Psychologen befanden sich darunter insbesondere Leistungen aus dem ambulanten Bereich, welche im Rahmen der Sozialpsychiatrie erbracht wurden. In wiederkehrenden Verhandlungen galt es zu verhindern, dass bei den Angeboten, welchen seit den späten 1970er-Jahren in der psychiatrischen Versorgung des Kantons eine ganz besondere Bedeutung zukam, ein Abbau stattfinden würde. Letztlich galt es, eine Verlagerung vom ambulanten und tagesklinischen Bereich (im Bild die Tagesstätte Münchenstein) in den stationären Bereich zu verhindern.

Speziell im Fokus der Verhandlungen zwischen dem Kanton und der Psychiatrie Baselland standen jedoch die weiteren «besonderen Leistungen», die abgegolten werden sollten. Darunter figurierten insbesondere Leistungen aus dem ambulanten Bereich, welche im Rahmen der Sozialpsychiatrie erbracht wurden. Es ging dabei unter anderem um Dolmetscherkosten, psychosoziale rehabilitative Behandlungen, Kinderschutz sowie Beratung von Institutionen, Behörden und Fachpersonen. Diese Leistungen fielen in der Regel in die Zuständigkeit des Externen Psychiatrischen Dienstes (EPD), welcher als ambulante Einrichtung seine Leistungen über den TARMED-Tarif – d. h. den Tarif für ambulante ärztliche Leistungen in der Schweiz – abrechnen konnte. Der TARMED berücksichtigte aber beispielsweise den Mehraufwand für die Behandlung von fremdsprachigen Patientinnen und Patienten mit Migrationshintergrund nicht. Auch waren weitere im TARMED nicht berücksichtigte Leistungen des EPD notwendig und sinnvoll, um lange stationäre Aufenthalte möglichst zu verhindern. Darunter fielen im Rahmen des sogenannten Case Managements Kontakte mit Angehörigen, Sozialbehörden, Gemeindebehörden, Jugendämtern, Arbeitgebern, Sozialversicherungen, Schulen, Vermietern. Unerlässlich waren auch die Unterstützung von psychiatrischen Patientinnen und Patienten bei der

Suche nach angemessenen Wohn-, Arbeits- und Betreuungsmöglichkeiten sowie die fachliche Koordination innerhalb der Helfernetzwerke. All diese zeitaufwendigen Leistungen ausserhalb der reinen Behandlungspflege wurden vom ambulanten Tarifwerk TARMED nicht erfasst. Nun musste das Defizit des EPD, das vormals über das Globalbudget ausgeglichen worden war, neu über die besonderen Leistungen durch den Kanton abgedeckt werden.[527]

Dies war deshalb besonders wichtig, weil eine Verlagerung vom ambulanten und tagesklinischen Bereich in den stationären Bereich verhindert werden sollte. Letztlich galt es, einen Abbau abzuwenden bei den Angeboten der Sozialpsychiatrie, welchen seit den späteren 1970er-Jahren in der psychiatrischen Versorgung des Kantons stets eine ganz besondere Bedeutung zugekommen war.[528] Die neue Regelung mit dem Kanton wurde deshalb besonders wichtig. Dank der gut ausgebauten ambulanten Versorgung konnte die Zahl der Psychiatriebetten im Kanton Basel-Landschaft im Vergleich mit anderen Kantonen sehr tief gehalten werden. «Würde inskünftig auf die ambulanten und zum Teil nicht verrechenbaren Leistungen verzichtet, müsste mit weitreichenden Folgen für den Kanton gerechnet werden», wies Hans-Peter Ulmann auf die Konsequenzen eines Abrückens von den Zielsetzungen des bewährten Psychiatriekonzepts Basel-Landschaft hin.

«Es käme zu mehr stationären Aufenthalten, unsere bereits voll belegte Klinik müsste erweitert werden oder die Leistungen müssten in andern Kantonen teurer eingekauft werden, andere kantonale Institutionen wie Sicherheits-, Sozial- und Bildungsinstitutionen würden mehr beansprucht, es gäbe mehr Arbeitsausfälle von Patienten, Sozialhilfe- und Eingliederungsmassnahmen würden zunehmen usw.»[529]

Solche Befürchtung hatte einen durchaus realen Hintergrund in der kantonalen Politik. Der Betrag zur Finanzierung der gemeinwirtschaftlichen und besonderen Leistungen betrug für 2012 insgesamt rund 5,6 Mio. Franken. Diese Summe war zwischen der Psychiatrie Baselland und der Volkswirtschafts- und Gesundheitsdirektion für das erste Jahr als selbständige Gesellschaft ausgehandelt worden. Sie war in zwei Runden von ursprünglich knapp 7,9 Mio. Franken über 6,35 Mio. Franken auf den letztendlich bewilligten Betrag heruntergekürzt worden. Zu den Kürzungen hatte insbesondere das Case Management, das durch den EPD erbracht wurde, beizutragen. Im Landrat wurde deshalb auch eine Interpellation eingereicht, die vor einem Abrücken vom erfolgreichen Psychiatriekonzept des Kantons und dem Grundsatz «ambulant vor stationär» warnte.[530] Tatsächlich hinterliess die zu tiefe kantonale Abgeltung im Jahr 2012 eine markante Deckungslücke. Mit Leistungssteigerungen in anderen Bereichen konnte diese einmalig überbrückt und damit auf einen Abbau verzichtet werden.[531] Für 2013 erfolgte aufgrund einer Korrektur in Form von «Nachkalkulationen» dann eine Anhebung der Abgeltungen auf rund 8,3 Mio. Franken. Damit sollten Finanzierungslücken künftig vermieden werden.[532] In dieser Grössenordnung lag auch der Betrag von 8 Mio. Franken, der für die Jahre 2014 bis 2016 als fixer jährlicher Betrag für die gemeinwirtschaftlichen Leistungen zur Verfügung stehen sollte. Mit der dreijährigen Vereinbarung wurde der Psychiatrie Baselland eine stärkere unternehmerische Flexibilität mit Anreizen für Effizienzsteigerungen und gleichzeitig eine grössere Planungssicherheit gewährt.[533] Zu dieser Korrektur hatte nicht zuletzt auch das entschlossene Engagement des Verwaltungsrates geführt.

Indes drohte ab 2017 im Gesamtkontext der Sparanstrengungen des Regierungsrates ein erneuter Rückschlag. Per regierungsrätlichem Sparauftrag sollte der Beitrag für die gemeinwirtschaftlichen und besonderen Leistungen von 8 Mio. Franken wieder auf 5,5 Mio. Franken gekürzt werden. In den Verhandlungen mit dem Regierungsrat konnte die Senkung auf 0,6 Mio. Franken begrenzt werden. Nach der Bestätigung des Verhandlungsergebnisses durch den Landrat können die gemeinwirtschaftlichen und besonderen Leistungen der Psychiatrie Baselland für die Jahre 2017 bis 2019 mit einer jährlichen Pauschale von 7,4 Mio. Franken abgegolten werden.[534]

Unter dem revidierten Krankenversicherungsgesetz konnte per 1. Januar 2012 auch die bisherige finanzielle Beteiligung des Kantons am Tierpark Weihermätteli nicht mehr weitergeführt werden. Als Teil der grünen Umgebung der Psychiatrischen Klinik kam dem Tierpark, der gemeinsam mit der Gärtnerei in den Bereich Wohnen und Arbeiten integriert worden war, eine wichtige Bedeutung zu. Er diente nicht nur Patientinnen und Patienten auf dem Weg ihrer Genesung, ermöglichte willkommene Begegnungen mit der Bevölkerung und begünstigte damit die erwünschte offene Psychiatrie und Entstigmatisierung. Der Tierpark war insbesondere auch eine gerne genutzte öffentliche Naherholungszone. Für das Jahr 2012 sprach der Regierungsrat eine einmalige Überbrückungszahlung aus dem Swisslos-Fonds von knapp 0,25 Mio. Franken. Ab den Folgejahren war der Tierpark nebst einem wesentlichen finanziellen Beitrag der Psychiatrie Baselland auf die Unterstützung der Stadt Liestal, der Bürgergemeinde Liestal, der umliegenden Gemeinden und weiterer institutioneller und privater Geldgeber angewiesen.[535] Um den Betrieb und die Finanzierung des Tierparks dauerhaft zu sichern, wurde durch die Psychiatrie Baselland die gemeinnützige Stiftung Tierpark Weihermätteli als Trägerschaft gegründet. Damit konnte dem hohen öffentlichen Interesse am Tierpark nachgekommen werden. Jean-Luc Nordmann aus Arlesheim, der früher als Direktor des Bundesamtes für Industrie, Arbeit und Gewerbe tätig war, übernahm das Amt des Stiftungsratspräsidenten. Neben ihm waren von Anfang an die Psychiatrie Baselland, die Stadt und die Bürgergemeinde Liestal im Stiftungsrat vertreten. Somit konnte der Tierpark als bedeutende, viel besuchte Einrichtung in der Region Basel erhalten und erfolgreich in die Zukunft geführt werden. So lädt der Tierpark weiterhin zu Spaziergängen und zum Verweilen ein.

Ein wichtiger Träger im Fundament, auf dem die Psychiatrie Baselland ihre Zukunft bauen kann, ist auch der neue Gesamtarbeitsvertrag (GAV). Dieser wurde gemeinsam mit dem Kantonsspital Baselland und den Sozialpartnern ausgehandelt. Die Verhandlungen seien «hart, aber fair» gewesen, fasste Hans-Peter Ulmann die Ergebnisse rückblickend aus Sicht der Arbeitgeberseite zusammen, um insbesondere zu betonen, dass «nur mit motivierten und engagierten Mitarbeitenden […] weiterhin hohe und höchste Qualität» geboten und das Profil der Psychiatrie Baselland im Markt gestärkt werden könne.[536] Mit dem Gesamtarbeitsvertrag wurden die Lohnklassen des bisherigen kantonalen Personalrechts durch Lohnbänder abgelöst und die fixen Erfahrungsstufen aufgehoben. Für das Gehalt massgebend ist neu auch eine individuelle Lohnkomponente unter Berücksichtigung von Erfahrung, Leistung und bisheriger Lage im Lohnband.[537] Der neue GAV konnte 2016 eingeführt werden.

«Es kommen weiterhin bewegte Zeiten auf uns zu, doch wir blicken optimistisch in die Zukunft», fasste Hans-Peter Ulmann die Perspektiven 2016 insgesamt zusammen. «Wir konnten in allen vergangenen Jahren eine sehr gute Basis für die weitere Entwicklung der Psychiatrie Baselland legen.»

ANHANG

ANMERKUNGEN

1. Vgl. Meier et al., 10.
2. Vgl. Schaffner (2007), 12; Schaffner (2012), 61.
3. Vgl. Burkhardt, 50ff.
4. Brändli; Lüthi; Spuhler, 23.
5. Andreas Manz, Psychiatrie Baselland – Wohin?, in: Synapse, Monatsblatt der Ärztegesellschaft Baselland und der Medizinischen Gesellschaft Basel-Stadt, 6/2006.
6. Einen ähnlichen Ansatz verfolgt der lutherische Kirchenhistoriker Volker Leppin in seiner neuen Biografie über Martin Luther (Darmstadt 2017), dessen methodischer Zugriff für diese Darstellung inspirierend wirkte.
7. StA BL, UE 4301, 06.061, Pfründerrodel 1809, No. 588.
8. Müller (2007), 76ff.; vgl. allgemein Foucault, 19ff.
9. Gauss, 17.3.1925.
10. Gilomen-Schenkel, 121.
11. Gilomen-Schenkel, 117.
12. Müller, 80.
13. Heyer, 297.
14. Müller, 35, 82.
15. Heim, 3.
16. Birmann (1894, I), 340–341.
17. Gauss, 17.8.1925.
18. Birmann (1894, II), 450–451.; Heim, 6.
19. Finzen, 10.
20. Watzka, 64.
21. StA BL, VR 3001, 301, Gesetz vom 17. Januar 1834, § 7.
22. Birmann (1894, I), 341.
23. Birmann (1894, II), 452.
24. Watzka, 63.
25. Ott, *Basellandschaftliche Zeitung*, 29.12.2005.
26. Schott; Tölle, 242–243.
27. Heim, 10–11.
28. Heim, 15.
29. Lutz, 6; Heim, 14.
30. StA BL, VR 3263, 32.20, Pfründerrodel 1768, No. 1.
31. StA BL, UE 4301, 06.01, Inventar 1810.
32. StA BL, StA BL, UE 4301, 06.01, Ordnungen über die beyden Armenhäuser in Liestal, passim.
33. Sutter, 6; Heim, 18.
34. StA BL, VR 3263, 32.20, Pfründerrodel 1768, passim.
35. Birmann (1894, I), 341; vgl. Gysin-Scholer, 210–211.
36. Gauss, 17.3.1925.
37. Wolfensberger, HLS.
38. INSA, 463.
39. StA BL, UE 4301, 06.01, Pfründerrodel 1809, passim.
40. StA BL, VR 3001, 301, Gesetz vom 17. Januar 1834, § 7.
41. Birmann (1894, I), 341.
42. Birmann (1990), 81.
43. Schott; Tölle, 239.
44. Schott; Tölle, 236.
45. Schott; Tölle, 242.
46. Ott (2004), 93ff.
47. StA BL, UE 4301, 06.01, Pfründerrodel 1809, No. 2.
48. StA BL, UE 4301, 06.01, Ankündigung der Stelle eines Siechenhauspflegers, 1810.
49. StA BL, UE 4301, 06.01, Ordnung vom 2. Januar 1811, passim.
50. StA BL, UE 4301, 06.01, Ordnung vom 2. Januar 1811, 16.
51. StA BL, UE 4301, 06.01, Ordnung vom 2. Januar 1811, 17.
52. StA BL, UE 4301, 06.01, Pfründerrodel 1809, No. 543.
53. StA BL, UE 4301, 06.01, Pfründerrodel 1809, No. 581.
54. StA BL, UE 4301, 06.01, Pfründerrodel 1809, No. 910.
55. StA BL, VR 3001, 585, Hausordnung vom 29. Juni 1850, § 8.
56. StA BL, UE 4301, 06.01, Inventar 1810, passim.
57. StA BL, UE 4301, 06.01, Ordnung vom 2. Januar 1811, 8.
58. StA BL, UE 4301, 06.01, Ordnung vom 2. Januar 1811, 12 (Speiseordnung).
59. StA BL, UE 4301, 06.01, Ordnung vom 2. Januar 1811, 14.
60. StA BL, UE 4301, 06.01, Ordnung vom 2. Januar 1811, 12 (Speiseordnung), 18.
61. Birmann (1894, I), 339–340.
62. Birmann (1894, II), 453.
63. StA BL, UE 4301, 06.01, Ordnung vom 2. Januar 1811, 23.
64. Basilea Reformata, 339.
65. StA BL, UE 4301, 06.01, Pfründerrodel 1809, No. 2.
66. Heim, 18.
67. StA BL, UE 4301, 06.01, Ordnung vom 2. Januar 1811, 12 (Speiseordnung).
68. StA BL, UE 4301, 06.01, Pfründerrodel 1809, passim.
69. StA BL, UE 4301, 06.01, Pfründerrodel 1809, No. 109.
70. StA BL, UE 4301, 06.01, Pfründerrodel 1809, No. 497.
71. StA BL, UE 4301, 06.01, Pfründerrodel 1809, No. 402 und 403.
72. StA BL, UE 4301, 06.01, Pfründerrodel 1809, No. 76 und 77.
73. StA BL, UE 4301, 06.01, Pfründerrodel 1809, No. 514.
74. StA BL, UE 4301, 06.01, Tagebuch 1858, 2. Januar 1858.
75. Heim, 34.
76. Heim, V.
77. Heim, 33.
78. StA BL, NA 2166, E2, Bericht vom 19. Februar 1851.
79. Birkhäuser, 73–74.
80. StA BL, NA 2166, E2, Bericht vom 6. September 1840.
81. StA BL, NA 2166, E2, Bericht vom 6. September 1840.
82. Haenel (1982), 82.
83. StA BL, NA 2166, E2, Bericht vom 6. September 1840.
84. StA BL, NA 2166, E2, Bericht vom 6. September 1840.
85. StA BL, NA 2166, E2, Programm vom 15. November 1836.
86. Haenel (1982), 89.
87. StA BL, NA 2166, E2, Bericht vom 6. September 1840.
88. Heim, 28.
89. StA BL, NA 2166, E2, Bericht vom 19. Juli 1848.
90. Heim, 29ff.
91. StA BL, NA 2166, E2, Bericht vom 19. Februar 1851.
92. Birmann (1872), 5; Rebsamen et al., 421.
93. Schott; Tölle, 260.
94. StA BL, NA 2166, E2, Bericht vom 6. September 1840.
95. Haenel, 86ff.
96. Finzen, 15.
97. Illenau, 5–6.
98. Porter, 104–105.
99. Heim, 30.
100. StA BL, NA 2166, E2, Bericht vom 6. September 1840.
101. Rippmann, 47.
102. Heim, 30.
103. Vgl. Birkner, 117, 121, 123–126.
104. Heim, 33.
105. StA BL, UE 4301, 06.01, Monatsrapport für den Mai 1855.
106. StA BL, UE 4301, 06.01, Tagebuch 1858, 6. und 9. Februar 1858.
107. Porter, 111ff.; Schott; Tölle, 247ff.
108. Illenau, 23.
109. Haenel, 94.

110　Heim, 33.

111　StA BL, UE 4301, 03.03.02, Monatsrapport für den Oktober 1858 (No. 478); Heim, 46.

112　StA BL, UE 4301, 06.01, Monatsrapport für den April 1855.

113　StA BL, UE 4301, 06.01, Monatsrapport für den Oktober 1855.

114　StA BL, UE 4301, 06.01, Monatsrapport für den Oktober 1854.

115　StA BL, UE 4301, 06.01, Monatsrapport für den November 1854.

116　StA BL, UE 4301, 06.01, Tagebuch 1858, 1. März 1858.

117　StA BL, UE 4301, 06.01, Monatsrapport für den Oktober 1854.

118　StA BL, UE 4301, 06.01, Monatsrapport für den Juni 1855.

119　StA BL, UE 4301, 06.01, Monatsrapport für den August 1855.

120　Kellerhals et al., 203.

121　StA BL, UE 4301, 06.01, Monatsrapport für den Juli 1855.

122　StA BL, UE 4301, 06.01, Monatsrapport für den August 1855.

123　StA BL, UE 4301, 06.01, Tagebuch 1858, 29. Januar 1858.

124　StA BL, UE 4301, 03.03.02, Schreiben vom 12. März 1858 (No. 151).

125　StA BL, UE 4301, 06.01, Tagebuch 1858, 12. März 1858.

126　StA BL, UE 4301, 06.01, Tagebuch 1858, 30. März 1858.

127　StA BL, VR 3001, 737, Gesetzesentwurf vom 18. Mai 1854.

128　Heim, 32.

129　Kellerhals et al., 203.

130　StA BL, UE 4301, 03.03.02, Erster Quartalsbericht 1858 (No. 221).

131　Heim, 35–36.

132　StA BL, VR 3001, 738, Gesetz vom 8. Juni 1854, §§ 8ff.

133　StA BL, UE 4301, 06.01, Tagebuch 1858, 3. und 16. Januar 1858.

134　Finzen, 12–13.

135　Vgl. Schott; Tölle, 261.

136　Heim, 15.

137　Illenau, 38.

138　StA BL, VR 3001, 301, Gesetz vom 17. Januar 1834, §§ 10f.

139　StA BL, UE 4301, 06.01, Monatsrapport für den Oktober 1854.

140　StA BL, NA 2166, E1, Reglement vom 5. April 1834, § 8.

141　StA BL, UE 4301, 03.03.02, Monatsrapport für den November 1857 (No. 482).

142　StA BL, UE 4301, 06.01, Tagebuch 1858, 16. März 1858.

143　StA BL, NA 2166, E2, Verzeichnis vom 9. Dezember 1885 (No. 6), 2.

144　StA BL, NA 2166, E2, Landratsvorlage vom 17. März 1886, 3.

145　StA BL, NA 2166, E2, Verzeichnis vom 9. Dezember 1885 (No. 6), 3.

146　Vgl. Ester, 361.

147　StA BL, VR 3001, 584, Reglement vom 21. Juni 1850, § 44.

148　StA BL, VR 3001, 585, Hausordnung vom 29. Juni 1850, § 44.

149　StA BL, NA 2070, C1, Amtsbericht 1882, 377.

150　StA BL, NA 2166, E2, Bericht der Verwaltungskommission vom 16. Februar 1871, 1; vgl. zum Ganzen auch StA BL, NA 2070, C1, Amtsbericht 1870, 112ff.

151　StA BL, NA 2166, E2, Bericht der Verwaltungskommission vom 16. Februar 1871, 8.

152　StA BL, NA 2166, E2, Bericht der Verwaltungskommission vom 16. Februar 1871, 7.

153　StA BL, NA 2166, E2, Bericht der Verwaltungskommission vom 16. Februar 1871, 6.

154　Birmann (1872), 4.

155　Vgl. Ester, 367–368.

156　StA BL, VR 3001, 585, Hausordnung vom 29. Juni 1850, § 17.

157　StA BL, VR 3001, 584, Reglement vom 21. Juni 1850, § 10.

158　StA BL, VR 3001, 585, Hausordnung vom 29. Juni 1850, § 34.

159　StA BL, NA 2070, C1, Amtsbericht 1883, 330.

160　StA BL, VR 3001, 585, Hausordnung vom 29. Juni 1850, § 8.

161　StA BL, VR 3001, 585, Hausordnung vom 29. Juni 1850, § 15.

162　Vgl. Ester, 370.

163　StA BL, NA 2166, E2, Bericht der Verwaltungskommission vom 16. Februar 1871, 3f.

164　StA BL, AD 10.0001, Reglement für die Kantonsspital-Verwaltung vom 22. Juli 1881, § 48.

165　StA BL, VR 3263, A.29.06, Rechnung 1877.

166　Schott; Tölle, 274.

167　Schott; Tölle, 277.

168　StA BL, NA 2166, E2, Landratsvorlage vom 17. März 1886, 3.

169　StA BL, NA 2166, E2, Bericht der Verwaltungskommission vom 16. Februar 1871, 4.

170　StA BL, NA 2166, E2, Bericht der Verwaltungskommission vom 26. März 1875, 1f.

171　Gschwind, 309ff.

172　Schott; Tölle, 272.

173　Birmann (1872), 6.

174　StA BL, NA 2166, E2, Bericht der Verwaltungskommission vom 26. März 1875, 2–3.

175　StA BL, NA 2070, C1, Amtsbericht 1882, 378.

176　Birmann (1872), 8.

177　StA BL, NA 2070, C1, Amtsbericht 1883, 330–331.

178　StA BL, NA 2070, C1, Amtsbericht 1884, 388.

179　Sutter, 10.

180　StA BL, NA 2166, E2, Landratsvorlage vom 17. März 1886, 4.

181　StA BL, NA 2166, E2, Bericht des Regierungsrates vom 13. September 1889, 5f.

182　StA BL, NA 2166, E2, Landratsvorlage vom 17. März 1886, 7.

183　Ester, 361.

184　StA BL, NA 2166, E2, Landratsvorlage vom 17. März 1886, 8.

185　Haenel, 87ff., 99ff., 111.

186　StA BL, NA 2166, E2, Bericht des Regierungsrates vom 27. Januar 1912, II.

187　Schreiben der Direktion der Kantonalen Heil- & Pflegeanstalt Friedmatt vom 13. April 1912.

188　Schreiben der Ev. Heilanstalt für weibliche Gemütskranke «Sonnhalde» in Riehen vom 18. April 1912.

189　StA BL, NA 2166, E2, Bericht des Regierungsrates vom 13. September 1889, 13.

190　StA BL, NA 2166, E2, Bericht der Verwaltungskommission des Landarmengutes vom 20. November 1911, 6.

191　StA BL, NA 2166, E2, Bericht der Verwaltungskommission des Landarmengutes vom 20. November 1911, 9.

192　StA BL, NA 2166, E2, Bericht der Landratskommission vom 25. November 1912, 3–4.

193　StA BL, NA 2166, E2, Bericht des Regierungsrates vom 27. Januar 1912, III.

194　StA BL, NA 2166, E2, Protokoll der Spezialkommission des Landrates vom 18. April 1912.

195　StA BL, NA 2166, E2, Protokoll der Spezialkommission des Landrates vom 3. Mai 1912.

196　StA BL, NA 2166, E2, Protokoll der Spezialkommission des Landrates vom 24. Oktober 1912.

197　StA BL, NA 2166, E2, Bericht der Landratskommission vom 25. November 1912, 5.

198 Das Ganze nach StA BL, VR 3263, A.05.01, Radiovortrag von Dr. Georg Stutz vom 16. September 1936, 4ff.

199 StA BL, VR 3263, A.03.02, Vorlage für die Volksabstimmung vom 14. Dezember 1930, 1f.

200 StA BL, VR 3263, A.03.02, Zwischenbericht des Regierungsrates vom 10. Februar 1933, 2.

201 Tagblatt für das Birseck, Birsig- und Leimental vom 8. März 1933.

202 StA BL, VR 3263, A.03.02, Schreiben von Arnold Meyer vom 21. November 1932.

203 StA BL, VR 3263, A.03.02, Bericht von Hans Ammann von 1934, 2.

204 StA BL, VR 3263, A.03.02, Protokoll der Landratskommission vom 2. März 1933, 1.

205 StA BL, VR 3263, A.03.02, Protokoll der Landratskommission vom 14. März 1933, 2.

206 StA BL, VR 3263, A.03.02, Protokoll der Landratskommission vom 14. März 1933, 4.

207 Stüdli, 12.

208 StA BL, VR 3263, A.03.02, Protokoll der Landratskommission vom 14. März 1933, 6.

209 Meier (2015), 100.

210 Tagblatt für das Birseck, Birsig- und Leimental vom 8. März 1933.

211 StA BL, VR 3263, A.03.02, Schreiben von Georg Stutz vom 28. März 1933.

212 StA BL, VR 3263, A.03.02, Protokoll der Landratskommission vom 2. März 1933, 3–4.

213 StA BL, VR 3263, A.03.02, Protokoll der Landratskommission vom 2. März 1933, 6.

214 StA BL, VR 3263, A.03.02, Protokoll der Landratskommission vom 14. März 1933, 4.

215 StA BL, AD 10.9537, Jahresbericht 1932, 31.

216 Haenel, 158; StA BL, VR 3263, A.05.03, Nachruf Dr. med. Georg Stutz vom 4. Mai 1961.

217 StA BL, AD 10.9537, Jahresbericht 1932, 9.

218 Haenel, 155, 158.

219 Haenel, 133.

220 StA BL, VR 3263, A.03.02, Protokoll der Landratskommission vom 2. März 1933, 4.

221 StA BL, AD 10.9537, Jahresbericht 1933, 9.

222 StA BL, AD 10.9537, Jahresbericht 1931, 5–6.

223 StA BL, AD 10.9537, Jahresbericht 1932, 9.

224 StA BL, AD 10.9537, Jahresbericht 1932, 31.

225 StA BL, AD 10.9537, Jahresbericht 1938, 51–52.

226 StA BL, VR 3263, A.05.01, Dr. Georg Stutz, 1947, 3–4.

227 StA BL, AD 10.9537, Jahresbericht 1932, 31.

228 Tagblatt für das Birseck, Birsig- und Leimental vom 8. März 1933.

229 StA BL, VR 3263, A.05.01, Vortrag von Dr. Georg Stutz vom 26. Juni 1945, 5–6.

230 StA BL, VR 3263, A.05.01, Radiovortrag von Dr. Georg Stutz vom 16. September 1936, 7.

231 StA BL, AD 10.9537, Jahresbericht 1934, 39.

232 StA BL, AD 10.9537, Jahresbericht 1934, 40.

233 StA BL, AD 10.9537, Jahresbericht 1934, 10, 41.

234 Bericht des Regierungsrates vom 13. Mai 1930 (No. 2938), IIIff.

235 Haenel, 111.

236 Bericht des Regierungsrates vom 13. Mai 1930 (No. 2938), IX.

237 StA BL, VR 3263, A.03.02, Bericht von Georg Stutz von 1934, 2.

238 StA BL, VR 3263, A.03.02, Bericht von Georg Stutz von 1934, 3.

239 StA BL, VR 3263, A.03.02, Bericht von Georg Stutz von 1934, 4.

240 StA BL, VR 3263, A.03.02, Bericht von Arnold Meyer von 1934, 1–2.

241 StA BL, VR 3263, A.03.02, Bericht von Georg Stutz von 1934, 4.

242 Sutter, 16.

243 StA BL, VR 3263, A.03.02, Bericht von Georg Stutz von 1934, 5.

244 Schott; Tölle, 300.

245 Meier (2003), 81.

246 StA BL, VR 3263, A.05.01, Radiovortrag von Dr. Georg Stutz vom 16. September 1936, 6–7.

247 StA BL, AD 10.9537, Jahresbericht 1934, 44.

248 StA BL, VR 3263, A.05.01, Vortrag von Dr. Georg Stutz vom 26. Juni 1945, 6.

249 Vgl. dazu Meier (2003), 86–89.

250 StA BL, AD 10.9537, Jahresbericht 1932, 32.

251 StA BL, VR 3263, A.05.01, Vortrag von Dr. Georg Stutz vom 26. Juni 1945, 4.

252 StA BL, AD 10.9537, Jahresbericht 1932, 32; Jahresbericht 1934, 44; Jahresbericht 1942, 62.

253 StA BL, AD 10.9537, Jahresbericht 1944, 62.

254 Vgl. Meier (2003), 80.

255 StA BL, AD 10.9537, Jahresbericht 1938, 52.

256 StA BL, VR 3263, A.05.01, Vortrag von Dr. Georg Stutz vom 18. Mai 1939, 8ff.

257 StA BL, AD 10.9537, Jahresbericht 1942, 60.

258 StA BL, AD 10.9537, Jahresbericht 1942, 55.

259 Schott; Tölle, 484.

260 StA BL, VR 3263, A.05.01, Vortrag von Dr. Georg Stutz vom 18. Mai 1939, 18f.

261 Schott; Tölle, 484.

262 StA BL, AD 10.9537, Jahresbericht 1937, 39.

263 Schott; Tölle, 473f.

264 StA BL, VR 3263, A.05.01, Vortrag von Dr. Georg Stutz vom 18. Mai 1939, 19.

265 Schott; Tölle, 475–476.

266 StA BL, VR 3263, A.05.01, Vortrag von Dr. Georg Stutz vom 18. Mai 1939, 20.

267 Max Müller, Prognose und Therapie der Geisteskrankheiten, Stuttgart 1949, 21, in: Meier (2015), 50.

268 Meier (2015), 50.

269 Schott; Tölle, 474–475.

270 StA BL, VR 3263, A.05.01, Dr. Georg Stutz, 1947, 5.

271 StA BL, VR 3263, A.04.03, Elektroschockpatienten Jan. 1941–März 1942.

272 StA BL, AD 10.9537, Jahresbericht 1943, 53.

273 StA BL, AD 10.9537, Jahresbericht 1946, 61.

274 StA BL, AD 10.9537, Jahresbericht 1947, 61.

275 StA BL, AD 10.9537, Jahresbericht 1947, 61.

276 Meier (2004 II), 411; Meier (2007), 236.

277 StA BL, AD 10.9537, Jahresbericht 1948, 60.

278 Meier (2015), 95–104.

279 StA BL, VR 3263, A.04.02., Liste der Leukotomierten.

280 StA BL, AD 10.9537, Jahresbericht 1948, 60.

281 StA BL, AD 10.9537, Jahresbericht 1949, 58.

282 Meier (2015), 10, 34–48.

283 StA BL, VR 3263, A.04.02, Schreiben von Manfred Bleuler vom 23. April 1947.

284 Nach Meier (2004 II), 418.

285 Meier (2007), 248–249.

286 Meier (2007), 243.

287 Meier (2015), 279.

288 StA BL, AD 10.9537, Jahresbericht 1953, 62.

289 StA BL, AD 10.9537, Jahresbericht 1958, 59–60.

290 Meier (2015), 277; Germann (2017), 19.

291 StA BL, AD 10.9537, Jahresbericht 1954, 61.

292 StA BL, AD 10.9537, Jahresbericht 1955, 64.

293 StA BL, AD 10.9537, Jahresbericht 1957, 59.

294 StA BL, AD 10.9537, Jahresbericht 1958, 60–61.

295 Tornay, 84.

296 Tornay, 88–89.
297 StA BL, AD 10.9537, Jahresbericht 1958, 62.
298 StA BL, VR 3263, A.05.03, Dr. Arnold Tschudin, Vortrag vom 22. Mai 1969, 16ff.
299 Goddemeier, 502.
300 StA BL, AD 10.9537, Jahresbericht 1956, 62, und Jahresbericht 1957, 59.
301 StA BL, AD 10.9537, Jahresbericht 1958, 60–61.
302 Ansari, 160ff.
303 Germann (2017), 16, 38, 40–41, 73.
304 Mitteilung von Francesco Spöring, Mitarbeiter des Forschungsprojekts zur «Psychopharmakaforschung von Prof. Dr. Roland Kuhn in der Psychiatrischen Klinik Münsterlingen, 1946–1972», vom 21. März 2017.
305 StA BL, AD 10.9537, Jahresbericht 1958, 58.
306 Germann (2017), 38.
307 Gartner, 1.
308 Germann (2017), 22.
309 Gartner, 11.
310 Gartner, 16.
311 Gartner, 9.
312 Gartner, 16.
313 Gartner, 16.
314 Vgl. Germann (2017), 40.
315 Fodor, 162–163.
316 StA BL, VR 3263, A.18.01, Schreiben von Dr. Georg Stutz vom 13. Dezember 1945.
317 *Sie und Er*, Gefängnis oder Spital?, in: No. 48, 1945, 6–7.
318 StA BL, AD 10.9537, Jahresbericht 1932, 31.
319 StA BL, AD 10.9537, Jahresbericht 1933, 36.
320 StA BL, VR 3263, A.05.01, Dr. Georg Stutz, 1947, 4.
321 Vgl. Germann (2007), 222–223.
322 Schott; Tölle, 439ff.
323 Vgl. Germann (2007), 203ff.
324 StA BL, VR 3263, A.05.01, Vortrag von Dr. Georg Stutz vom 18. Mai 1939, 30–31.
325 Germann (2007), 200.
326 StA BL, VR 3263, A.05.01, Dr. Georg Stutz, 1947, 5.
327 StA BL, AD 10.9537, Jahresbericht 1933, 37.
328 Vgl. Schott; Tölle, 442.
329 Schott; Tölle, 471.
330 StA BL, VR 3263, A.05.01, Vortrag von Dr. Georg Stutz vom 18. Mai 1939, 21–22.
331 StA BL, VR 3263, A.05.01, Vortrag von Dr. Georg Stutz vom 18. Mai 1939, 28ff.
332 StA BL, VR 3263, A.05.01, Vortrag von Dr. Georg Stutz vom 18. Mai 1939, 22ff.
333 StA BL, VR 3263, A.18.01, Schreiben von Kurt Füglister vom 29. November 1945.
334 Das Ganze nach Dubach (2013), insbes. 87–91, 164–169, 315–324; Dubach (2007 I), 190–192.
335 Imboden et al., 40.
336 Dubach (2013), 167.
337 Meier (2004 I), 131.
338 *Sie und Er*, Gefängnis oder Spital?, in: No. 48, 1945, 6–7.
339 Dubach (2013), 87–91, 318.
340 StA BL, VR 3263, A.05.01, Vortrag von Dr. Georg Stutz vom 5. März 1942.
341 StA BL, VR 3263, A.05.01, Vortrag von Dr. Georg Stutz vom 5. März 1942, 23.
342 StA BL, AD 10.9537, Jahresberichte 1930–1960.
343 Vgl. Dubach (2007 II), 54ff.
344 Imboden et al., 42ff.
345 StA BL, AD 10.9537, Jahresberichte 1930–1939.
346 Dubach (2007 II), 59.
347 Vgl. Dubach (2007 II), 57.
348 StA BL, AD 10.9537, Jahresberichte 1940–1950.
349 StA BL, AD 10.9537, Jahresberichte 1951–1960.
350 Dubach (2007 II), 52; vgl. auch Wecker, 31.
351 Dubach (2013), 309ff., 322–323.
352 StA BL, VR 3204, 31.06.14.00.00, Bericht betreffend Entweichung des Patienten Salven-Forsgren Bengt vom 18. Februar 1975.
353 *Schweizer Illustrierte* vom März 1975, 96–97.
354 StA BL, VR 3204, 31.06.14.00.00, Fragenkatalog von Clemens Stöckli vom 26. März 1975.
355 *National-Zeitung Basel* vom 28. Februar 1975.
356 StA BL, VR 3204, 31.06.14.00.00, Schreiben von Sanitätsdirektor Ernst Löliger vom 23. April 1975.
357 StA BL, VR 3204, 31.06.14.00.00, Stellungnahme betreffend Landrats-Interpellation über Entweichung von Patient Bengt Salven, 10. März 1975.
358 Psychiatrie Baselland, Archiv Direktion, Kanton Basel-Landschaft: Das Spitalwesen im 1976, 71.
359 StA BL, VR 3263, A.03.09, Einladungsliste vom 21. Oktober 1974.
360 StA BL, VR 3263, A.03.09, Schreiben von Dr. Arnold Tschudin vom 2. Oktober 1974.
361 StA BL, VR 3263, A.03.09, Einladungsliste vom 21. Oktober 1974, 2.
362 *Basellandschaftliche Zeitung* vom 1. November 1974, 3.
363 StA BL, VR 3204, 31.06.14.00.01, Bericht des Regierungsrates vom 30. September 1969, 4.
364 StA BL, VR 3204, 31.06.14.00.01, Bericht des Regierungsrates vom 15. Januar 1963, 3.
365 StA BL, VR 3204, 31.06.14.00.01, Bericht der Finanzkommission vom 16. Mai 1963, 1.
366 StA BL, VR 3204, 31.06.14.00.01, Schreiben von Dr. Georg Stutz vom 4. Oktober 1960, 1ff.
367 StA BL, VR 3204, 31.06.14.00.01, Schreiben von Dr. Georg Stutz vom 4. Oktober 1960, 3.
368 StA BL, VR 3204, 31.06.14.00.01, Bericht des Regierungsrates vom 15. Januar 1963, 2.
369 Haenel, 209.
370 StA BL, VR 3204, 31.06.14.00.01, Schreiben von Dr. Georg Stutz vom 4. Oktober 1960, 4.
371 StA BL, VR 3204, 31.06.14.00.01, Schreiben von Dr. Georg Stutz vom 4. Oktober 1960, 5.
372 StA BL, VR 3204, 31.06.14.00.01, Schreiben von Dr. Georg Stutz vom 4. Oktober 1960, 6.
373 *Basler Nachrichten* vom 5. April 1961.
374 StA BL, VR 3204, 31.06.14.00.01, Schreiben von Dr. Georg Stutz vom 13. März 1961.
375 StA BL, VR 3204, 31.06.14.00.01, Schreiben von Dr. Arnold Tschudin vom 25. Januar 1962, 2.
376 StA BL, VR 3204, 31.06.14.00.01, Bericht des Regierungsrates vom 15. Januar 1963, 9f.
377 StA BL, VR 3204, 31.06.14.00.01, Bericht der Finanzkommission vom 16. Mai 1963, 2.
378 StA BL, VR 3204, 31.06.14.00.01, Bericht des Regierungsrates vom 30. September 1969, 5.
379 StA BL, VR 3204, 31.06.14.00.01, Bericht des Regierungsrates vom 30. September 1969, 15.
380 *Basler Volksblatt* vom 31. Oktober 1974.
381 *Basellandschaftliche Zeitung* vom 31. Oktober 1974.
382 *Basellandschaftliche Zeitung* vom 31. Oktober 1974.
383 *Medita*, Schweizerische Fachzeitschrift für Medizin, Technik, Architektur und Spitalverwaltung, Heft 2, April 1975, 5. Jahrgang, 40.
384 *Medita*, Schweizerische Fachzeitschrift für Medizin, Technik, Architektur und Spitalverwaltung, Heft 2, April 1975, 5. Jahrgang, 41.
385 StA BL, VR 3204, 31.06.14.00.01, Bericht des Regierungsrates vom 30. September 1969, 3.
386 StA BL, VR 3204, 31.06.14.00.01, Bericht des Regierungsrates vom 30. September 1969, 2.

387 StA BL, VR 3204, 31.06.14.00.01, Bericht des Regierungsrates vom 30. September 1969, 3.

388 Schott; Tölle, 480ff.

389 StA BL, VR 3204, 31.06.14.00.00, Schreiben von Dr. Theodor Cahn vom 1. Oktober 1978.

390 *Basler Zeitung* vom 28. März 1977.

391 *Basler Zeitung* vom 17. März 1977.

392 *Basler Zeitung* vom 25. April 1977.

393 *Basler Zeitung* vom 10. März 1977.

394 *Basler Zeitung* vom 25. April 1977.

395 StA BL, VR 3204, 31.06.14.00.00, Schreiben der Amtsvormundschaft Kreis Waldenburg vom 23. Februar 1977.

396 StA BL, VR 3204, 31.06.14.00.00, Schreiben von Dr. Valentin Gander vom 1. März 1977.

397 StA BL, VR 3204, 31.06.14.00.00, Schreiben der Amtsvormundschaft Kreis Waldenburg vom 23. Februar 1977.

398 Das Folgende nach *Basler Zeitung* vom 10. März 1977 sowie StA BL, VR 3204, 31.06.14.00.00, Ärztlicher Bericht über X. vom 4. Dezember 1974.

399 *Basler Zeitung* vom 10. März 1977.

400 StA BL, VR 3204, 31.06.14.00.02, Schreiben von Dr. Arnold Tschudin vom 17. Mai 1977.

401 StA BL, VR 3204, 31.06.14.00.02, Postulat von Angeline Fankhauser vom 10. März 1977.

402 StA BL, VR 3204, 31.06.14.00.02, Schreiben von Dr. Arnold Tschudin vom 17. Mai 1977.

403 StA BL, VR 3204, 31.06.14.00.02, Auszug aus dem Protokoll des Landrates vom 17. Oktober 1977 (No. 1894).

404 StA BL, VR 3204, 31.06.14.00.02, Psychiatriekonzept vom 11. November 1980 (80/203), 4.

405 StA BL, VR 3204, 31.06.14.00.02, Schreiben von Dr. Arnold Tschudin vom 17. Mai 1977.

406 Psychiatrie Baselland, Archiv Direktion, Kanton Basel-Landschaft: Das Spitalwesen im 1977, 67.

407 StA BL, VR 3204, 31.06.14.00.02, Auszug aus dem Protokoll des Landrates vom 17. Oktober 1977 (No. 1894).

408 Psychiatrie Baselland, Archiv Direktion, Jahresberichte 1978, Kantonale Psychiatrische Klinik Liestal, 61.

409 StA BL, VR 3204, 31.06.14.00.02, Bericht der VPOD-Baugruppe vom Oktober 1979.

410 Der *Schweizerische Beobachter* vom 31. Juli 1979.

411 StA BL, VR 3204, 31.06.14.00.00, Schreiben von Paul Manz vom 31. Oktober 1978.

412 StA BL, VR 3204, 31.06.14.00.00, Schreiben von Paul Manz vom 17. November 1978.

413 *Basellandschaftliche Zeitung* vom 12. Juli 1978.

414 *Diagonal*, Info-Gazette der Psychiatrie Baselland, No. 4/1998.

415 Seifert, 2014.

416 StA BL, VR 3204, 31.06.14.00.00, Auszug aus dem Protokoll des Regierungsrates vom 11. Juli 1978.

417 StA BL, VR 3204, 31.06.14.00.00, Schreiben von Paul Manz an Dr. Theodor Cahn vom 11. Juli 1978.

418 StA BL, VR 3204, 31.06.14.00.02, Auszug aus dem Protokoll des Regierungsrates vom 11. November 1980.

419 StA BL, VR 3204, 31.06.14.00.00, Schreiben von Dr. Theodor Cahn vom 1. Oktober 1978.

420 StA BL, VR 3204, 31.06.14.00.00, Ansprache von Paul Manz vom 19. April 1979, 2f.

421 StA BL, VR 3204, 31.06.14.00.00, Referat von Dr. Theodor Cahn vom 10. April 1979.

422 StA BL, VR 3204, 31.06.14.00.02, Psychiatriekonzept vom 11. November 1980 (80/203), 65.

423 Urs Haldimann, Offene Türen für Seelenkranke – Psychiatrie ohne Mauern, Reportage über die Kantonale Psychiatrische Klinik Hasenbühl Liestal, in: *Annabelle – Das Schweizer Frauen Magazin*, 6. August 1981.

424 Editorial von Bernhard Jundt in: *Radius* 1/1981.

425 Das Ganze nach *Diagonal*, Info-Gazette der Psychiatrie Baselland, No. 2/2003, 3ff.

426 Vgl. etwa *Diagonal*, Info-Gazette der Psychiatrie Baselland, No. 21/2003, 10f.

427 Rolf Müller, unveröffentlichtes Typoskript vom 26. Oktober 2016 zuhanden des Autors.

428 StA BL, VR 3204, 31.06.14.00.00, Referat von Dr. Theodor Cahn vom 10. April 1979.

429 StA BL, VR 3204, 31.06.14.00.02, Psychiatriekonzept vom 11. November 1980 (80/203), 69ff.

430 *Brückenbauer* vom 28. September 1983.

431 *Basler Zeitung* vom 30. August 1979.

432 Urs Haldimann, Offene Türen für Seelenkranke – Psychiatrie ohne Mauern, Reportage über die Kantonale Psychiatrische Klinik Hasenbühl Liestal, in: *Annabelle – Das Schweizer Frauen Magazin*, 6. August 1981, 18.

433 StA BL, VR 3204, 31.06.14.00.00, Zwischenbericht zum Psychiatriekonzept vom 12. April 1983 (83/61), 28.

434 Psychiatrie Baselland, Archiv Direktion, Jahresberichte 1978, Kantonale Psychiatrische Klinik Liestal, 61.

435 *Annabelle – Das Schweizer Frauen Magazin*, 6. August 1981, 15.

436 *Diagonal*, Info-Gazette der Psychiatrie Baselland, No. 3/1999, 14.

437 StA BL, VR 3204, 31.06.14.00.02, Paul Manz, Das neue Psychiatriekonzept, November 1980.

438 StA BL, VR 3204, 31.06.14.00.02, Auszug aus dem Protokoll des Landrates des Kantons Basel-Landschaft vom 7. September 1981 (No. 1454), 2411.

439 Psychiatrie Baselland, Archiv Direktion, Jahresberichte 1982, Kantonale Psychiatrische Klinik Liestal, 65.

440 StA BL, VR 3204, 31.06.14.00.00, Zwischenbericht zum Psychiatriekonzept vom 12. April 1983 (83/61).

441 Psychiatrie Baselland, Archiv Direktion, Jahresberichte 1983, Kantonale Psychiatrische Klinik Liestal, 75.

442 Psychiatrie Baselland, Archiv Direktion, Jahresberichte 1985, Kantonale Psychiatrische Klinik Liestal, 80.

443 *Diagonal*, Info-Gazette der Psychiatrie Baselland, No. 3/2010, 3ff., 9.

444 StA BL, VR 3001, Vorlage des Regierungsrates an den Landrat vom 19. August 1986 (86/135), 2.

445 StA BL, VR 3001, Evaluationsbericht, Kurzfassung vom 27. März 1986, 37.

446 StA BL, VR 3001, Evaluationsbericht, Kurzfassung vom 27. März 1986, 9f.

447 StA BL, VR 3001, Evaluationsbericht, Kurzfassung vom 27. März 1986, 11.

448 *Diagonal*, Info-Gazette der Psychiatrie Baselland, No. 3/1999, 14.

449 Rolf Müller, unveröffentlichtes Typoskript vom 26. Oktober 2016 zuhanden des Autors.

450 StA BL, VR 3001, Evaluationsbericht, Zusammenfassende Beurteilung und Anträge vom 27. März 1986, 2.

451 StA BL, VR 3001, Evaluationsbericht, Kurzfassung vom 27. März 1986, 37.

452 StA BL, VR 3001, Bericht der Umwelt- und Gesundheitskommission an den Landrat vom 9. September 1988.

453 Psychiatrie Baselland, Archiv Direktion, Jahresberichte 1986, Kantonale Psychiatrische Klinik Liestal, 85.

454 StA BL, VR 3001, Evaluationsbericht, Zusammenfassende Beurteilung und Anträge vom 27. März 1986, 11.

455 Psychiatrie Baselland, Archiv Direktion, Jahresberichte 1988, Kantonale Psychiatrische Klinik Liestal, 84ff.

456 Psychiatrie Baselland, Archiv Direktion, Jahresberichte 1989, Kantonale Psychiatrische Klinik Liestal, 87.

457 Psychiatrie Baselland, Archiv Direktion, Jahresberichte 1990, Kantonale Psychiatrische Klinik Liestal, 89.

458 Psychiatrie Baselland, Archiv Direktion, Jahresberichte 1995, Kantonale Psychiatrische Klinik Liestal, 88.

459 Rolf Müller, unveröffentlichtes Typoskript vom 26. Oktober 2016 zuhanden des Autors.

460 Psychiatrie Baselland, Archiv Direktion, Jahresberichte 1990, Kantonale Psychiatrische Klinik Liestal, 90.

461 Psychiatrie Baselland, Archiv Direktion, Jahresberichte 1990, Kantonale Psychiatrische Klinik Liestal, 84.

462 Psychiatrie Baselland, Archiv Direktion, Jahresberichte 1990, Kantonale Psychiatrische Klinik Liestal, 89f.

463 Psychiatrie Baselland, Archiv Direktion, Jahresberichte 1994, Kantonale Psychiatrische Klinik Liestal, 93.

464 Psychiatrie Baselland, Archiv Direktion, Jahresberichte 1992, Kantonale Psychiatrische Klinik Liestal, 86.

465 Psychiatrie Baselland, Archiv Direktion, Geschäftsbericht 2002, 6.

466 *Basler Zeitung* vom 15. Oktober 2009, 39.

467 *Basler Zeitung* vom 13. November 2002, 33.

468 *Basler Zeitung* vom 8. Juni 2002, 65.

469 StA BL, VR 3001, Vorlage des Regierungsrates an den Landrat vom 8. Juni 1993 (93/153), 8.

470 StA BL, VR 3001, Evaluationsbericht, Kurzfassung vom 27. März 1986, 11.

471 Psychiatrie Baselland, Archiv Direktion, Jahresberichte 1987, Kantonale Psychiatrische Klinik Liestal, 77.

472 Psychiatrie Baselland, Archiv Direktion, Jahresberichte 1993, Kantonale Psychiatrische Klinik Liestal, 75.

473 Rolf Müller, unveröffentlichtes Typoskript vom 26. Oktober 2016 zuhanden des Autors.

474 StA BL, VR 3001, Vorlage des Regierungsrates an den Landrat vom 27. Juni 1995 (95/137).

475 *Diagonal*, Info-Gazette der Psychiatrie Baselland, No. 3/2003, 9.

476 *Diagonal*, Info-Gazette der Psychiatrie Baselland, No. 1/1999, 3.

477 Psychiatrie Baselland, Archiv Direktion, Jahresberichte 1997, Kantonale Psychiatrische Klinik Liestal, 90, 107ff.

478 Psychiatrie Baselland, Archiv Direktion, Geschäftsbericht 1998, 7.

479 Psychiatrie Baselland, Archiv Direktion, Geschäftsbericht 2014, 60ff.

480 Psychiatrie Baselland, Archiv Direktion, Geschäftsbericht 1998, 5.

481 Hochbauamt BL (2005), 9.

482 *Diagonal*, Info-Gazette der Psychiatrie Baselland, No. 3/2001, 4.

483 *Diagonal*, Info-Gazette der Psychiatrie Baselland, No. 3/2000, 10 f.; Hochbauamt BL (2005), 11ff.

484 Psychiatrie Baselland, Archiv Direktion, Geschäftsbericht 2006, 9.

485 *Diagonal*, Info-Gazette der Psychiatrie Baselland, No. 3/2005, 6.

486 Psychiatrie Baselland, Archiv Direktion, Geschäftsbericht 2003, 25f.

487 Vgl. etwa Psychiatrie Baselland, Archiv Direktion, Geschäftsbericht 2012, Kurzversion, 23.

488 Psychiatrie Baselland, Archiv Direktion, Geschäftsbericht 2006, 11.

489 Psychiatrie Baselland, Archiv Direktion, Geschäftsbericht 1999, 6.

490 Psychiatrie Baselland, Archiv Direktion, Geschäftsbericht 2002, 7.

491 Psychiatrie Baselland, Archiv Direktion, Geschäftsbericht 2002, 6.

492 *Diagonal*, Info-Gazette der Psychiatrie Baselland, No. 3/2002, 9.

493 StA BL, VR 3001, Vorlage des Regierungsrates an den Landrat vom 19. August 2003 (2003/176).

494 Psychiatrie Baselland, Archiv Direktion, Geschäftsbericht 2002, 7.

495 Psychiatrie Baselland, Archiv Direktion, Geschäftsbericht 2006, 4.

496 Psychiatrie Baselland, Archiv Direktion, Geschäftsbericht 2002, 3.

497 *Diagonal*, Info-Gazette der Psychiatrie Baselland, No. 3/2002, 10.

498 Psychiatrie Baselland, Archiv Direktion, Geschäftsbericht 2011, 63.

499 *Diagonal*, Info-Gazette der Psychiatrie Baselland, No. 3/2010, 3.

500 *Diagonal*, Info-Gazette der Psychiatrie Baselland, No. 1/2007, 10.

501 Psychiatrie Baselland, Archiv Direktion, Geschäftsbericht 2007, 60.

502 *Diagonal*, Info-Gazette der Psychiatrie Baselland, No. 3/2007, 3f.

503 Psychiatrie Baselland, Archiv Direktion, Geschäftsbericht 2008, 63.

504 Psychiatrie Baselland, Archiv Direktion, Geschäftsbericht 2009, 62f.; *Diagonal*, Info-Gazette der Psychiatrie Baselland, No. 1/2010, 3f.

505 Psychiatrie Baselland, Archiv Direktion, Geschäftsbericht 2010, 61.

506 Psychiatrie Baselland, Archiv Direktion, Geschäftsbericht 2013, Kurzversion, 11.

507 Psychiatrie Baselland, Archiv Direktion, Geschäftsbericht 2014, Kurzversion, 13.

508 StA BL, VR 3001, Vorlage des Regierungsrates an den Landrat vom 12. Juli 2011 (2011/223), 30.

509 Psychiatrie Baselland, Archiv Direktion, Geschäftsbericht 2011, 58.

510 Psychiatrie Baselland, Archiv Direktion, Geschäftsbericht 2014, Kurzversion, 24.

511 *Diagonal*, Info-Gazette der Psychiatrie Baselland, No. 1/2014, 7.

512 Psychiatrie Baselland, Archiv Direktion, Geschäftsbericht 2015, 10f.

513 StA BL, VR 3001, Auszug aus dem Protokoll der Landratssitzung vom 14. Oktober 2010, 2128ff.

514 StA BL, VR 3001, Vorlage des Regierungsrates an den Landrat vom 1. Juni 2010 (2010/228), 3ff.

515 Psychiatrie Baselland, Archiv Direktion, Geschäftsbericht 2008, Kantonale Psychiatrische Dienste, 58.

516 Psychiatrie Baselland, Archiv Direktion, Geschäftsbericht 2009, Kantonale Psychiatrische Dienste, 58.

517 Psychiatrie Baselland, Archiv Direktion, Geschäftsbericht 2009, Kantonale Psychiatrische Dienste, 63.

518 SwissDRG, 3.

519 Psychiatrie Baselland, Archiv Direktion, Geschäftsbericht 2013, Kurzversion, 7.

520 StA BL, VR 3001, Vorlage des Regierungsrates an den Landrat vom 12. Juli 2011 (2011/223), 20ff.

521 Psychiatrie Baselland, Archiv Direktion, Geschäftsbericht 2010, Kantonale Psychiatrische Dienste, 56.

522 Psychiatrie Baselland, Archiv Direktion, Geschäftsbericht 2012, Kurzversion, 5.

523 StA BL, VR 3001, Vorlage des Regierungsrates an den Landrat vom 12. Juli 2011 (2011/223), 36ff.

524 StA BL, VR 3001, Vorlage des Regierungsrates an den Landrat vom 8. November 2016 (2016/345), 4ff.

525 StA BL, VR 3001, Vorlage des Regierungsrates an den Landrat vom 8. November 2016 (2016/345), 15.

526 StA BL, VR 3001, Vorlage des Regierungsrates an den Landrat vom 8. November 2016 (2016/345), 10ff.

527 StA BL, VR 3001, Vorlage des Regierungsrates an den Landrat vom 20. Dezember 2011 (2011/371), 5–6.

528 StA BL, VR 3001, Bericht der Volkswirtschafts- und Gesundheitskommission des Landrates zur Vorlage 2011/371 vom 22. Februar 2012, 2.

529 Psychiatrie Baselland, Archiv Direktion, Geschäftsbericht 2010, Kantonale Psychiatrische Dienste, 64.

530 StA BL, VR 3001, Schriftliche Beantwortung der Interpellation von Pia Fankhauser Zenhäusern, SP-Fraktion: Kürzung der Gemeinwirtschaftlichen Leistungen (GWL) und anderer besonderer Leistungen (ABL) bei den Kantonalen Psychiatrischen Diensten (2011/357).

531 Psychiatrie Baselland, Archiv Direktion, Geschäftsbericht 2012, Kurzversion, 7.

532 StA BL, VR 3001, Vorlage des Regierungsrates an den Landrat vom 26. März 2013 (2012/124), 7ff.

533 StA BL, VR 3001, Vorlage des Regierungsrates an den Landrat vom 15. Oktober 2013 (2013/356), 7.

534 StA BL, VR 3001, Vorlage des Regierungsrates an den Landrat vom 22. November 2016 (2016/375), 5–6.

535 Psychiatrie Baselland, Archiv Direktion, Geschäftsbericht 2011, Kantonale Psychiatrische Dienste, 64.

536 Psychiatrie Baselland, Archiv Direktion, Geschäftsbericht 2014, Kurzversion, 7.

537 Psychiatrie Baselland, Archiv Direktion, Geschäftsbericht 2015, 20.

QUELLEN

STAATSARCHIV BASEL-LANDSCHAFT STA BL
AD = Amtsdruckschriften
NA = Neueres Archiv. Unterlagen des Kantons
Basel-Landschaft 1832–1950
UE = Übrige Nebenarchive
VR = Verwaltungsregistraturen. Unterlagen des Kantons
Basel-Landschaft ab ca. 1950

AD 10.0001, Gesetzessammlung für den Kanton Basel-Landschaft

AD 10.9537, Kantonale Kranken-, Heil- und Pflegeanstalten Liestal

UE 4301, Kirchen- und Schulgut (und Landarmengut)
03.03.02 (1857)
03.03.02 (1858)
06.01 (1800–1859)

NA 2070, Behörden und Beamte
C1 (Amtsbericht des Regierungsrates und der Direktionen)

NA 2166, Kirchen-, Schul- und Landarmengut
E1 (Allgemeines, 1833–1940)
E2 (Baugeschichte, 1847–1876)
E2 (Baugeschichte, 1877–1885)
E2 (Baugeschichte, 1894–1919)

VR 3001, Landrat, Vorlagen Landrat und Drucksachen

VR 3204, Sanitätsdirektion
31.06.14.00.00, Sanitätsdirektionsakten 1975
31.06.14.00.00, Sanitätsdirektionsakten 1977
31.06.14.00.00, Sanitätsdirektionsakten 1978
31.06.14.00.00, Sanitätsdirektionsakten 1979
31.06.14.00.00, Sanitätsdirektionsakten 1983
31.06.14.00.01, Sanitätsdirektionsakten 1960–1965
31.06.14.00.02, Sanitätsdirektionsakten 1979–1980

VR 3263, Kantonale Psychiatrische Klinik
A.03.02, Neubau der Heil- & Pflegeanstalt Hasenbühl, Liestal, 1930–1934
A.03.09, Unterlagen betreffend Einweihung des Erweiterungsbaus
A.04.02, Leukotomie, Apomorphinkur, Emetinktur, 1946–1951
A.04.04, Elektroschock, 1941–1947
A.05.01, Vorträge/Referate von Dr. G. Stutz (1931–1961)
A.05.03, Vorträge Dr. G. Stutz / Dr. A. Tschudin, 1945–1965
A.18.01, Presse 1945–1970
A.18.02, Presse 1961–1981
A.29.06, Rechnung der Irrenabteilungen vom Pflegamt, 1877–1911
A.32.20, Pfründerrodel des Siechenhauses zu Liechstal, begonnen 1768

Psychiatrie Baselland, Archiv Direktion
Jahresberichte der PBL (1972–2014)

GEDRUCKTE QUELLEN
Birmann Martin, Der Kantonsspital und das neue Krankenhaus, Liestal 1872.

Birmann Martin, Gesammelte Werke, 2 Bde., Basel 1894.

Birmann Martin, Lebensbild, Liestal 1990.

Direction der Grossh. Heil- und Pflegeanstalt Illenau (Hg.), Illenau. Geschichte, Bau, inneres Leben, Statut, Hausordnung, Bauaufwand und finanzielle Zustände der Anstalt, Karlsruhe 1865 (zit. «Illenau»).

Fodor A., Centrophenoxin-Behandlung halluzinatorischer und deliriöser Zustände, in: Therapeutische Umschau / Revue thérapeutique, Jg. 23, Nr. 4, 1966, 162–164.

Gartner K., Erfahrungen mit dem Psychopharmakon N 746 (Sordinol), in: Separatdruck aus der «Praxis: Schweizerische Rundschau für Medizin», Jg. 51, No. 30, 26. Juli 1962.

Heim Johann Jakob, Die Siechenhäuser und der neue Kantonsspital zu Liestal, Liestal 1854.

FACHLITERATUR

Ansari Peter, Die Therapiegeschichte der Depression und die Einführung der antidepressiven medikamentösen Therapie in der BRD im Zeitraum von 1945–1970, Hannover 2013.

Birkhäuser Kaspar, Das Personenlexikon des Kantons Basel-Landschaft (QF 63), Liestal 1997.

Birkner Othmar, Liestal und der Eisenbahnbau aus städtebaulicher Sicht, in: BHB 15, Liestal 1996, 113–128.

Brändli Sibylle; Lüthi Barbara; Spuhler Gregor (Hg.), Zum Fall machen, zum Fall werden. Wissensproduktion und Patientenerfahrung in Medizin und Psychiatrie des 19. und 20. Jahrhunderts, Frankfurt / New York 2009.

Burkhardt Marga Maria, Krank im Kopf. Patienten-Geschichten der Heil- und Pflegeanstalt Illenau 1842–1889, Freiburg i. Br. 2003 (Diss.).

Dubach Roswitha, Zur «Sozialisierung» einer medizinischen Massnahme: Sterilisationspraxis der Psychiatrischen Poliklinik Zürich in den 1930er Jahren, in: Marietta Meier et al., Zwang zur Ordnung. Psychiatrie im Kanton Zürich, 1870–1970, Zürich 2007, 155–192 (zit. Dubach 2007 I).

Dubach Roswitha, Abtreibungspolitik und Sterilisationspraxis in Zürich in den 1930er-Jahren. Folgerungen für die zürcherische Sterilisationsdebatte, in: Véronique Mottier; Laura von Mandach (Hg.), Pflege, Stigmatisierung und Eugenik. Integration und Ausschluss in Medizin, Psychiatrie und Sozialhilfe, Zürich 2007, 38–50 (zit. Dubach 2007 II).

Dubach Roswitha, Verhütungspolitik. Sterilisation im Spannungsfeld von Psychiatrie, Gesellschaft und individuellen Interessen in Zürich (1890–1970), Zürich 2013.

Ester Matthias, Ruhe – Ordnung – Fleiss. Diszipin, Arbeit und Verhaltenstherapie in der Irrenanstalt des frühen 19. Jahrhunderts, in: Archiv für Kulturgeschichte, Bd. 71, 1989, 349–376.

Finzen Asmus, Das Pinelsche Pendel. Die Dimension des Sozialen im Zeitalter der biologischen Psychiatrie, Sozialpsychiatrische Texte 1, Bonn 1998.

Foucault Michel, Wahnsinn und Gesellschaft: Eine Geschichte des Wahns im Zeitalter der Vernunft, Berlin 1973.

Gauss Karl, Spital und Siechenhaus in Liestal, *Basellandschaftliche Zeitung* vom 17. und 21. August 1925.

Germann Urs, Arbeit als Medizin: Die «aktivere Krankenbehandlung» 1939–1960, in: Marietta Meier et al., Zwang zur Ordnung. Psychiatrie im Kanton Zürich, 1870–1970, Zürich 2007, 195–233.

Germann Urs, Medikamentenprüfungen an der Psychiatrischen Universitätsklinik Basel 1953–1980. Pilotstudie mit Vorschlägen für das weitere Vorgehen, Bern 2017.

Gilomen-Schenkel Elsanne, Mittelalterliche Spitäler und Leprosorien im Gebiet der Schweiz, in: Stadt- und Landmauern 3. Abgrenzungen – Ausgrenzungen in der Stadt und um die Stadt, Zürich 1999, 117–124.

Goddemeier Christof, «Antipsychiatrie»-Bewegung: Eine Institution steht am Pranger, in: Deutsches Ärzteblatt, PP, 13. Jg., 11/2014, 502–504.

Gschwind Franz, Bevölkerungsentwicklung und Wirtschaftsstruktur der Landschaft Basel im 18. Jahrhundert (QF 15), Liestal 1977.

Gysin-Scholer Christa, Krank, allein, entblösst. «Drückendste Armut» und «äusserste Not» im Baselbiet des 19. Jahrhunderts (QF 62), Liestal 1997.

Haenel Thomas, Zur Geschichte der Psychiatrie: Gedanken zur allgemeinen und Basler Psychiatriegeschichte, Basel 1982.

Heyer Hans-Rudolf, Die Kunstdenkmäler des Kantons Basel-Landschaft, Band II: Der Bezirk Liestal, Basel 1974.

Hochbauamt BL, Kantonale Psychiatrische Dienste KPK Liestal, Sanierung, Um- und Ausbau Haus A, Neubau Haus C, Broschüre herausgegeben anlässlich der Einweihung am 21. Oktober 2005, Liestal 2005.

Imboden Gabriela et al., Abtreibung und Sterilisation – Psychiatrie und Geburtenkontrolle. Zur Entwicklung im Kanton Basel-Stadt 1920–1960, in: Véronique Mottier; Laura von Mandach (Hg.), Pflege, Stigmatisierung und Eugenik. Integration und Ausschluss in Medizin, Psychiatrie und Sozialhilfe, Zürich 2007, 38–50.

Kellerhals Doris et al., Zeichen der Hoffnung: Schwesterngemeinschaft unterwegs. 150 Jahre Diakonissenhaus Riehen, Basel 2002.

Kirchenräte der Evangelisch-reformierten Kirchen Basel-Stadt und Basel-Landschaft (Hg.), Basilea Reformata, Basel/Liestal 2002.

Lutz Markus, Neue Merkwürdigkeiten der Landschaft Basel, Bd. 2, Basel 1805.

Mäder Ueli; Aebersold Peter; Mugier Simon (Hg.), Soziale Disziplinierung und Kontrolle, Basel 2012.

Manz Andreas, Die Behandlung von psychisch Kranken in der Psychiatrischen Klinik Liestal aus der Sicht der Angehörigen, Basel 1986.

Marti Erwin; Stutz Georg, in: Personenlexikon des Kantons Basel-Landschaft, URL https://personenlexikon.bl.ch/Georg_Stutz, 2014.

Meier Marietta, Zur Dichotomie von Alltags- und Fachwissen: Die psychiatrische Familienpflege Zürich in der ersten Hälfte des 20. Jahrhunderts, in: Traverse: Zeitschrift für Geschichte, Bd. 10 (2003), Heft 1, 79–92.

Meier Marietta, Zwangssterilisation in der Schweiz: Zum Stand der Forschungsdebatte, in: Traverse: Zeitschrift für Geschichte, Bd. 11 (2004), Heft 1, 130–146 (zit. Meier 2004 I).

Meier Marietta, «Soziale Heilung» als Ziel psychochirurgischer Eingriffe: Leukotomie im Spannungsfeld von Individuum, Anstalt und Gesellschaft, in: Schweizerische Zeitschrift für Geschichte, Bd. 54 (2004), Heft 4, 410–425 (zit. Meier 2004 II).

Meier Marietta, Psychochirurgie: Eingriffe am Gehirn gegen «asoziales» Verhalten 1945–1970, in: Marietta Meier et al., Zwang zur Ordnung. Psychiatrie im Kanton Zürich, 1870–1970, Zürich 2007, 235–270.

Meier Marietta, Spannungsherde. Psychochirurgie nach dem Zweiten Weltkrieg, Göttingen 2015.

Meier Marietta et al., Zwang zur Ordnung. Psychiatrie im Kanton Zürich, 1870–1970, Zürich 2007.

Mottier Véronique; von Mandach Laura (Hg.), Pflege, Stigmatisierung und Eugenik. Integration und Ausschluss in Medizin, Psychiatrie und Sozialhilfe, Zürich 2007.

Müller Christian, Lepra in der Schweiz, Zürich 2007.

Nellen Stefan; Schaffner Martin; Stingelin Martin (Hg.), Paranoia City. Der Fall Ernst B. Selbstzeugnis und Akten aus der Psychiatrie um 1900, Basel 2007.

Ott Lukas, Zwei Porträts aus der Zeit der Basler Revolution. Wilhelm Hoch und Benedikt Schaub, in: Liestal – eine neue Heimatkunde, Liestal 2004, 93–100.

Ott Lukas, Einhundertundfünfzig Jahre Pfrund: Gestern, Heute, Morgen. Einblicke in die Gesundheitsversorgung des Kantons Basel-Landschaft, Liestal 2004.

Ott Lukas, Die Armen während der Hungerkrise von 1771, *Basellandschaftliche Zeitung*, 29. Dezember 2005, 14.

Porter Roy, Wahnsinn. Eine kleine Kulturgeschichte, Zürich 2005.

Rebsamen Hanspeter et al., Inventar der neueren Schweizer Architektur (INSA) 1850–1920: Liestal, Zürich 1990, 385–480.

Rippmann Dorothee, Liestal. Historischer Städteatlas der Schweiz – Atlas historique des villes suisses – Atlante storico delle città svizzere, Band 4, Zürich 2009.

Schaffner Martin, Fall und Fallgeschichte, in: Stefan Nellen; Martin Schaffner; Martin Stingelin (Hg.), Paranoia City. Der Fall Ernst B. Selbstzeugnis und Akten aus der Psychiatrie um 1900, Basel 2007, 11–21.

Schaffner Martin, «Missglückte Liebe» oder Mitteilungen aus Paranoia City. Eine Lektüre von Justiz- und Polizeiakten aus dem Staatsarchiv Basel, 1894 bis 1908, in: Ueli Mäder; Peter Aebersold; Simon Mugier (Hg.), Soziale Disziplinierung und Kontrolle, Basel 2012, 53–72.

Schott Heinz; Tölle Rainer, Geschichte der Psychiatrie. Krankheitslehren, Irrwege, Behandlungsformen, München 2006.

Seifert Roman; Christ Jakob, in: Personenlexikon des Kantons Basel-Landschaft, URL https://personenlexikon.bl.ch/Jakob_Christ, 2014.

Sutter Hans, Die Entwicklung der Psychiatrie im Kanton Basel-Landschaft. Ein geschichtlicher Überblick, Basel 1985.

Stüdli Beat, Vergangenheit mit Zukunft. 100 Jahre Baselbieter Arbeitswelt. Das kantonale Amt für Industrie, Gewerbe und Arbeit 1913–2013, Liestal 2013.

SwissDRG, Bericht zur Entwicklung der Tarifstruktur TARPSY Version 1.0, inkl. Berechnungsmethode, Bern 2016.

Tornay Magaly, Psychopharmaka in der psychiatrischen Pflege. Neue Berufsbilder und der Status praktischen Wissens, in: Traverse: Zeitschrift für Geschichte, Bd. 19 (2012), Heft 2, 83–96.

Watzka Carlos, Vom Hospital zum Krankenhaus. Zum Umgang mit psychisch und somatisch Kranken im frühneuzeitlichen Europa, Köln, Weimar, Wien 2005 (= Menschen und Kulturen. Beihefte zum Saeculum. Jahrbuch für Universalgeschichte, Bd. 1).

Wecker Regina, Eheverbote und Eugenik in der Schweiz. Konzepte und Praktiken im historischen Kontext, in: Ueli Mäder; Peter Aebersold; Simon Mugier (Hg.), Soziale Disziplinierung und Kontrolle, Basel 2012, 17–36.

Wolfensberger Rolf, Anstaltswesen, in: Historisches Lexikon der Schweiz (HLS), Version vom 11.11.2010, URL http://www.hls-dhs-dss.ch/textes/d/D16582.php

ABBILDUNGSNACHWEIS

VERZEICHNIS DER ORIGINALVORLAGEN NACH STANDORTEN
Archiv des Büros für Sozialgeschichte Basel: Bild Umschlag (v.), S. 62, 67, 71, 73, 74, 80, 87, 93, 119, 121, 123, 129
Archiv der Kommunität Diakonissenhaus Riehen: Bild S. 44
Archiv der Psychiatrie Baselland: Bild S. 167, 181, 187
Archiv der Psychiatrie Baselland, Zentrum für Alterspsychiatrie: Bild S. 60 (u.), 178
Privatarchiv Ernst Burkhardt, Liestal: Bild S. 202
Privatarchiv Rolf Müller, Bubendorf: Bild S. 143
Staatsarchiv des Kantons Basel-Landschaft
Stabl AD 10 9537, Allgemeine Dokumente: Bild S. 83
Stabl KP 5009, Hochbaupläne: Bild S. 36, 40, 60
Stabl NA 2166 C.5, Kirchen-, Schul- und Landarmengut, Personelles: Bild S. 53
Stabl NA 2166 F.3.2, Kirchen-, Schul- und Landarmengut, Ärztliche Dienste Kantonsspital Liestal, Psychiatrische Abteilung: Bild S. 68, 77, 78
Stabl SL 5130 001, Sammlungen, Fotoalben, Hasenbühl Liestal, Fotoreportage zur Bauphase 1931–1934: Bild S. 70
Stabl UE 4301 03.02.02, Kirchen-, Schul- und Landarmengut / Stiftung Kirchengut, Verwaltungskommission des Kirchen-Schulguts: Bild S. 43, 46
Stabl UE 4301 06.01, Kirchen-, Schul- und Landarmengut / Stiftung Kirchengut, Verwaltung des Kantonsspitals: Bild S. 20, 27
Stabl VR 3001 585, Landeskanzlei: Bild S. 50
Stabl VR 3204 31.06.14.00.00, Sanitätsdirektionsakten 1975: Bild S. 115
Stabl VR 3204 31.06.14.00.01, Sanitätsdirektionsakten 1960–1965: Bild S. 123 (o.), 124 (o.)
Stabl VR 3204 31.06.14.00.02, Sanitätsdirektionsakten 1979–1980: Bild S. 137, 147
Stabl VR 3263 A.03.09, Unterlagen betreffend Einweihung des Erweiterungsbaus: Bild 124 (u.)
Stabl VR 3263 A.04.02, Leukotomie, Apomorphinkur, Emetinktur 1946–1951: Bild S. 90
Stabl VR 3263 A.05.01, Vorträge/Referate von Dr. G. Stutz (1931–1961): Bild S. 110
Stabl VR 3263 A.05.03, Vorträge Dr. G. Stutz / Dr. A. Tschudin (1945–1965): Bild S. 95, 99
Stabl VR 3263 A.18.02, Presse 1961–1981: Bild S. 123, 140, 149
Stabl VR 3263 A.32.20, Pfründerrodel des Siechenhauses zu Liechstal, begonnen 1768: Bild S. 22/23, 29
Stabl PA 6292 01, Seiler Arnold, Senior (1864–1927) und Junior (1892–1978), Liestal,
Fotosammlung: Bild S. 31, 33, 55 (u.), 59 (o.), 75
Stabl PA 6412 02.01, Fotoarchiv der Firma Lüdin AG, Liestal: Bild S. 15, 55 (o.), 59 (u.)
Stabl PA 6415 01.01.09.18, Fotoarchiv Bernauer Ludwig (1922–2004): Bild S. 118
Staatsarchiv des Kantons Basel-Stadt, Bildersammlung 3, 877: Bild S. 35
Universitätsbibliothek Basel, Sign. LI I 14 Folio: Bild S. 38

VERZEICHNIS BEREITS REPRODUZIERTER VORLAGEN NACH PUBLIKATIONEN
150 Jahre Pfrund: Gestern – Heute – Morgen. Einblicke in die Gesundheitsversorgung des Kantons Basel-Landschaft, Liestal 2004: Bild S. 18, 57
Birmann Martin, Lebensbild, Liestal 1990: Bild S. 51
Diagonal, Magazin der Psychiatrie Baselland: Bild S. 151, 158, 159, 161, 164, 166, 168, 171, 173, 175, 177, 184, 189
Nah dran, weit weg, Geschichte des Kantons Basel-Landschaft, 6 Bände, QF 71.1-6, Liestal 2001: Bild S. 25
Schweizer Heim, Ist das Irrenhaus heute noch eine Schreckensstätte?, in: Nr. 48, 2. Dezember 1950, 1592–1593: Bild S. 65, 85, 103, 106
Sie und Er, Gefängnis oder Spital?, in: Nr. 48, 1945, 6–7: Bild Umschlag (h.), S. 2, 89

Autor und Herausgeber haben sich bemüht, sämtliche Rechtsinhaber ausfindig zu machen. Sollte dies in Einzelfällen nicht gelungen sein, werden berechtigte Ansprüche selbstverständlich im Rahmen der üblichen Vereinbarungen abgegolten.

Herausgabe unterstützt durch die Basellandschaftliche Kantonalbank

IMPRESSUM

© 2017 Schwabe Verlag, Schwabe AG, Basel, Schweiz
Dieses Werk ist urheberrechtlich geschützt. Das Werk einschliesslich seiner Teile darf ohne schriftliche Genehmigung des Verlages in keiner Form reproduziert oder elektronisch verarbeitet, vervielfältigt, zugänglich gemacht oder verbreitet werden.
Abbildung Umschlag: Archiv des Büros für Sozialgeschichte Basel
Herausgeber: Hans-Peter Ulmann, CEO Psychiatrie Baselland
Lektorat: Annette Eichholtz, Basel
Gestaltung und Satz: Stauffenegger + Stutz, Basel / Bianca Wyss
Druck: Schwabe AG, Basel
Gesamtherstellung: Schwabe AG, Basel
Printed in Switzerland
ISBN Printausgabe 978-3-7965-3766-0
ISBN E-Book (PDF) 978-3-7965-3798-1
Das E-Book ist seitenidentisch mit der gedruckten Ausgabe und erlaubt Volltextsuche.
Zudem sind Inhaltsverzeichnis und Überschriften verlinkt.

rights@schwabe.ch
www.schwabeverlag.ch

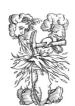

Das Signet des 1488 gegründeten
Druck- und Verlagshauses Schwabe
reicht zurück in die Anfänge der
Buchdruckerkunst und stammt aus
dem Umkreis von Hans Holbein.
Es ist die Druckermarke der Petri;
sie illustriert die Bibelstelle
Jeremia 23,29: «Ist nicht mein Wort
wie Feuer, spricht der Herr,
und wie ein Hammer, der Felsen
zerschmettert?»